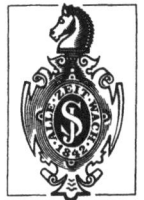

K. Ernst

Praktische Klinikpsychiatrie

Unter Mitarbeit von Cécile Ernst

Zweite, neubearbeitete
und erweiterte Auflage

Springer-Verlag
Berlin Heidelberg New York
London Paris Tokyo

Prof. Dr. Klaus Ernst
Psychiatrische Universitätsklinik Zürich
Lenggstraße 31, CH-8029 Zürich 8

ISBN-13: 978-3-540-18812-4   e-ISBN-13: 978-3-642-73367-3
DOI: 10.1007/978-3-642-73367-3

CIP-Kurztitelaufnahme der Deutschen Bibliothek
Ernst, Klaus: Praktische Klinikpsychiatrie / K. Ernst.
Unter Mitarb. von Cécile Ernst. – 2., neubearb. u. erw. Aufl.
– Berlin; Heidelberg; New York; London; Paris; Tokyo: Springer, 1988
1. Aufl. u.d.T.: Ernst, Klaus: Praktische Klinikpsychiatrie für Ärzte
und Pflegepersonal
ISBN 3-540-18812-6 (Berlin...) brosch.
ISBN 0-387-18812-6 (New York...) brosch.

Dieses Werk ist urheberrechtlich geschützt. Die dadurch begründeten Rechte, insbesondere die der Übersetzung, des Nachdruckes, des Vortrags, der Entnahme von Abbildungen und Tabellen, der Funksendung, der Mikroverfilmung oder der Vervielfältigung auf anderen Wegen und der Speicherung in Datenverarbeitungsanlagen, bleiben, auch bei nur auszugsweiser Verwertung, vorbehalten. Eine Vervielfältigung dieses Werkes oder von Teilen dieses Werkes ist auch im Einzelfall nur in den Grenzen der gesetzlichen Bestimmungen des Urheberrechtsgesetzes der Bundesrepublik Deutschland vom 9. September 1965 in der Fassung vom 24. Juni 1985 zulässig. Sie ist grundsätzlich vergütungspflichtig. Zuwiderhandlungen unterliegen den Strafbestimmungen des Urheberrechtsgesetzes.

© Springer-Verlag Berlin Heidelberg 1981, 1988
Softcover reprint of the hardcover 1st edition 1981, 1988

Die Wiedergabe von Gebrauchsnamen, Handelsnamen, Warenbezeichnungen usw. in diesem Werk berechtigt auch ohne besondere Kennzeichnung nicht zu der Annahme, daß solche Namen im Sinne der Warenzeichen- und Markenschutz-Gesetzgebung als frei zu betrachten wären und daher von jedermann benutzt werden dürften.

Gesamtherstellung: Konrad Triltsch, Graphischer Betrieb, Würzburg
2125/3140-543210

Unserem Lehrer Manfred Bleuler
verdankt dieses Buch sein Fundament
und unseren Kollegen
Jules Angst und Ambros Uchtenhagen
das Klima der Zusammenarbeit,
das seine Entstehung ermöglichte.

Vorwort zur zweiten Auflage

Zweck und Grundstruktur des Buches haben sich nicht geändert. Nach wie vor liegt das Hauptgewicht auf denjenigen Empfehlungen, die vom betreffenden Klinikmitarbeiter *unverzüglich* verwirklicht werden können.

Die Adressaten des Buches sind sich dementsprechend gleich geblieben. Der Untertitel „für Ärzte und Pflegepersonal" ist weggefallen, weil der Text sich auch an zahlreiche andere Mitarbeiter wie z. B. Psychologen, Sozialarbeiter, Ergo- und Physiotherapeuten oder Verwaltungsangestellte richtet. Auch für Patienten, Angehörige und andere berufsfremde Leser ist er verständlich. Er soll ihnen das Urteil darüber erleichtern, was sie von einer psychiatrischen Klinik erwarten dürfen und was nicht. Sachregister und Kurzlexikon der Fach- und Fremdwörter sind ihnen dabei behilflich und wurden entsprechend nachgeführt.

Inhaltlich waren außer den Aids- bzw. HIV-Problemen keine prinzipiell neuen Themen einzuführen. Die Grundsätze der *Psychopharmakotherapie* haben sich kaum verändert. Vollends gestrichen wurden die wenigen pharmakologischen Dosisangaben, obwohl sie noch gültig waren: Es darf kein Zweifel aufkommen, daß dieses Buch kein Nachschlagewerk der Psychopharmakologie ersetzt, auch nicht in Einzelheiten.

Auf dem *psychotherapeutischen Gebiet* waren dagegen diejenigen neueren Entwicklungen zu berücksichtigen, die sich im Klinikalltag bereits auf den Umgangsstil mit Kranken und Angehörigen auszuwirken beginnen. Familientherapeutische Verfahren bei Psychosen und kognitive Methoden bei Depressionen weisen kontrollierbare Erfolge vor. Selbsthilfegruppen Angehöriger bereichern die psychiatriepolitische Landschaft.

Am stärksten gewachsen ist der Stoff des ursprünglichen Schlußkapitels über „Menschliche Grundsituationen in der Institution". Seine drei Untertitel über *Sexualität*, *Restraint* und *Psychogeriatrie* wurden deshalb zu Hauptkapiteln.

Die Literatur wurde nachgeführt. Dabei haben wir am Prinzip festgehalten, den methodischen Grundcharakter einer jeden zitierten oder referierten Arbeit durch einen Buchstaben zu kennzeichnen (vgl. Vorwort zur ersten Auflage). Psychiatrischen wie fachfremden Lesern wird dadurch unausgesetzt in Erinnerung gerufen, daß kontrollierbare Erfahrungen und gewachsene Traditionen unterschiedlichen Wertsystemen entstammen und zu unterschiedlichen praktischen Konsequenzen führen: z. B. zu belegbarer, aber begrenzter Erkenntnis auf der einen, zu unbeweisbaren, aber richtungweisenden Ideen auf der anderen Seite.

***

Ohne die jahrelange Hilfe meiner Frau wäre mir die laufende Sichtung der Literatur nicht möglich gewesen. Die Direktion des Gesundheitswesens des Kantons Zürich hat mir die Umarbeitung des Buches durch einen Urlaub ermöglicht, wofür ihr mein Dank gebührt. Wäre Thilo Hahn nicht bereit gewesen, mich während dieser Zeit als Klinikleiter zu vertreten, wäre die Arbeit nicht zustande gekommen. Frau Sighild Bossart danke ich für die unermüdliche und zuverlässige Niederschrift aller Textvarianten.

Zürich, März 1988　　　　　　　　　　　　　　　　　　　K. Ernst

Aus dem Vorwort zur ersten Auflage

Dieses Buch legt Ärzten, Schwestern, Pflegern und den anderen therapeutisch tätigen Klinikmitarbeitern Empfehlungen für ihre tägliche Arbeit vor. Es erteilt Ratschläge, die der Leser als einzelner *sofort* anwenden kann. Die organisatorischen Verhältnisse, wie sie an den meisten Kliniken bestehen, werden als Hintergrund dargestellt und in der Hauptsache so genommen, wie sie sind. Auf Verbesserungen, die des Zusammenwirkens vieler Personen während längerer Zeit bedürfen, wird zwar gelegentlich hingewiesen, eine systematische Darstellung dieses Gebietes ist aber nicht beabsichtigt.

Diese Beschränkung hat ihren Grund. Es gibt heute unzählige ausgezeichnete Arbeiten über die wünschbare *Struktur* der psychiatrischen Institutionen. Wesentliches hierzu enthält die große Enquête über die Lage der Psychiatrie in der Bunderepublik. Als praxisorientiertes Gemeinschaftswerk sei die von F. Reimer herausgegebene Krankenhauspsychiatrie genannt. Eine umfassende Übersicht über die Möglichkeiten und Grenzen der psychiatrischen Institutionen enthält das grundlegende Werk von Ch. Müller.

Auf der anderen Seite finden die Fragen des *Umgangs* mit den Kranken und die ärztlichen und pflegerischen *Problemsituationen*, denen wir innerhalb aller klinischen Organisationsformen begegnen, bisher wenig gezielte Aufmerksamkeit. *In der vorliegenden Darstellung erhalten deshalb diejenigen Fehler und Unterlassungen die Priorität, welche am häufigsten vorkommen, welche die erheblichsten Folgen nach sich ziehen und welche die am schwersten Erkrankten betreffen.* Denn Strukturverbesserungen vermögen zwar das Arbeitsklima für das ärztliche und pflegerische Personal tiefgreifend zu beeinflussen; sie reichen aber allein nicht hin, für die Kranken eine wesentlich bessere Behandlung zu gewährleisten. Diese wird erst dort verwirklicht, wo der einzelne Klinikmitarbeiter im Alltag *die Kunst des Möglichen* pflegt.

Unter den Lehrbüchern basiert die vorliegende Darstellung auf demjenigen von E. und M. Bleuler, deren Schule der Autor dankbar verbunden ist. In die allgemeine Psychopathologie führt das Werk von Ch. Scharfetter, in die psychiatrische Untersuchungstechnik der praktische Leitfaden von H. Kind den Arzt ein. Dem Pflegepersonal stehen die übersichtlichen Lehrmittel von H. Barz und von M. Rave-Schwank und C. Winter-von Lersner zur Verfügung. Spezialisierte Klinikmitarbeiter wie Ergotherapeuten, Sozialarbeiter und Psychologen besitzen ihre berufseigenen Lehrmittel und Unterlagen. Die Besonderheiten ihrer Arbeit werden hier nur kurz beschrieben, während die Grundsätze ihres Handelns zusammen mit denjenigen der anderen klinischen Berufsgruppen dargestellt werden.

Die Kliniken, für die alles folgende gilt, sind *Regionskliniken,* also mittlere oder große psychiatrische Krankenhäuser oder Universitätskliniken mit einem umfassenden Versorgungsauftrag für ein klar abgegrenztes geographisches Gebiet. Eine derartige Institution hat Kranke aller psychiatrischen Diagnosen und Schweregrade notfallmäßig aufzunehmen und solang wie nötig stationär zu behandeln. Sie verfügt nicht über die Möglichkeit, entlassungsunfähige chronisch Kranke und alternde Patienten routinemäßig weiterzuverlegen. Ausnahmen mögen Kinder und gefährliche psychisch kranke Straftäter betreffen. Im übrigen können die Kliniken, von denen hier die Rede ist, grundsätzlich weder Überfüllung noch Unzuständigkeit noch mangelnde Eignung (etwa infolge ausschließlich offener Führung) gegen eine Aufnahme oder für eine Entlassung geltend machen, sondern sie müssen ihre Aufnahme- und Entlassungspolitik nach der Dringlichkeit der Verhältnisse ausrichten. Die Besonderheiten der Arbeitsweise in klinikunabhängigen Übergangseinrichtungen wie Tageskliniken, Drogenberatungsstellen und selbständigen Ambulatorien werden nicht behandelt, wohl aber die individuellen Nacht- und Tagesklinikarrangements, die klinikeigenen geschützten Werkstätten und die ambulante Nachbehandlung der ausgetretenen Kranken.

Die akademische *Lehre und Forschung* gehört nicht zu den unabdingbaren Merkmalen der hier gemeinten Krankenhäuser. Als zusätzliche Aufgaben sind diese Bereiche gleichwohl in die Darstellung einbezogen worden.

Wo vom „Personal", von „Klinikangestellten", von „Mitarbeitern" oder vom „Team" die Rede ist, sind Pflegepersonen *und* Ärzte gemeint. Daß mit dem Arzt auch die Ärztin und mit der Schwester auch der Pfleger gemeint ist − und umgekehrt −, versteht sich von selbst. Aus dem Zusammenhang geht jeweils hervor, auf welche Berufsgruppen sich die Ausführungen beziehen oder ob diese für alle gelten.

Literaturzitate werden im Text in der Regel nur mit dem Namen des Erstautors gekennzeichnet. Ein *G* hinter einem Zitat bedeutet „Grundlegendes" und „Grundsätzliches". *E* meint illustrative, aber nicht methodisch wiederholte und überprüfte Einzelerfahrungen. Ein *K* dagegen erhebt den Anspruch, daß das Ergebnis der zitierten Arbeit im wesentlichen kontrolliert oder mindestens kontrollierbar sei, weil die angegebene Methode eine einigermaßen vergleichbare Wiederholung der Untersuchung erlaubt. *L* weist auf Literatursammlungen hin, die *K*-Arbeiten enthalten. Kleingedruckte Zusammenfassungen solcher Studien illustrieren die betreffenden Abschnitte.

Zürich, Juni 1981 K. Ernst

Inhaltsverzeichnis

1	*Einleitung: Einstellung zum Beruf*	1
1.1	Einstellung zum Kranken	1
1.2	Einstellung zum Mitarbeiter	3
1.3	Einstellung zur Institution und ihrem Träger	5
1.4	Einstellung zur kontrollierten Erfahrung	7
2	*Verpaßte Prioritäten und verpaßte Diagnosen*	11
2.1	Verpaßte Prioritäten am neuen Arbeitsplatz	11
2.1.1	Kenntnis der Notfalleinrichtungen	11
2.1.2	Erlernen der Namen der Patienten	11
2.1.3	Begrenzung der Konferenzzeiten	13
2.2	Übersehene körperliche Krankheitszustände	14
2.2.1	Krankheiten außerhalb des Gehirns	14
2.2.2	Akute Hirnkrankheiten	15
2.2.3	Hirnorganische Wesensveränderung	17
2.2.4	Amnestisches organisches Psychosyndrom	17
2.2.5	Fragen zur Gedächtnisprüfung	18
2.3	Übersehene und vermeintliche Intelligenzschwäche	19
2.3.1	Anhaltspunkte	19
2.3.2	Verkennung	20
2.3.3	Grundsätze der Intelligenzprüfung	20
2.3.4	Fragen zur Intelligenzprüfung	21
2.4	Übersehene emotionelle Störungen	22
2.4.1	„Larvierte" Depressionen	22
2.4.2	Suizidrisiko und Suizidansteckung	23
2.4.3	Die „Freiheit zum Suizid"	24
2.4.4	Sexuelle Störungen	25
2.5	Übersehenes normales Leiden	26
2.5.1	Unbeachtete Belastung Dritter, z. B. von Kindern	26
2.5.2	Übersehenes Unrecht	27

Inhaltsverzeichnis

3	*Aufnahme und Entlassung*	30
3.1	Allgemeines	30
3.1.1	Zur Einheit von Aufnahmeverfahren und Entlassungsvorbereitung	30
3.1.2	Zur Häufigkeit psychiatrischer Hospitalisierungen in der Gesamtbevölkerung	30
3.1.3	Wer wird hospitalisiert?	31
3.2	Telefonische Vorentscheide: Anmeldung, Zusage, Absage	31
3.2.1	Aufnahme-, Absage- und Umleitungsstatistik	31
3.2.2	Abweisung vermutlicher Langzeitpatienten	32
3.2.3	Gerontopsychiatrischer Versorgungsmangel	32
3.2.4	Triagepflicht des Aufnahmearztes	33
3.3	Vorgehen bei der Aufnahme	34
3.3.1	Zur Häufigkeit freiwilliger und zwangsweiser Eintritte	34
3.3.2	Einweisungsdokumente	35
3.3.3	Erste Begegnung des Eintretenden mit Arzt und Schwester	35
3.3.4	Unerläßliche Bestandteile des Aufnahmegesprächs	37
3.4	Vordringliches nach der Aufnahme	37
3.4.1	Ärztliche Prioritäten	37
3.4.2	Pflegerische Prioritäten	39
3.4.3	Verkehr mit den auswärtigen Bezugspersonen	41
3.5	Die Entlassung und ihre Hindernisse	42
3.5.1	Normale Entlassungsvorbereitungen	42
3.5.2	Anwendung der Aufklärungsbestätigung	43
3.5.3	Entweichungen	44
3.5.4	Machtkampf und Fairness bei den Entlassungsverhandlungen	45
3.5.5	Hospitalismus, Verstoßungsangst und Klinikmißbrauch	46
3.5.6	Disziplinarische Entlassung	47
3.5.7	Entlassung aus dem Aufnahmezimmer als Krisenintervention	48
4	*Station, Team, pflegerisches Gespräch*	50
4.1	Mißstände auf den Abteilungen	50
4.1.1	Folgen mangelhafter baulicher Einrichtungen	50
4.1.2	Duldung von Lärm und Tabakqualm	50
4.1.3	Resignation vor der Langeweile	52
4.2	Abteilungsversammlung	53
4.2.1	Beschreibung	53
4.2.2	Verhalten der Teammitglieder	54

4.3	Das Team und seine Struktur	55
4.3.1	Beschreibung des Teams	55
4.3.2	Kenntnis der Gesamtsituation des Patienten	56
4.3.3	Psychotherapeutische Kenntnisse	57
4.3.4	Pharmakologische Kenntnisse	58
4.3.5	Emotionelle Informationspanne und „Problempatient"	59
4.3.6	Nachtarzt und Nachtschwester	60
4.4	Exil und Asyl in der geschlossenen Abteilung	61
4.4.1	Geschlossene und offene Abteilungen in der Beurteilung durch die Kranken	61
4.4.2	Dilemma der Institution	63
4.4.3	Kompromißlösungen	63
4.4.4	In wessen Interesse liegt die geschlossene Behandlung?	64
4.4.5	Förderung und Behinderung von Außenkontakten	65
4.5	Pflegerisches Einzelgespräch	67
4.5.1	Gesprächssituationen und -themen	67
4.5.2	Anvertraute Geheimnisse	68
4.5.3	Duzen	69
4.5.4	Körperliche Verwahrlosung	69
5	*Zentrale Dienste, Patientenarbeit, Aktivitätsgruppen*	72
5.1	Allgemeines	72
5.1.1	Übersicht	72
5.1.2	Kommunikations- und Kapazitätsprobleme	72
5.2	Arbeitstherapie, geschützte Werkstätte, Patientenarbeit	73
5.2.1	Definitionen	73
5.2.2	Ansehen bei den Klinikmitarbeitern	74
5.2.3	Motivierung der Kranken für industrielle Arbeit	75
5.3	Ergotherapie	76
5.3.1	Definition	76
5.3.2	Ansehen bei den Klinikmitarbeitern	77
5.3.3	Indikation	77
5.3.4	Zusammenarbeit mit dem Stationsteam	78
5.4	Andere therapeutische Aktivitäten	79
5.4.1	Spezialgruppen	79
5.4.2	Gruppenpsychotherapien	79
5.4.3	Selbsthilfegruppen und Angehörigenvereine	80
5.5	Sozialdienst	82
5.5.1	Beschreibung	82

5.5.2	Zusammenarbeit	82
5.5.3	Sozialarbeit und Psychotherapie	83
5.6	Psychologischer Dienst	84
5.6.1	Stellung in der Klinik	84
5.6.2	Psychodiagnostische Tests	84
5.6.3	Psychotherapie durch den Psychologen	85
5.7	Klinikpfarramt	86
5.7.1	Bereich	86
5.7.2	Zusammenarbeit	86
5.8	Unterricht	87
5.8.1	„Vorlesungspatient" und „Examenspatient"	87
5.8.2	Psychotherapie durch ärztliche und pflegerische Ausbildungskandidaten	88
5.8.3	Tonband, Videoanlage, Einwegspiegel	89
5.9	Forschung	90
5.9.1	Der „Forschungspatient"	90
5.9.2	Klinische Forschung außerhalb spezialisierter Forschungsteams	91
6	*Formen des psychiatrischen Gesprächs*	93
6.1	Kurzbeschreibung der klinischen Grundformen des psychiatrischen Gesprächs	94
6.1.1	Begleitgespräch	95
6.1.2	Visitengespräch	95
6.1.3	Ad-hoc- oder Bedarfsgespräch	95
6.1.4	Stationssprechstunde	95
6.1.5	Regelmäßiges Kurzgespräch	96
6.1.6	Intensive individuelle Psychotherapie	96
6.1.7	Paar-, Ehe-, Familien- und Systemtherapie	96
6.2	Ärztliche Visite	96
6.2.1	Einzel- oder Gruppenvisite?	96
6.2.2	Therapeutische Möglichkeiten der Visite	98
6.2.3	Empfehlungen zur Gestaltung der Visite	98
6.3	Ad-hoc- oder Bedarfsgespräch	100
6.3.1	Jeweilige Einmaligkeit des Gesprächs	100
6.3.2	Verschiebbarkeit des Gesprächs	100
6.3.3	Versprochenes Bedarfsgespräch	101
6.4	Stationssprechstunde	101
6.4.1	Funktion und Stil	101

6.4.2	Gesprächsdauer	102
6.4.3	Mitwirkung des Pflegepersonals	103
6.5	Regelmäßiges Kurzgespräch	104
6.5.1	Funktion und Rahmen	104
6.5.2	Vorteile	105
6.5.3	Kontraindikationen	106
6.5.4	Indikationen und Zielsetzungen	107
6.5.5	Zur Einleitung einer Gesprächsserie	108
6.5.6	Zur Durchführung	109
6.5.7	Emotionelle Arzt-Patient-Beziehung	109
6.6	Intensive individuelle Psychotherapie	110
6.6.1	Indikation und Supervision	110
6.6.2	Komplikationen	111
6.6.3	Überindividuelle Bedeutung	112
6.7	Paar-, Ehe-, Familien- und Systemtherapie	113
7	*Regeln der psychiatrischen Gesprächsführung*	116
7.1	Allgemeines	116
7.1.1	Voraussetzung: Umgang mit der Personensuchanlage	116
7.1.2	Zuhören: Vortrittsregel	116
7.1.3	Abschluß des einzelnen Gesprächs: Resümeeregel	117
7.2	Besondere Gesprächssituationen	118
7.2.1	„Konsens über den Dissens"	118
7.2.2	„Vorwurfsfreier Vorhalt"	118
7.2.3	Der schweigende Patient	119
7.2.4	Der verstummende Patient	120
7.2.5	Gespräch über die Diagnose	121
7.3	Beispiele syndrombezogenen Umgangs mit Kranken	123
7.3.1	Umgang mit Depressiven: Immunität trotz Empathie	124
7.3.2	Umgang mit Manischen	126
7.3.3	Umgang mit Wahnkranken	128
7.3.4	Umgang mit Suchtkranken	129
7.3.5	Umgang mit Schwachsinnigen	132
8	*Körperliche Behandlungsverfahren*	134
8.1	Grundsätze bei der Verordnung von Psychopharmaka	134
8.1.1	Indikation und Zurückhaltung	134
8.1.2	Information des Patienten	136
8.1.3	Keine heimliche Verabreichung	138

8.1.4	Mitbestimmung des Patienten	139
8.1.5	Rolle des Pflegepersonals	141
8.2	Spezielle psychopharmakologische Probleme	142
8.2.1	Karenztage bei Behandlungsbeginn	142
8.2.2	Vermeidung der Übermedikation von Neuroleptika	143
8.2.3	Depotneuroleptika	145
8.2.4	Polypragmasie	145
8.2.5	Absetzversuche bei schizophrenen Kranken	146
8.2.6	Tagesverteilung	147
8.2.7	Notfallsedierung	147
8.2.8	Suchtgefährdung durch Psychopharmaka	148
8.2.9	Zur Phasenprophylaxe mit Lithiumpräparaten	150
8.3	Weitere körperliche Behandlungsverfahren	151
8.3.1	Antiepileptika	151
8.3.2	Elektroschock	152
8.3.3	Physiotherapie und leiborientierte Therapie	154
9	*Teilzeitliche und ambulante Behandlung an der psychiatrischen Klinik*	156
9.1	Nachtklinikregime	157
9.1.1	Definition	157
9.1.2	Wiedereingliederungshilfe oder Asylgestaltung?	157
9.1.3	Vorbereitung von Wohngruppen	157
9.1.4	Arztkontakt	158
9.2 .	Tagesklinikregime	158
9.2.1	Definition	158
9.2.2	Probleme	158
9.3	Ambulante Weiterbehandlung	159
9.3.1	Überweisen oder Behalten	160
9.3.2	Gesprächsrahmen	160
9.3.3	Neuroleptika	162
9.3.4	Antidepressiva	162
9.3.5	Verschreibungstechnik	163
9.3.6	Fahrtauglichkeit	164
9.3.7	Ambulante Betreuung durch das Pflegepersonal	165
9.3.8	Wiedereinweisung in die psychiatrische Klinik	166
9.3.9	Formloser Abbruch der ambulanten Weiterbehandlung durch den Patienten	166
9.3.10	Vorbereitete Beendigung der ambulanten Weiterbehandlung	167
9.3.11	Ambulante Zwangsbehandlung	168

Inhaltsverzeichnis XIX

9.4	Einige spezielle ambulant anwendbare Behandlungsverfahren	169
9.4.1	Schlafentzug bei Depression	169
9.4.2	Alkoholvergällung	171
9.4.3	Reversible „chemische Kastration" mit Antiandrogenen	172
10	*Information und Diskretion*	175
10.1	Handhabung der Diskretion	175
10.1.1	Geheimnisrecht des Patienten	175
10.1.2	Verbotene Angehörigenkontakte	176
10.1.3	Diskretionsanspruch der Bezugspersonen	176
10.1.4	Recht des Kranken auf Einsicht in die eigene Krankengeschichte	176
10.2	Informationsaufgaben	178
10.2.1	Auskünfte an Patienten und Angehörige durch das Pflegepersonal	178
10.2.2	Vererbung und Familienplanung	179
10.2.3	Meldungen über Patienten an vorgesetzte Behörde und Polizei	181
10.2.4	Stellungnahme zu Beschwerden	182
10.2.5	Hausinterne Disziplinarbeschwerden	183
10.3	Öffentlichkeitsarbeit	184
10.3.1	Regionale Nahwirkung	184
10.3.2	Patient und Massenmedien	185
10.3.3	Klinikmitarbeiter und Massenmedien	185
10.3.4	Geeignete Themen	186
10.4	Schreibarbeiten von Arzt und Pflegepersonal	186
10.4.1	Führung der Krankengeschichte	187
10.4.2	Arztberichte	188
10.4.3	Zeugnisse an nichtärztliche Instanzen	189
10.4.4	Gutachten	189
11	*Liebe in der psychiatrischen Klinik*	192
11.1	Liebe beim Patienten	192
11.1.1	Erotische Beziehungen zwischen Patienten	194
11.1.2	Probleme für das Personal	195
11.2	Liebe beim Personal	197
11.2.1	Erotische Beziehungen zwischen Patienten und Klinikangestellten	197

11.2.2	Liebe in der Psychotherapie	198
11.3	Antikonzeption	199
12	***Gewalt in der psychiatrischen Klinik***	201
12.1	Gewalt durch Patienten	201
12.1.1	Gewalttaten außerhalb, vor und nach Hospitalisierungen	201
12.1.2	Tätlichkeiten von Patienten während der Hospitalisierung	202
12.1.3	Tätlichkeiten in der Psychotherapie	205
12.2	Anwendung von Gewalt und Zwang durch die Psychiatrische Klinik	206
12.2.1	Fixierung	207
12.2.2	Isolierung	208
12.2.3	Zwangsinjektion	211
12.2.4	Zwangsernährung	213
12.2.5	Die häufigsten Fehler	214
13	***Alter, Hilflosigkeit und Tod***	217
13.1	Die psychogeriatrische Pflegeabteilung als Notlösung	217
13.2	Der gesprächsfähige Alterspatient	217
13.2.1	Umgang mit Gebrechlichen	218
13.2.2	Altersdepressionen und akut-exogene Durchgangssyndrome als „Altersabbau" verkannt	219
13.2.3	Psychogene oder somatogene Altersdepression?	220
13.2.4	Behandlung seniler Erregungs- und Verwirrungszustände	220
13.3	Der sprachlose Patient	221
13.3.1	Die sparsamste mechanische Mobilitätsbeschränkung dementer Kranker	221
13.3.2	Sterbehilfe: Hilfe beim oder zum Sterben?	222
13.4	Erwartete und unerwartete Todesfälle	225
14	***Nachwort***	227
15	***Literatur***	229
16	***Kurzlexikon der Fach- und Fremdwörter***	241
17	***Sachverzeichnis***	249

1 Einleitung: Einstellung zum Beruf

Handlungsanweisungen von der Art der vorliegenden haben soweit Chancen berücksichtigt zu werden, wie sie die Einstellung des Lesers zu den Elementen seines Berufs berücksichtigen. Diese Elemente sind hier: der Kranke, der Mitarbeiter, die Institution und die kontrollierte Erfahrungswissenschaft.

1.1 Einstellung zum Kranken

Unsere gefühlsmäßige Haltung gegenüber dem Kranken ist uneinheitlich und unbeständig. Bald geht der Gesunde dem Kranken aus dem Wege, bald sucht er ihn auf.

Zur *abstoßenden* Wirkung des psychisch Kranken gehört, daß er oft als mühsam, langweilig oder beängstigend erlebt wird. Mühsam, weil die therapeutische Anstrengung manchmal über weite Strecken vergeblich erscheint, weil die Zuwendung ohne Antwort bleibt oder weil die Krankheit immer wieder von neuem auftritt. Langweilig, weil die Klagen des Kranken monoton klingen oder weil uns keine gemeinsamen Interessen mit ihm zu verbinden scheinen. Beängstigend, weil der Kranke uns gereizt begegnet, weil seine bedrohliche Haltung unverständlich bleibt oder weil wir hintergründig fürchten, einst so zu werden wie er, ohne daß wir uns dies aber konkret vorzustellen vermögen. Aus allen diesen Gründen zeigt der Gesunde eine gewisse Neigung, den Kranken zu meiden.

Man hat deshalb seit jeher immer wieder besondere Personen ausgewählt, ausgebildet und besoldet, die als Medizinmänner, Wärter, Ärzte und Schwestern sich derjenigen anzunehmen hatten, für die sonst niemand dies in angemessener Weise tun konnte oder wollte. Das führte allerdings nicht unbedingt zum Erfolg. Noch in der heutigen Institution kann es dem aufmerksamen Beobachter nicht entgehen, daß wir Mittel und Wege finden, weniger Zeit in Gegenwart der Patienten zu verbringen, als es nach den gegebenen Umständen möglich und wünschbar wäre. Dies liegt nicht an der Klinikstruktur, sondern am Menschen. Führende Kenner des Gebietes in verschiedenen Kontinenten beschreiben unabhängig voneinander und übereinstimmend das Phänomen der „Flucht vor dem Kranken" (M. Bleuler 1970 *G*, Kubie 1971 *G*). Das vorliegende Buch beabsichtigt, andere Reaktionen auf die eigenen negativen Gefühle darzustellen als den Rückzug.

Aber der Gesunde wird vom Kranken nicht nur abgestoßen, sondern aus *angezogen*. Wer nicht selber schwer belastet ist, verspürt normalerweise ein spontanes Bedürfnis, auf Äußerungen des Leidens anderer zu antworten. Nicht selten läßt er sich sogar von der Andersartigkeit des psychisch Kranken faszinieren. Er gewahrt, daß er dadurch seinen eigenen engen Bewußtseinshorizont entscheidend erweitert.

Hat der Angehörige eines helfenden Berufes dies einmal entdeckt, so verfällt er leicht einem charakteristischen Irrtum in bezug auf seine Rolle. Besser als auf dem Weg über theoretische Überlegungen läßt sich dieses Mißverständnis anhand der berühmten *Geschichte vom Samariter* (Luk. 10, 25–37) klären. Es geht dort bekanntlich um einen Verletzten, der am Straßenrand liegt. Zwei Passanten, ein Priester und ein Würdenträger, sehen ihn und gehen vorüber. Der dritte, ein Reisender aus Samaria, tritt hinzu, verbindet ihn, hebt ihn auf sein Lasttier und bringt ihn in eine Herberge. Bevor er weiterreist, beauftragt er den Gastwirt, den Kranken auf seine, des Auftraggebers, Kosten zu pflegen.

Weil der Samariter ärztliche und pflegerische Verrichtungen ausübte, halten Ärzte und Pfleger der Klinik sich gern für seine Nachfolger. Das ist aber eine Verwechslung: in Wirklichkeit sind sie die Nachfolger des Gastwirts, der im Rahmen seiner Berufsausübung den Unglücklichen aufnimmt und dem der Samariter dafür Kostengutsprache leistet.

Beachtet man diesen Unterschied nicht, so maßt man sich ein Verdienst an, das einem keineswegs schon von Berufs wegen zukommt, und gerät dafür in Gefahr, eine Aufgabe zu übersehen, die man dank seines Berufes zu erfüllen in der Lage wäre. Wesentlich am Handeln des Samariters ist nämlich nicht die Technik seiner Ersten Hilfe, sondern sein geistesgegenwärtiges Einspringen in einer unvorhersehbaren, die eigene Reise störenden Notsituation. Eine solche Spontaneität kann man nicht zur beruflichen Routine machen. Die Chance zum hilfreichen Entschluß (und die Gefahr, diesen zu versäumen) bietet sich vielmehr in unregelmäßigen Abständen und überraschend für jedermann, und zwar inner- wie außerhalb jeder Berufstätigkeit.

Vom Gastwirt andererseits wird lediglich ausdauernde Pflichterfüllung erwartet, bereichert vielleicht durch etwas Initiative oder Phantasie. Ihm begegnet der Hilfsbedürftige ja nicht ordnungswidrig, sondern im geregelten Auftragsverhältnis, und er betreut jenen nicht gratis in der Freizeit, sondern gegen Bezahlung im Rahmen seiner Erwerbstätigkeit. Wir haben keinen Grund, diese Aufgabe, die genau auf unsere Situation als Klinikangestellte paßt, gering zu schätzen. Der Kranke *und* der Samariter sind auf uns angewiesen.

1.2 Einstellung zum Mitarbeiter

In der psychiatrischen Institution arbeiten Akademiker und Nichtakademiker – Ärzte, Psychologen, Pflegepersonal, Ergotherapeuten, Sozialarbeiter und andere Berufsangehörige – in kleinen Behandlungsteams eng zusammen. Dies pflegt zu gewissen charakteristischen Spannungen zu führen. Denn in unserer Kultur ist die Einsicht verbreitet, daß ein erheblicher Teil der sozialen Schichtunterschiede – nämlich der Unterschiede an Bildung, Ausdrucksfähigkeit, Geltung, Einkommen und Besitz – nicht allein auf individuelle Unterschiede in Begabung, Fleiß und Glück zurückgehen, sondern auch auf generationenübergreifende Chancenungleichheiten.

Viele Teammitglieder sind nicht gewillt, solche Unterschiede widerspruchslos hinzunehmen, bloß deshalb, weil sie z. Z. tatsächlich bestehen. Sie betonen alle – und zwar auch die Akademiker unter ihnen –, daß sie „*die hierarchischen Strukturen abbauen*" wollen. Soweit sie darunter den Verzicht auf sinnlose Rangunterschiede verstehen, ist diese Tendenz zu begrüßen. Hingegen ist es auf diesem Wege nicht möglich, auch die faktisch vorhandenen Unterschiede an Ausbildung, Kenntnissen und Fertigkeiten rückgängig zu machen – seien diese Ungleichheiten nun gerecht oder ungerecht entstanden.

Deshalb sind *zwei Illusionen* zu vermeiden. Die eine besagt, daß die Stationsatmosphäre sich verbessere, wenn die Kompetenzunterschiede zwischen den Teammitgliedern eingeebnet werden; die andere, daß ein Team völlig autonom arbeiten könne, ohne sich der Leitung der Institution unterzuordnen. Beides trifft aus folgenden Gründen nicht zu:

a) Kompetenz- oder Rollendiffusion führt via Unsicherheit der Teammitglieder zu vermehrten persönlichen Spannungen. Die Konflikte sind zwar „enthierarchisiert", dafür werden sie nun „personalisiert". Die Bearbeitung dieser neuartigen Spannungen ist zeitaufwendiger als diejenige der früheren. Das geht zu Lasten der Präsenzzeit beim Kranken. Dabei ist vermutlich diese Präsenzzeit auch für die eigene Persönlichkeitsbildung ertragreicher als die Bearbeitungszeit der Teamkonflikte.

b) Teamexterne Gesprächspartner – Patienten, Angehörige, Besucher, Mitarbeiter der zentralen Klinikdienste, Vorgesetzte, Behörden – beharren dem Team gegenüber auf gewissen minimalen hierarchischen Strukturen. Solche Gesprächspartner können im Konfliktfall nicht mit dem Team als Ganzem verhandeln, sondern sie sind darauf angewiesen, den „verantwortlichen Leiter" zu sprechen und ggf. zu wissen, wer dessen Stellvertreter ist. „Teamentscheide", für die sich kein einzelner hauptverantwortlich erklärt, können von außen nicht akzeptiert werden und bedeuten juristisch keinen Schutz des einzelnen (es gibt z.B. keine strafrechtliche Kollektivhaftung). Umgekehrt kann das Team die ihm zustehende Mitsprache bei der Klinikleitung nicht ausüben, wenn es über keinen Delegierten in leitender Funktion verfügt, der allerseits als kompetent akzeptiert wird. Nicht einmal ein wirksamer wechselseitiger Informationsfluß ist innerhalb einer größeren Institution möglich, wenn der sog. *Dienstweg* nicht eingehalten wird. Schließlich findet die Mitbestimmung des Teams ihre grundsätzlichen Grenzen am öffentlichen Auftrag der Institution, z.B. an der einzuhaltenden Aufnahme- und Entlassungspflicht.

Intellektuelle Einsicht in diese Zusammenhänge löst zwar keine Teamkonflikte. Es wäre aber völlig falsch, die skizzierten Spannungen, wie sie zwischen verschiedenen Mitarbeitergruppen normalerweise auftreten, nur als lästige oder gar schädliche Begleitscheinungen im sonst reibungslosen Funktionieren der Institution zu sehen. Ohne diese Konflikte würde die Struktur der Institution innerhalb kurzer Zeit in der Routine erstarren.

1.3 Einstellung zur Institution und ihrem Träger

Diese Einstellung ist heute nicht nur in der Öffentlichkeit, sondern auch bei den Klinikangestellten selbst mindestens so vielschichtig wie deren Einstellungen zu den Kranken und zu den Mitarbeitern. Dies ist zu begrüßen. Wir haben eine kritische Haltung der Institution gegenüber besonders dann zu bewahren, wenn diese uns ernährt; und wir haben uns davor zu hüten, den versorgenden Betrieb höher zu achten als die versorgten Menschen. Daß große und träge Institutionen ihren Patienten schaden können, ist erwiesen (Wing 1970 *K*). Davon wird noch wiederholt die Rede sein. Es ist auch einzuräumen, daß in einer Gesellschaft durchwegs hilfsbereiter Menschen die zentralen psychiatrischen Institutionen schon lange durch ein System der Nachbarschaftshilfe ersetzt wären, auf das jedermann von Kindheit an vorbereitet würde. Aus dieser inneren Gewißheit nährt sich der Zweifel, ob psychiatrische Kliniken überhaupt notwendig seien.
. Unter experimentellen Bedingungen sind sie es nachgewiesenermaßen nicht. Fast alle an schweren Schizophrenien erkrankten Menschen kann man außerhalb von psychiatrischen Kliniken behandeln. Das gilt z. B. für spezielle *offene Heime* (Linn 1977 *K*), *Tageskliniken* (Herz 1971 *K*, 1979 *K*), nichtmedizinisch geführte therapeutische *Wohngemeinschaften* (Mosher 1978 *K*), ja sogar ohne alle Fremdplazierung, lediglich für eine intensive Besuchsorganisation *zu Hause* (Davis 1972 *K*, Langley 1971 *K*, Marx 1973 *K*). Mehrfach wurde bei solchen Versuchen sogar nachgewiesen, daß die dergestalt betreuten Kranken nachher weniger zur Passivität neigten als Kontrollgruppen klinisch behandelter Patienten.
Solche Alternativen erfordern freilich so viele begeisterte, zu außerordentlichem Einsatz bereite Mitarbeiter, wie sie wohl für limitierte Pionierprojekte, nicht aber für Dauerinstitutionen rekrutiert und gehalten werden können. Bloße Massenentlassungen aus den Kliniken (Ahmed 1976 *L*) oder Verschickungen in abgelegene

(Kunze 1981 *K*) oder billige (Linn et al. 1985 *K*) Heime verschlimmern nur das Elend der chronisch Kranken. Der Einsatz der psychiatrischen Fachleute für klinikexterne Behandlung und organisierte Nachbarschaftshilfe darf sich nicht auf Kosten der Schwerstkranken abspielen. Für Holland (Haveman 1986 *K*) und Italien (Ernst 1986 a *L*) ist zudem nachgewiesen, daß *psychiatrische Abteilungen an Allgemeinspitälern* die psychiatrischen Kliniken nicht zu ersetzen vermögen.

Psychiatrische Kliniken sind Notbehelfe. Nicht deshalb ist es gut, in ihnen zu arbeiten, weil ihre Struktur gut ist, sondern deshalb, weil etwas Besseres zur Abwendung unerträglicher Zustände jetzt und hier nicht existiert (Brown 1985 *L*, Ernst 1986 *L*). Deshalb haben wir dafür zu kämpfen, daß *der Staat* die Kosten für das humane Minimum in seinen psychiatrischen Institutionen *aufwendet* und daß er die humanen Mindestbedingungen in den privatisierten psychiatrischen Institutionen *kontrolliert.*

Das *Unbehagen um die psychiatrischen Kliniken* ist so alt wie diese selbst. Es gehört dermaßen eng zu ihrem Wesen, daß es nicht klug wäre, es hinwegzuwünschen. Mehr als andere soziale Institutionen − etwa Krankenhäuser für körperlich Kranke, Schulen oder Gefängnisse − haben die psychiatrischen Kliniken Mühe mit ihrer Identität. Man erkennt dies daran, wie rege sie innerhalb weniger Jahrzehnte ihre Namen gewechselt haben: von Irrenhäusern sind sie über Asyle, Pflegeanstalten und Heilanstalten zu Psychiatrischen Kliniken geworden. Zur Ruhe dürften sie aber auch dann nicht kommen, wenn sie sich heute Zentren für medizinische Psychologie oder für seelische Gesundheit nennen.

Da den psychisch Kranken weder das Abschaffen noch das Umtaufen ihrer Institutionen etwas nützt, versucht man heute, deren *Strukturen* zu verbessern. In der Tat erweist es sich als möglich, die Organisation der Zusammenarbeit allmählich logischer, demokratischer und für die Mitarbeiter gerechter zu gestalten. Dies lohnt zweifellos die Mühe. Für die Kranken genügt es aber nicht. Ihnen gegenüber muß innerhalb beliebiger Personalstrukturen und Organisationsformen das *individuelle richtige Handeln* und das *überlegte persönliche Engagement* im Alltag gepflegt werden. Sonst wachsen auf dem Boden der besseren Strukturen bald wieder die alten Übel der Verwahrlosung und des restraint. Ob der Kranke der wirkliche Partner der Personen ist, welche sich in der Institution seiner annehmen, entscheidet sich erst in zweiter Linie an Konzepten, Programmen und Strukturen, in erster Linie dagegen an den Einzelheiten des Umganges mit ihm. Diese scheinbar randständigen Einzelheiten bilden das Zentrum des vorliegenden Buches.

1.4 Einstellung zur kontrollierten Erfahrung

Was „kontrollierbar" und „kontrolliert" heißt, läßt sich am besten anhand eines *Beispiels* darstellen.

Ein Klinikpsychiater hört häufig Klagen der Patienten über die ihnen verordneten Psychopharmaka. Mit der Zeit verfestigt sich bei ihm der Eindruck, daß diese Mittel von den Kranken häufiger abgelehnt als geschätzt werden. Eine solche *persönliche Erfahrung* kann wertvoll und mitteilungswürdig sein, wenn sie in einem Neuland auf wichtige Probleme hinweist. Es handelt sich aber vorläufig um eine Vermutung und nicht um eine gesicherte Erkenntnis.

Um seinen Eindruck zu *überprüfen*, bespricht der Arzt mit 100 nacheinander aufgenommenen Schizophreniekranken, die über entsprechende Behandlungserfahrung verfügen, die Frage: „Bringt Ihnen das Mittel, das Sie derzeit einnehmen, mehr Vorteile oder mehr Nachteile?" Knapp die Hälfte der Kranken entscheidet sich für mehr Vorteile, knapp ein Fünftel für mehr Nachteile, ein Viertel bleibt unschlüssig, und die übrigen Patienten können oder wollen nicht antworten. Die ursprüngliche Vermutung des Untersuchers ist also widerlegt. Sein Eindruck ist dadurch beeinflußt worden, daß unzufriedene Kranke sich naturgemäß bei ihm eher melden als zufriedene. Gleichwohl bleibt die Häufigkeit der zweifelnden und der ablehnenden für ihn eindrucksvoll.

Wiederholbar – und damit *kontrollierbar* – wird nun diese Studie erst dann, wenn der Forscher nicht nur den genauen Wortlaut seiner Frage, sondern auch die Zusammensetzung seiner Stichproben in bezug auf Alter, Geschlecht, bisherige Dauer der Krankheit bzw. der Hospitalisierung und Art der Medikamente bekanntgibt. Es ist nicht unwahrscheinlich, daß Männer und Frauen, Junge und Alte, Frischerkrankte und Langzeithospitalisierte sowie mit verschiedenartigen Mitteln Behandelte sich in ihrem Erleben der Medikation unterscheiden.

Freilich ist diese an sich kontrollierbare Untersuchungsmethode nicht über alle Zweifel erhaben. Es wäre möglich, daß verschiedene Untersucher manche Antworten der Kranken verschieden interpretieren könnten. Dadurch würde die *Zuverlässigkeit* (Reliabilität) der erhobenen Zahlen leiden. Man kann diesen Einwand berücksichtigen, wenn man die Studie mit mindestens zwei unabhängig interpretierenden Untersuchern durchführen würde. Außerdem wäre es möglich, daß manche Kranke ihre wahre Meinung nicht zu sagen wagen. Dies würde die *Gültigkeit* (Validität) der Befunde beeinträchtigen. Das Gewicht dieses Einwands nimmt ab, wenn sich die Kritikbereitschaft der Kranken auf anderen Gebieten als ausreichend erweist.

Auch wo eine gewisse Kritik an einer Untersuchungsmethode begründet ist, kann die Untersuchung kontrollierbar sein, wenn das Vorgehen bei ihrer Durchführung vom Autor hinreichend genau beschrieben worden ist. Wird die Studie dann an einer vergleichbaren Stichprobe *kontrolliert* und je nachdem bestätigt oder korrigiert, so gewinnt ihr Resultat an Allgemeingültigkeit. Das Ergebnis wird dann dazu anregen, weiteren Fragen nachzugehen, z.B. derjenigen nach den Ursachen von Zustimmung und Ablehnung gegenüber der psychopharmakologischen Behandlung.

Selbstverständlich ist kontrollierte Erfahrung nicht nur auf dem Gebiete solcher Patientenbefragungen möglich, sondern überall dort, wo eine Studie die Voraussetzungen für einigermaßen sinngemäße *Wiederholung* und für sinnvolle *Vergleiche* bietet.

Grundsätzlich ist es also nicht schwierig, kontrollierbare und unkontrollierbare Erfahrung zu unterscheiden. Mangels einer entsprechenden Lehrtradition der Schulen haben es sich aber nur die wenigsten Menschen angewöhnt zu fragen, ob einer Behauptung, der sie begegnen, *eine gefühlsmäßige Privat- oder Kollektivmeinung, eine noch unkontrollierte Einzelerfahrung oder eine überprüfbare Tatsache* zugrunde liegt.

Das führt in der Psychiatrie, die dem Wellenschlag populärer Meinungen besonders stark ausgesetzt ist, zu ungünstigen Konsequenzen für die Patienten und ihre Angehörigen. Ein Beispiel dafür ist die realitätsferne Verfemung der Elektroschockbehandlung (s. Kap. 8). Ein anderes Beispiel betrifft die Behauptung, daß die Eltern schizophrener Kranker ihre Kinder in einer bestimmten Weise besonders schlecht behandeln. Dieser Vorwurf lastet auch heute noch schwer auf den Betroffenen, obwohl er durch kontrollierte Forschung bis heute nie bestätigt worden ist. Es handelt sich um ein klassisches Beispiel dafür, wie Schuld entdeckt wird, wo die Ursache des Leidens im Dunkeln liegt; und wie gefährlich der reine Helferwille ist, wenn er die eigenen Wissensgrenzen nicht anerkennt.

Diese Beispiele illustrieren gleichzeitig die Regel, *daß sorgfältige Forschung häufiger unser Nichtwissen als unser Wissen bestätigt.* Sehr oft widerlegt eine kontrollierte Erfahrung eine plausibel erscheinende Annahme, ohne etwas an ihre Stelle zu setzen. So wissen wir heute auf dem Gebiet der gesunden und kranken psychischen Entwicklung nicht mehr, sondern weniger als der „gesunde Menschenverstand" und v. a. weniger als die populäre Presse zu wissen vorgibt. Das stört unser Bedürfnis nach Sicherheit und Wertordnung. Dabei ist aber nicht zu vergessen, daß „kontrolliertes Nichtwissen" uns zu größerer Toleranz führen könnte, wenn wir nicht der Tendenz erlägen, fehlendes Wissen durch emotionelles Meinen zu ersetzen. Um dem Leser eine differenziertere Einstellung zum schillernden Begriff der Erfahrung nahezulegen, wurde im Vorwort eine Kategorisierung der zitierten Literatur erläutert. Was nicht als *K* (kontrolliert oder wenigstens kontrollierbar) bezeichnet ist, mag wohl einer ernstzunehmenden Berufserfahrung entstammen, aber keiner, die dem Anspruch auf wissenschaftliche Fundierung im erläuterten Sinne genügt.

Wer dieses Buch durchblättert, wird den altbekannten Nebenbefund erheben, daß die Erfahrungswissenschaft innerhalb des Meeres der Praxis ihren insulären Charakter bewahrt. *Viele Handlungen, von deren Wert wir überzeugt sind und die wir im Alltag verrichten, vertreten wir hier aufgrund bloßer Plausibilität, unkontrollierter Bewährtheit oder ethischen Ermessens,* ohne daß wir den Nutzen unseres Handelns wissenschaftlich hieb- und stichfest überprüfen können. Das ist weder ein Grund zur Klage noch ein besonderes Merkmal der Psychiatrie, sondern es ist eine Eigenschaft jedes ausgedehnten praktischen Gebietes. Wir würden gar nicht auf humane Weise handlungsfähig, wenn wir vor jedem unserer Schritte auf dessen präzise erfahrungswissenschaftliche Legitimation warten müßten. *Wo aber solche kontrollierte Erfahrungsgrundlagen bekannt werden, dienen sie als Stützpunkte für unser künftiges Vorgehen.*

Man versteht nach alledem schlecht, wieso die kontrollierbare Erfahrungswissenschaft und vor allem ihre statistische Methode von verschiedenen ideologischen Richtungen her als „*Neo-Empirismus*" bekämpft wird. Indessen lassen sich diese Kontroversen bis ins Altertum zurückverfolgen. Sie haben ihre Wurzeln in der Angst, daß menschlich Unfaßbares, aber Entscheidendes durch grobes „Erfassen" vergewaltigt werde – und daß der Staat mit seinen Statistiken seine Untertanen zu Steuer- und Aushebungszwecken nicht minder grob „erfasse" (Ernst 1987 *G*). Da kontrolliertes Wissen tatsächlich Macht bedeuten kann, wird sich auch die psychiatrische Forschung weiterhin im beschriebenen Spannungsfeld bewegen.

2 Verpaßte Prioritäten und verpaßte Diagnosen

2.1 Verpaßte Prioritäten am neuen Arbeitsplatz

Obwohl eingearbeitete Kollegen dem neuen Mitarbeiter in der Regel behilflich sind, die Menschen, Räume und Regeln seines Arbeitsplatzes kennenzulernen, werden die Prioritäten bei solchen Einführungen oft nicht optimal gesetzt. Drei Dinge, die an den Anfang gehören, werden immer wieder hinausgeschoben und schließlich vergessen:

2.1.1 Kenntnis der Notfalleinrichtungen

Unter ihnen sind hier medizinische Utensilien wie Beatmungsgeräte, Notfallmedikamente und Injektionsmaterial zu verstehen, außerdem aber auch Standort und Funktionsweise der nächsten Feuerlöschposten und Alarmvorrichtungen. Solange man sich in diesen Dingen nicht auskennt, bleibt einem die eigene Abteilung eigenartig unvertraut ohne daß man realisiert weshalb. Umgekehrt vermittelt einem die Orientierung auf diesem Gebiet nebenbei eine Kurzrepetition in Erster Hilfe. Die Gewißheit, diese zu beherrschen, spielt für die Selbstsicherheit gerade des psychiatrischen Personals eine nicht zu unterschätzende Rolle.

2.1.2 Erlernen der Namen der Patienten

Die Institutionen sind so organisiert, daß verantwortliche Klinikmitarbeiter bestimmte Kranke zugeteilt bekommen. Für die bereits anwesenden Patienten geschieht dies oft aufgrund ihrer Unterkunft in den Abteilungen, für Neuaufgenommene auch wohl aufgrund eines mehr oder weniger flexiblen Turnus. Man weiß also genau, für wen man zuständig ist; andernfalls wird man dies sogleich abklären.

12 Verpaßte Prioritäten und verpaßte Diagnosen

Dennoch kommt es häufig vor, daß Ärzte, Schwestern und Pfleger nach Wochen immer noch nicht alle ihre Kranken beim Namen kennen, v. a. manche schweigsame Chronische unter den letzteren. Wichtige Anliegen und Gefährdungen eines Menschen lassen sich aber im Gedächnis nur dann sinnvoll ordnen, wenn sie sich einem Personennamen anlagern können. Der Patient selber fühlt sich wie ohne Gesicht im Gespräch mit einem Menschen, der um seine Unkenntnis des Namens seines Gegenübers herumreden muß. Dabei ist es durchaus vermeidbar, daß dieser Zustand anhält. Auch Mitarbeiter mit unterdurchschnittlichem Namengedächnis erlernen innerhalb von zwei Wochen ohne weiteres hundert neue Namen und Gesichter. Hierfür hat es sich bewährt, täglich am Anfang *und* am Ende seiner Anwesenheit auf der Krankenabteilung während je fünf Minuten die Namen der Patienten zu repetieren, indem man anhand einer (laut gelesenen) Namenliste prüft, ob man sich der Gesichter der Kranken erinnert, und sich dabei von einem kundigen Mitarbeiter helfen läßt, wo dies nicht der Fall ist.

Gegen Ende dieses Lernprozesses pflegen einige wenige Menschen und Namen hartnäckige Schwierigkeiten zu bereiten. Es handelt sich dabei selten um Antipathien, häufig dagegen um die Tendenz, einen Namen nach wiederholten Verwechslungsfehlern erst recht zu vermeiden. Dementsprechend erweisen sich sog. „Eselsbrücken" als nützlich. Sie bestehen darin, daß man etwas neu zu Lernendes an etwas bereits im Gedächtnis Fixiertes „anhängt" (z. B. „der neue Patient heißt X., wie mein erster Grundschullehrer"). Zu Unrecht verachten viele Mitarbeiter solch primitive Techniken und verlassen sich lieber auf ihr Spontangedächtnis. Dieses genügt gewöhnlich im privaten Alltag, aber es genügt nicht im klinischen Berufsleben.

Eine größere Zahl von Personennamen zu erlernen kann dann besonders schwierig werden, wenn emotionale Widerstände dem entgegenstehen. Dies geschieht z. B. dort, wo ein Arzt oder Pfleger seine 50 chronisch kranken Patienten insgeheim gar nicht kennenlernen *will*, weil er sich über die Rücksichtslosigkeit empört, mit der diese Menschen in einer einzigen armseligen Abteilung zusammengepfercht werden. *Welche* Rücksichtslosigkeit dies für den einzelnen Kranken bedeutet, kann er aber gar nicht wahrnehmen, wenn er kein persönliches Verhältnis zu ihm gewinnt, und eine

Verbesserung der Zustände erreicht er durch sein Zurückschrecken auch nicht.

2.1.3 Begrenzung der Konferenzzeiten

Die Zeitpunkte des *Beginns* von Mitarbeiterkonferenzen, Teambesprechungen und Gruppen- oder Einzelsupervisionen werden gewöhnlich genau festgelegt. Nicht überall gilt dies für die Zeitpunkte der *Beendigung* solcher Besprechungen, und selbst wo es gilt, neigen die Konferenzzeiten dazu, sich ausdzudehnen. Hinzu kommt die Tendenz aller Betriebe, für die Bewältigung ihrer Arbeits-, Kommunikations- und Entscheidungsprobleme neue Besprechungsrunden und -gremien zu schaffen. Das führt nicht unbedingt zur beabsichtigten Verbesserung der Arbeitsqualität und des Betriebsklimas, sondern v. a. dazu, daß für die eigentliche Dienstleistung, nämlich diejenige an den Patienten, immer weniger Zeit übrigbleibt.

Diese verbreitete Erscheinung hat zwei Gründe, einen sachlichen und einen emotionalen. Der sachliche besteht darin, daß sich tatsächlich keine tägliche Konferenzdauer bestimmen läßt, die für die Bearbeitung aller wichtigen Probleme im Interesse der Therapie der Kranken und der Fortbildung der Klinikangestellten genügt. Der emotionelle Grund liegt in der Tendenz des Gesunden, sich auf die Dauer lieber mit psychisch Gesunden als mit psychisch Kranken abzugeben (wie in der Einleitung bereits ausgeführt). Bei Mitarbeitern, die übermäßig viel Zeit in Konferenzen verbringen, beobachtet man indessen keineswegs überwiegend Erleichterung, sondern eine für sie selber oft schwer durchschaubare Mißstimmung. Diese rührt von der Verletzung der ebenfalls bereits besprochenen Gegentendenz her, nämlich vom vernachlässigten Bedürfnis, die Beziehung zum Kranken nicht zu verlieren.

Es ist deshalb für den neuen Mitarbeiter persönlich von erheblicher Bedeutung – und es kann darüber hinaus auf sein Team eine außerordentlich günstige Wirkung ausüben –, wenn er die folgende *Empfehlung* berücksichtigt: Sobald er in seine Arbeit eingeführt worden ist, wird er sich nach den Schlußzeiten seiner Konferenzen erkundigen. Wenn solche Termine nicht bereits klar festgelegt sind, wird er um eine solche Bestimmung bitten. Diese wird ihm kaum

je verweigert werden. Wenn dann die offizielle Dauer einer Sitzung jeweils abgelaufen ist, wird er sich höflich verabschieden, indem er seine nächste Verpflichtung mitteilt. Das braucht einige Überwindung, aber das Beispiel macht Schule.
Die Folge einer Straffung der Konferenzzeiten wird *nicht* eine gehetzte Atmosphäre während der Sitzungen sein, sondern die wesentlichsten Probleme werden innerhalb der Sitzungen früher zur Sprache gebracht werden. Die Zeit für die Patienten wird aus dem Status einer „Restzeit" in denjenigen einer „Hauptzeit" gehoben, und die Termine aller Teammitglieder folgen einander in ruhigerem Rhythmus. Wird das Problem dagegen außer acht gelassen, so fließen die Mitarbeitergespräche immer breiter dahin, und die Patientengespräche werden immer enger kanalisiert.

2.2 Übersehene körperliche Krankheitszustände

2.2.1 Krankheiten außerhalb des Gehirns

Ernste körperliche Leiden, deren Frühsymptome auch bei häufigen psychischen Störungen vorkommen, laufen am meisten Gefahr, übersehen zu werden.

Spontane Gewichtsabnahme ist auch bei schwer Melancholischen oft nicht die Folge depressiver Appetitlosigkeit, sondern das Anzeichen einer zehrenden Körperkrankheit wie Krebs oder Zuckerkrankheit. Ähnliches gilt bei leichteren Depressionen für hartnäckige *Müdigkeit* und allerlei Körperbeschwerden. Herzkrankheiten, Bluthochdruck, Blutarmut oder hormonale Störungen (z. B. Unterfunktion der Schilddrüse oder Überfunktion der Nebenschilddrüse), gelegentlich auch ein Pankreaskarzinom, können sich hinter der *Depression* verbergen. *Kopfweh* kann das vorläufig einzige Symptom zahlloser Krankheiten sein, u. a. dasjenige eines grünen Stars. Hinter unklaren *Bauchschmerzen* und depressiv anmutenden Rückzugstendenzen ins dunkle Zimmer kann sich eine Porphyrie verbergen.

Hartnäckiger Husten geht besonders bei älteren Menschen oft nicht bloß auf die chronische Raucherbronchitis, sondern auf eine bereits offene Lungentuberkulose (!) zurück. *Schluckweh und Fie-*

ber können bei neuroleptisch Behandelten statt einer Erkältung die lebensgefährliche Agranulozytose anzeigen.

Besserung infolge Psychotherapie oder Arbeitstherapie spricht nicht gegen die körperliche Ursache eines Leidens. Die Symptome eines bisher unerkannten Hirntumors, einer multiplen Sklerose oder einer Krebskrankheit können sich unter (an sich keineswegs kontraindizierter!) Psychotherapie vorübergehend deutlich – aber irreführend – mildern.

Besondere Vorsicht ist dort am Platze, wo der Untersucher sich geniert, nach Befunden zu suchen, die er aus emotionellen oder sozialen Gründen dem Patienten nicht „zutraut". So verzögert sich oft die Diagnose von Läusen, Milben, Geschlechtskrankheiten und Schwangerschaft.

Von 2090 Aufnahmen einer amerikanischen psychiatrischen Klinik litten 43% an einer körperlichen Krankheit (oder an mehreren) von erheblicher Bedeutung. Bei 46% dieser meist ärztlich zugewiesenen Patienten wurde die Diagnose der Körperkrankheit (die in 69% der Fälle die psychische Störung verursacht oder verschlimmert hatte) erst in der psychiatrischen Klinik gestellt. Besonders häufig war vorher eine manifeste Zuckerkrankheit mit psychischen Auswirkungen als unspezifische psychosomatische Störung verkannt worden (Koranyi 1979 *K*).

2.2.2 Akute Hirnkrankheiten

Ihr wegweisendes psychopathologisches Hauptsymptom ist bekanntlich die *Bewußtseinstrübung* (z. B. bei Vergiftungen oder bei einer Blutung innerhalb des Schädels). Bei rasch wachsenden Hirntumoren mit beginnendem Hirndruck tritt das herabgesetzte Bewußtsein anfänglich oft in der diskreten Form von Verlangsamung und Schläfrigkeit auf, und zwar *vor* den anderen neurologischen Symptomen.

Einigermaßen deutliche Bewußtseinstrübungen werden selten als solche übersehen, aber oft als Wirkung vorher eingenommener, von dritter Seite verordneter Beruhigungsmittel mißdeutet. Dadurch kann sich die vital wichtige Hauptdiagnose verzögern. Beim Bewußtseinsgetrübten ist deshalb die sofortige Klärung der unmittelbaren Vorgeschichte auch hinsichtlich *Medikamenteneinnahme* dringend.

Entzugsanfälle werden leicht als eigentliche Epilepsie verkannt und behandelt, weil man die zugrundeliegende Suchtkrankheit nicht wahrhaben will. Man schafft dadurch einen diagnostisch-therapeutischen Teufelskreis (vgl. 8.3.1).

Vorsicht ist bei der Diagnose „*funktioneller*" psychomotorischer Störungen geboten, v. a. bei „demonstrativ" oder „theatralisch" wirkenden Paresen, Inkontinenzen oder Erregungen, die in Wirklichkeit subakute zerebrale Krankheiten ankündigen. Die psychogene Auslösung kann dabei durchaus richtig gesehen werden; was verkannt wird, ist der hirnorganische Boden, auf dem jene entsteht. „*Hysterische*" Lähmungen zeigen heute häufiger eine multiple Sklerose als eine funktionelle Störung an.

Wichtig ist die rasche Differentialdiagnose zwischen den beiden lebensbedrohenden Syndromen *perniziöse Katatonie* und *malignes neuroleptisches Syndrom* bei neuroleptisch behandelten Schizophrenen. In beiden Fällen kommt es zu Fieber, Tachykardie und Benommenheit. Die lebensrettende Behandlung besteht im ersten Fall in Elektroschocks, im zweiten im Absetzen der Neuroleptica und in Gaben eines Muskelrelaxans (Dantrolen) und von Antiparkinsonika (Bromocriptin, Amantidin). Entscheidend für die Differentialdiagnose ist das Vorliegen oder Fehlen von echtem, anhaltendem *Rigor:* Dieser charakterisiert das maligne neuroleptische Syndrom, während der katatone Kranke allenfalls abwehrend „Gegensteuer gibt" − zwei Arten der „Steifheit", die zu unterscheiden sind.

HIV-positive Fixer, die bei wiederholten Aufnahmen zu „agieren" beginnen oder gar „hebephren" werden, leiden wahrscheinlich an einer *Aids-Enzephalopathie*, die in Demenz übergeht.

Neurologisch Erkrankende erleben ihre körperliche Veränderung oft als eine dunkle, aber unabweisbare Bedrohung. Aus Verzweiflung darüber, daß weder die Angehörigen noch der Arzt sie verstehen, „aggravieren" und „demonstrieren" sie, um auf ihr Leiden aufmerksam zu machen. Deshalb fällt die funktionelle Überlagerung manchmal schlagartig in sich zusammen, wenn es uns endlich gelingt, die richtige somatische Diagnose zu stellen.

2.2.3 Hirnorganische Wesensveränderung

Noch bevor die Umgebungspersonen zu Hause bei schleichenden Hirnkrankheiten neurologische oder Gedächtnisstörungen bemerken und der Hausarzt sie erkennt, pflegt jedermann am Patienten auffällige Persönlichkeitsveränderungen zu bemerken – aber zu verkennen. Das psychopathologische Bild der hirnorganischen Wesensveränderung läßt nicht auf die spezielle Krankheitsursache schließen. Es ist dasselbe bei einem langsam wachsenden Hirntumor, einer Chorea Huntington, einer progressiven Paralyse und einer präsenilen Demenz. Es zeigt unspezifisch und uncharakteristisch bald Subdepressivität, Gleichgültigkeit und körperliche Verwahrlosungstendenz, bald Reizbarkeit, finanzielle und sexuelle Enthemmung und einen unverständlichen Verlust der gewohnten Umgangsformen, z. B. der Tischmanieren. Mißdeutet werden die Persönlichkeitsveränderungen in der Regel als Unart, als Depression, als Manie oder als „Altern". So verzögert sich die therapeutisch entscheidende Diagnose manchmal bis in die Hospitalisierungszeit hinein.

2.2.4 Amnestisches organisches Psychosyndrom

So wohlbekannt es auch scheint, so problematisch bleibt doch erfahrungsgemäß seine klare Erkennung. Der Arzt meidet nämlich Gedächtnisprüfungen gern, weil er dem Patienten nicht als Schulmeister erscheinen möchte. Indessen kann der Gesundheitszustand des Gehirns im Hinblick auf therapeutisch wichtige Entscheidungen oft durch keine innerhalb nützlicher Frist durchführbaren körperlichen Untersuchungsmethoden hinreichend abgeklärt werden. Und auf psychopathologischem Wege ist diese Abklärung außer bei sehr schweren und damit offenkundigen Demenzen nicht anders als durch die Prüfung der mnestischen Leistungsfähigkeit möglich. Einen Verdacht begründende Symptome wie Erinnerungslücken, Wortfindungsstörungen und Perseverationen können auch bei erheblichen amnestischen Störungen im spontanen Gespräch weitgehend ausbleiben. Lassen nicht Vorgeschichte und Befund eine Hirnkrankheit praktisch ausschließen, bleibt die *Gedächtnisprüfung* unentbehrlich. Damit der Patient aber durch sie nicht gekränkt und der Arzt in seiner Untersuchungshemmung nicht noch bestärkt wird, sind folgende *Regeln* zu beachten:

a) Die mnestische Prüfung gehört nicht an den Anfang und nicht an den Schluß des Untersuchungsgesprächs, sondern in die Mitte. Das erste und das letzte Drittel des Gesprächs bleiben Themen vorbehalten, die dem Kranken andere als leistungsbezogene Interessen des Arztes bekunden.
b) Die Prüfung geschieht vorteilhafterweise „offen" und nicht „verdeckt". Die meisten Kranken akzeptieren es ohne weiteres, daß man sich für ihr Gedächtnis und ihre Konzentrationsfähigkeit interessiert.
c) Wenn der Kranke bei mehreren Prüfungsfragen versagt, ist deren Schwierigkeit allmählich zu verringern. Die Untersuchung soll mit einigen Fragen enden, die der Kranke richtig beantwortet hat, damit er mit einem Erfolgserlebnis abschließt.

In den meisten Fällen kann sich der Arzt ohne alles Testmaterial innerhalb einer Viertelstunde im Laufe seines Untersuchungsgesprächs ein Urteil darüber bilden, ob er den zerebralen Gesundheitszustand des Patienten mittels weiterer psychopathologischer oder körperlicher Untersuchungsverfahren abklären muß oder nicht. Die aufwendige Überweisung an den neuropsychologischen Spezialisten belastet den Kranken mehr als die psychopathologische Untersuchung durch den psychiatrischen Kliniker. Therapeutisch sinnvoll ist eine Spezialuntersuchung indessen bei der Abklärung schwieriger Indikationen, z.B. zur logopädischen Rehabilitation (Wiedererlernen der Sprache z.B. nach Schlaganfällen).

2.2.5 Fragen zur Gedächtnisprüfung

Es werden hier nur einige einfache Testfragen in Erinnerung gerufen, die keinerlei zusätzliches Testmaterial erfordern und die doch zur Differentialdiagnose „praktisch unauffällig – wahrscheinlich oder sicher gestört" beitragen können. Sie ergeben sich daraus, daß ein nicht erheblich schwachsinniger mnestisch Gesunder meist ohne weiteres die folgenden Leistungen vollbringen kann:

- Sagen, wo er ist und von woher er zur Türe hereingekommen ist (*räumliche Orientierung*);
- das ungefähre (aber keineswegs immer das genaue) Datum („Monatsanfang, -mitte, -ende"), den Wochentag, den Monat und das laufende Jahr angeben (*zeitliche Orientierung*);
- über Alter, Adresse, Beruf und Familie Auskunft geben (*persönliche Orientierung*);
- die Namen einiger Personen nennen, die er kürzlich kennengelernt hat (in der Klinik: Mitpatienten, Schwestern, Pfleger, Arzt); erinnern, was er heute morgen und (lückenhafter) gestern abend gegessen hat (nur fragen, wenn der Untersucher darüber orientiert ist; *Frischgedächtnis*);
- den Namen des neuen Untersuchers im Kopf behalten (bei schwierigen Namen wenigstens nach ein- bis zweimaliger Wiederholung); leichte Rechnungen mit zweistelligen Zahlen und Zwischenresultaten (z. B. 12 × 13) im Kopf richtig durchführen; nach 10–30 Minuten des Gesprächs mit dem Arzt einige der besprochenen Themen (und gegebenenfalls Rechnungen) im Detail wiedergeben (*Merkfähigkeit*);
- lange Worte (wie z. B. Elektrizität) aus dem Kopf vorwärts buchstabieren (sofern der Patient die betreffende Rechtschreibung kennt); Wochentage und Monate rückwärts hersagen; von 100 fortlaufend 3 (leichter) oder 7 (schwieriger) abzählen (*Konzentrationsfähigkeit*).

Wenig aussagekräftig ist dagegen die Prüfung des sog. „Immediatgedächtnisses", bei der man z. B. fünf bis sechs einstellige Zahlen *unmittelbar* nach dem Vorsprechen und ohne zwischenzeitliche Ablenkung wiederholen läßt. Diese Form der sofortigen Wiederholung ist auch psychoorganisch erheblich gestörten Kranken oft ohne weiteres möglich.

2.3 Übersehene und vermeintliche Intelligenzschwäche

2.3.1 Anhaltspunkte

An eventuelle Intelligenzschwäche denkt man in der Vorgeschichte, wenn der Patient mehrere Schulklassen wiederholt oder später in intellektuell anspruchslosen Berufen versagt hat. Im Gespräch selber können plumpe Aussprache, unbeholfenes Formulieren, detailverhaftetes Berichten und „kindliches" Argumentieren uns auf die Spur bringen. Einen praktisch sinnlosen Zeitverlust bedeutet hingegen die Prüfung auf Intelligenzschwäche bei Menschen mit qualifizierter Schul- und Berufsbewährung.

2.3.2 Verkennung

Wenn ein leichter oder mittelschwerer Schwachsinn übersehen wird, führt dies zwar nicht gerade zu Katastrophen wie beim Übersehen gewisser therapiefähiger akuter oder schleichender psychoorganischer Syndrome. Indessen bringt die Fehleinschätzung beruflichen oder mitmenschlichen Versagens bei Schwachsinn – etwa als „depressive" oder „neurotische" Hemmung – doch immer wieder schwere Versäumnisse in der sozialen Befürsorgung und Weichenstellung mit sich. Gelegentlich kommt es sogar zu einer allmählichen psychischen Schädigung dadurch, daß der Patient dauernd überfordernden therapeutischen Erwartungen ausgesetzt bleibt, die über das ihm mögliche Niveau hinauszielen.

2.3.3 Grundsätze der Intelligenzprüfung

Diese Untersuchung bereitet dem untersuchenden Arzt dieselben oder noch größere emotionelle Schwierigkeiten wie die Prüfung des amnestischen Psychosyndroms. Um so mehr gelten hier dieselben Empfehlungen zur Wahrung des Taktes gegenüber dem Patienten, wie sie oben für die mnestische Prüfung angeführt worden sind. Freilich ist „Intelligenz" im heutigen Sprachgebrauch das mißverständlichere Reizwort geworden als „Gedächtnis". Es braucht deshalb nicht eine Verschiebung zu bedeuten, sondern es kann geradezu eine Klärung sein, wenn man dem Patienten statt einer „Intelligenzprüfung" einige Fragen zu seiner „Gewandtheit" oder zu seinen „Schulkenntnissen" im Lesen, Schreiben und Rechnen oder im Umgang mit Uhr, Telefonbuch und den landläufigen Maßsystemen vorschlägt.

Führt man allerdings selber oder durch den Psychologen einen *formellen* Intelligenztest durch, so kommt man manchmal um das Wort „Intelligenz" nicht herum, wenn man den Zweck des Tests nicht verschleiern will. Man sollte dann aber dem Patienten auch erklären, was der Test wirklich mißt, nämlich die Testintelligenz, und was er nicht mißt, nämlich die sog. „nichtintellektuellen Faktoren der allgemeinen Intelligenz". Unter diesen versteht D. Wechsler z. B. Klugheit im Umgang mit Menschen, Situationen und Dingen und auch alle Fähigkeiten, die zu ihrer Manifestierung viel Zeit brauchen, wie etwa Ausdauer und Ausgeglichenheit. Das sind Begabungen, die (unter der Voraussetzung einer intellektuell angemessenen sozialen Eingliederung) für Lebenserfolg und Lebensglück wichtiger sein können als die Testintelligenz.

Ähnlich wie im Rahmen einer Gedächtnisprüfung besteht sowohl bei der gesprächsweisen wie bei der testmäßigen Einschätzung der Intelligenz die *Gefahr einer zu niedrigen Beurteilung:* Aufregung, Ängstlichkeit, Depressivität, latenter Trotz und Flüchtigkeit können die Testleistung beeinträchtigen. Gleichgültige Verwahrloste, kritiklose Maniker, halluzinatorisch abgelenkte Schizophrene, leicht Benommene (bei akutem exogenem Reaktionstypus) können unintelligenter erscheinen als sie sind. Besondere Aufmerksamkeit verdienen Personen aus fremden Kulturkreisen, deren schulische Voraussetzungen nicht mit den unseren vergleichbar sind.

2.3.4 Fragen zur Intelligenzprüfung

Einfache Testfragen vermögen die Unterscheidung zwischen „noch normal" und „subnormal" zu fördern. Hierzulande (!) aufgewachsene, nicht erheblich gedächtnisgestörte, durchschnittlich intelligente Erwachsene vermögen in der Regel die folgenden Aufgaben zu lösen:

- die eigene tägliche Arbeit dem Untersucher so erklären, daß dieser den Arbeitsvorgang versteht;
- die Uhr genau ablesen und z. B. berechnen, wie viele Minuten vor 10 Uhr 48 Minuten nach 9 Uhr entsprechen;
- angeben, wie die Abfahrtszeit eines Zuges, der nachmittags 10 Minuten vor 4 Uhr abfährt, im Bahnhof angeschrieben ist;
- eine Adresse aus dem Telefonbuch heraussuchen;
- angeben, wie viele Millimeter einem Zentimeter entsprechen bzw. Zentimeter einem Meter, Meter einem Kilometer, Sekunden einer Minute, Minuten einer Stunde, Stunden einem Tag, Tage einem Jahr, Gramm einem Kilogramm, Kilogramm einem Zentner, Zentner einer Tonne u. ä. (landläufige Maßsysteme);

- einfache Wechselgeldrechnungen lösen;
- über die Hundertergrenze hinaus rechnen (z. B. 117−29 oder 11 mal 12);
- den Prozentbegriff in einfachsten Fällen handhaben (3% von DM 200,−);
- lesen, ohne steckenzubleiben;
- einen Lebenslauf oder Brief in ganzen Sätzen und ohne massenhafte Orthographiefehler schreiben;
- einige der Unterschiede von Zwerg und Kind, Leiter und Treppe, Bach und Teich, Lüge und Irrtum, Geiz und Sparsamkeit ohne grobe logische Entgleisungen erklären.

Wenn die Beurteilung der Intelligenz zu einem psychosozial sinnvollen Resultat führen soll, darf man die Anforderungen nicht zu hoch schrauben. Elementare Kenntnisse aus Geographie, Geschichte, Staatsbürgerkunde, Gegenwartspolitik oder Naturkunde fehlen oft auch dem durchschnittlich Intelligenten, der sich seit seiner längst vergangenen Schulzeit nie mehr für diese Dinge interessiert hat. Das gleiche gilt für Rechenoperationen wie den Umgang mit Dezimalbrüchen oder gar das Gleichnamigmachen von Brüchen (½ + ⅓).

Auf die Erwähnung auch einfachsten Testmaterials wird hier verzichtet, um die Bedeutung dessen hervorzuheben, was man ohne alles Testmaterial untersuchen kann. Eine Fülle praktischer Hinweise enthält der Leitfaden von H. Kind (1984).

2.4 Übersehene emotionelle Störungen

2.4.1 „Larvierte" Depressionen

Dieser Ausdruck hat sich im heutigen ärztlichen Sprachgebrauch eingebürgert. Er geht auf die Erfahrung zurück, daß viele Depressive v. a. ihre körperlichen Beschwerden − z. B. die bleierne Schwere der Glieder, den beengenden Druck auf der Brust, das Völle- oder Leeregefühl des Abdomens oder des Kopfes, die Schlafstörungen etc. − dem Arzt anschaulich schildern. Für die depressive Verstimmung, die dieser „dahinter" wahrnimmt, findet der Patient dagegen keine Worte. Wahrscheinlich sind aber die Körpermißempfindungen bereits die echte Depression selber und nicht deren „Larve", die man wegnehmen müßte, um das wahre Gesicht der Depression zu sehen (Angst 1973 *L*). In diesem Sinne sprechen auch transkulturelle Erfahrungen. Deshalb steht der Begriff des Absatztitels in Anführungszeichen. Im Abschnitt über den „Umgang mit Depressiven" (7.3.1) wird noch zu zeigen sein, daß es auch therapeutisch nicht günstig ist, „die Somatisierung entlarven" zu wollen.

Unabhängig davon, ob er glücklich oder unglücklich gewählt ist oder nicht, hat der Begriff „larvierte Depression" in der ärztlichen Praxis eine wichtige Funktion übernommen. Er erinnert daran, daß solche körperlich erlebten Leidenszustände auf antidepressive Maßnahmen (z. B. Schlafentzugsbehandlung, Antidepressiva) bedeutend besser ansprechen als auf andere Behandlungsversuche, insbesondere auf bloße Entspannungs- und Beruhigungsmittel (Tranquilizer). Letzteres wird oft vergessen. Dies ist auch der Grund, warum das Syndrom in diesem Kapitel erwähnt wird. Es tritt übrigens in der ambulanten Sprechstunde bedeutend häufiger in Erscheinung als in der Klinik.

2.4.2 Suizidrisiko und Suizidansteckung

Die zunehmenden Suizidraten in den psychatrischen Kliniken (s. u.) verleihen dem Thema ein besonderes Gewicht. Belastend ist für den Kliniker die Einsicht, daß wahrscheinlich zwei an sich positive Veränderungen der Klinikführung zu dieser Entwicklung beigetragen haben: nämlich einerseits die Öffnung der Klinikabteilungen sowie die Liberalisierung von Ausgang und Urlaub der Kranken; und anderseits der Kampf gegen den Hospitalismus und für die frühzeitige Rehabilitation − beide Male also Prozesse, die sich auf die überwiegende Mehrzahl der Kranken günstig auswirken. Eine kleine Minderzahl der Patienten aber wird dadurch überfordert.

Die Suizidzahlen der psychiatrischen Kliniken steigen seit Jahren in mehreren Ländern steiler an als ihre Aufnahmezahlen und als die Suizidraten der Gesamtbevölkerung. Die klinischen Suizide häufen sich nach überdurchschnittlich langen Hospitalisierungszeiten und Entlassungsvorbereitungen; und zwar im Laufe der Jahre zunehmend im Ausgang oder Urlaub der Kranken, nicht innerhalb des Klinikgebäudes. In der Zürcher Klinik wurde der Suizidanstieg der hospitalisierten Kranken *nicht* kompensiert durch eine Suizidabnahme der kürzlich Entlassenen (Ernst 1980 *K*).

Die Suizide häufen sich also nicht in der Zeit einer möglichen Anfangsverzweiflung über die (evtl. erneute) Hospitalisierung, sondern erst nach längeren Rehabilitationsbemühungen. Praktisch bedeutet dies, *daß dem Suizidrisiko ganz besonders im Zusammenhang mit den Austrittsvorbereitungen Aufmerksamkeit zu schenken ist.* Auf diesen Zeitpunkt hin kommen uns Entlassungsverzögerungen aus therapeutischen Gründen (Vermeidung des Hospitalismus) wie auch manchmal aus Platzgründen ganz besonders ungelegen. Ein Rückfall in die Depression auf die Entlassung hin enttäuscht uns. Unsere Ungeduld kann aber für den Kranken lebensgefährlich werden (vgl. auch 7.3.1).

Ist Suizid ansteckend? Seit den Erfahrungen von Gould u. Shaffer (1986 *K*), Phillips u. Carstensen (1986 *K*) und vor allem Schmidtke u. Häfner (1986 *K*) ist diese Frage anhand der Auswirkungen „suizidaler" TV-Filme epidemiologisch eindeutig mit ja zu beantworten. Der lange umstrittene „Werther-Effekt" existiert. Wie nach dem Erscheinen des berühmten Romans von Goethe trifft er v. a. Menschen, die sich in einer emotionellen Gefährdungssituation aufgrund ihres Alters und Geschlechts mit dem (hier fiktiven) Vorbild identifizieren können. Auch im Kleinraum der psychiatrischen Klinik, der keiner Mediendiffusion des Einzelgeschehnisses bedarf, ist mit solchen Reaktionen zu rechnen. Daraus folgt aber nicht, daß über einen Suizid, der den Mitpatienten bekannt geworden ist, mit den letzteren nicht gesprochen werden darf. Im Rahmen dessen, was die Diskretionspflicht erlaubt, mildert ein Gespräch über das Geschehene dessen gefährlich faszinierende Wirkung eher als ein hilfloser Ablenkungsversuch.

2.4.3 Die „Freiheit zum Suizid"

Die ernstgemeinte Suizidprävention wird wahrscheinlich durch eine hintergründige Einstellungsänderung der Gesamtbevölkerung unterlaufen, durch eine Wertverschiebung, an der auch medizinisches Personal teilnimmt, ohne sich darüber Rechenschaft zu geben. Die sog. Enttabuisierung des Suizidthemas hat in der Bevölkerung wie auch bei den Medizinalpersonen dazu geführt, daß nicht nur Suizidwünsche besser verstanden werden, sondern daß man auch den vollendeten Suizid vermehrt als ein Freiheitsrecht akzeptiert. Es schwingt dabei das Gefühl mit, daß man den Lebensmüden nicht an der Verwirklichung seines Willens hindern dürfe. Dies führt zu inhumanen Konsequenzen: es wird völlig übersehen, daß die meisten suizidalen Depressionen *keine echten Bilanzreaktionen* sind, sondern daß sie wieder abklingen.

Nicht weniger als 61 reihenkatamnestische Studien haben ergeben, daß sich nur 0−10% der Nachuntersuchten innerhalb einiger bis vieler Jahre nach einem Suizidversuch wirklich suizidierten, obwohl ihnen in der Zwischenzeit alle Möglichkeiten dazu offen gestanden hatten. Die große Mehrzahl der Befragten war nachträglich froh über ihre Rettung (Ernst 1985a L).

2.4.4 Sexuelle Störungen

Vielleicht noch mehr als in der ambulanten Behandlung unterbleibt die Besprechung des sexuellen Lebens des Kranken in der Klinik. Andere und momentan dringendere Probleme stehen beim psychiatrischen Notfall im Vordergrund. Daß wir nicht zu insistieren haben, wenn der Kranke auf entsprechende Fragen ablehnend oder nichtssagend reagiert, versteht sich von selbst. Auch dem Arzt gegenüber darf der Patient Intimes für sich behalten. Andererseits liegen gerade in Krisen, wie sie zu Hospitalisierungen führen, auch Chancen. Einer verpaßten Chance kommt es gleich, wenn dem Patienten nie die Gelegenheit angeboten wurde, über seine sexuellen Lebensumstände zu sprechen.

Auch heute noch leiden unzählige Menschen an Minderwertigkeits- und Schuldgefühlen wegen ihrer Onaniegewohnheiten, die sie für abnorm halten. Sind ihre Fantasien dabei sadistisch oder masochistisch geartet, so schämen sie sich derselben mehr, als wenn sie die entsprechenden Handlungen in Wirklichkeit begangen hätten. Männer, die an Impotenz leiden, sind manchmal erleichtert, wenn man ihnen zeigen kann, daß hinter ihrem Nichtkönnen ein Nichtwollen gegenüber einer bestimmten Partnerin steht. Frauen können ihre bisherige sexuelle Empfindungslosigkeit ein Leben lang wie einen geheimen Makel in sich verschließen. Jugendliche scheuen sich, ihre berechtigten und unberechtigten Aids-Ängste preiszugeben.

Eine Heilung ernsterer sexueller Störungen wird im Rahmen einer klinischen Behandlung selten möglich sein. Aber die Erleichterung darüber, eine seit langem offene aber verborgen gehaltene Wunde endlich einem verständigen Menschen gezeigt zu haben, könnte man manchem Patienten verschaffen, wenn man daran dächte und die richtigen Worte dafür fände. Buddeberg (1987 *G*) hat die „sprachlichen Schwierigkeiten der Sexualberatung" treffend dargestellt.

2.5 Übersehenes normales Leiden

Nicht jedes Leiden, mit dem der Psychiater sich beruflich auseinanderzusetzen hat, ist krankhaft, abnorm oder überwertig. Solches normales Leiden geht ihn dennoch an, gerade weil es dem Patienten gegenüber nicht pathologisiert werden darf.

2.5.1 Unbeachtete Belastung Dritter, z. B. von Kindern

Die Einsicht, daß psychische Krankheiten in Wechselwirkung mit ihrer menschlichen Umgebung stehen, ist heute Allgemeingut. Dennoch identifiziert sich v. a. der psychiatrische Anfänger oft derart mit dem derzeitigen Standpunkt seines Patienten, daß er nur noch die pathogenen Einflüsse der Bezugspersonen auf den Kranken, aber nicht mehr die umgekehrt gerichteten Schädigungen wahrzunehmen vermag. Besonders bei expansiven Verhaltensstörungen wie z. B. bei den Räuschen, Drohungen und Tätlichkeiten Suchtkranker oder bei der familiär zerstörerischen Enthemmung maniform Psychotischer führt dies zu verhängnisvollen sozialpsychiatrischen Versäumnissen. Zur Untersuchung und Behandlung psychisch Kranker gehört deshalb die Abklärung, ob hilflose und abhängige Bezugspersonen – v. a. Kinder oder alte Leute – unter den Folgen der Krankheit zu leiden haben.

Von allen 698 während 6 Monaten in der Zürcher Psychiatrischen Universitätsklinik Aufgenommenen beiderlei Geschlechts hatten 133 = 19% in-

nerhalb des letzten Jahres mit Minderjährigen zusammengelebt. Bei 20% dieser Fälle wurde die Belastung der Kinder und Jugendlichen durch die behandelnden Ärzte als „unerheblich", bei 50% als „mittelgradig" und bei 30% als „schwer" eingeschätzt. Selten handelte es sich in dieser letzteren Kategorie um körperliche Mißhandlungen, immer jedoch um langdauernde schwerste Ängstigung meist kleinerer Kinder. Wahnkranke können ihre Angst- und Haßgefühle gegen unfaßbare Feinde auf ihre Kinder übertragen. Die Kinder schämen sich einer manischen Mutter, die in der Nachbarschaft schweren Skandal erregt. Suchtkranke terrorisieren ihre Familien in ihren Rausch- und Verstimmungszuständen mit täglichen Mord- und Suiziddrohungen. Auch die „mittelgradig" belastenden Kranken verursachten oft schweres und langdauerndes, wenn auch weniger dramatisches Leiden ihrer Kinder. Bei den „schweren" Fällen, die mindestens 6% der gesamten Stichprobe ausmachten, erreichte dieses Leiden aber einen verzweifelten, unter keinen Umständen zumutbaren Grad (Ernst 1978 *E*).
– Die Studie illustriert, wie falsch es ist, Hospitalisierungen nur aus der „Intoleranz der Öffentlichkeit" herzuleiten. Gequälte Familien sind keine „Öffentlichkeit".

Inzwischen ist zur Belastung der Angehörigen das bedeutende Sammelreferat von Fadden et al. (1987 *L*) erschienen. Es zeigt, daß neben den oben hervorgehobenen „Plus-Symptomen" auch die „Minus-Symptome" chronischer Schizophrener (z.B. deren Unzugänglichkeit, „Faulheit" oder „Rücksichtslosigkeit") für die Angehörigen aufreibend sein können – gerade deshalb, weil diese Residualzustände nicht wie verzeihliche Krankheitszeichen, sondern wie unakzeptale Charaktermängel wirken.

2.5.2 *Übersehenes Unrecht*

Formales, juristisch faßbares Unrecht gegenüber den Kranken dürfte in den meisten psychiatrischen Kliniken nicht an der Tagesordnung sein. Immerhin geht es hier nicht nur darum, daß die vorgeschriebenen Schriftstücke bei Zwangseinweisungen rechtzeitig vorliegen. Vielmehr gehört dort, wo entsprechende Vorschriften existieren, dazu auch die genaue Buchführung über hausinterne Zwangsmaßnahmen wie Isolierungen, Zwangsinjektionen und Fixierungen. *Eine solche Dokumentation ist notwendig.* Sie entfaltet allein durch die Mühe, die sie bereitet, eine gewisse Bremswirkung. Sie hilft auch indirekt mit, daß in schwierigen Situationen sorgfältig das geringste Übel gesucht wird. Näheres darüber findet sich in den Unterkapiteln 4.4 und 12.2.

In Kliniken mit korrekt funktionierender Routine werden den Kranken ihre Rechte (z.B. hinsichtlich Rechtsmittelbelehrung und Versicherung) wohl nur selten vorenthalten. Kein klagbares Unrecht, aber doch eine bedauernswerte Unterlassung bedeutet es, wenn brachliegende finanzielle Mittel wie Hilfskassen und Fonds im adäquaten Bedarfsfall nicht eingesetzt werden, weil der zuständige Klinikmitarbeiter sie nicht einmal kennt. Es ist deshalb ratsam, sich über finanzielle Hilfsmöglichkeiten der Institution schon *vor* dem Bedarfsfall zu orientieren.

Häufiger geschieht psychisch Kranken indessen nicht materielles, sondern menschliches Unrecht. Insbesondere werden sie mehr als andere Menschen *angelogen*. Angehörige beziehen ihnen gegenüber oft in unklarer und zwiespältiger Art Stellung. Dem momentanen Frieden zuliebe wird ihnen Undurchführbares versprochen. Daß die Taxifahrt in die psychiatrische Klinik geht, wird ihnen verheimlicht, bis der Wagen vor dem Klinikeingang anhält.

Kranken, die über solche Vorkommnisse klagen, in der richtigen Weise zu antworten, ist nicht immer leicht. Falsch ist es, ihre Gekränktheit mit einigen begütigenden Bemerkungen unter den Tisch zu wischen und damit den gängelnden Umgangsstil, den sie gewohnt sind, weiterzuführen. Man wird ihnen also aufmerksam zuhören und ihr Recht auf Entrüstung anerkennen. Falsch ist es aber wiederum, mit dem Kranken über die abwesenden Dritten, deren eigene Drucksituation nicht zur Sprache kommen kann, zu schimpfen. Und zwar schon deshalb, weil neben der Empörung die Solidarität zu den Seinigen im Patienten oft stärker verankert ist, als man denkt. Greift man die Angehörigen an, wie er es selbst tut, so begegnet man bei ihm oft scheinbar paradoxen Schutzreflexen seiner Familie gegenüber – und man beraubt ihn damit der Möglichkeit, seinen erregendsten Gefühlen unzensierten Ausdruck zu verleihen.

Unter 189 auffassungsfähigen Patienten einer Stichprobe von 200 zum ersten oder wiederholten Mal meist notfallmäßig aufgenommenen Kranken der Zürcher Klinik gaben 27 an, vor der Einweisung nicht über den kommenden Klinikeintritt orientiert worden zu sein (Egloff 1973 *K*). – Einzuräumen bleibt, daß möglicherweise auch halbwegs klare Informationen von den Kranken überhört oder nachträglich bestritten wurden. Unter den wirklich Angelogenen aber häuften sich wohl besonders schwierige, drohende und ablehnende Patienten. Anderseits geben Zuweiser und Begleiter nicht selten spontan zu, daß sie dem Patienten ihre Hospitalisierungsabsicht verschleiert haben. Es handelt sich also wahrscheinlich doch nicht um sehr seltene Vorkommnisse. Viele Umgebungspersonen psychisch Kranker zeigen wenig Zivilcourage.

3 Aufnahme und Entlassung

3.1 Allgemeines

3.1.1 Zur Einheit von Aufnahmeverfahren und Entlassungsvorbereitung

„Aufnahme und Entlassung" gehören im Denken des klinischen Psychiaters in ähnlicher Weise nahe zusammen wie „Diagnose und Therapie". Man kann bekanntlich nicht „zuerst einmal in Ruhe fertig diagnostizieren, bevor man mit der Behandlung beginnt". Die psychische Behandlung setzt mit dem ersten Gespräch ein. Ebenso kann man auch nicht „zuerst in Ruhe klinisch behandeln, bevor man mit den Entlassungsvorbereitungen beginnt". Denn die Entlassung kommt nicht immer so zustande, wie wir sie planen. Es kann alles sehr schnell gehen (oft soll es dies auch), und zahlreiche Chancen können verpaßt werden. Deshalb beginnen die Entlassungsvorbereitungen u. a. damit, daß wir *schon im Aufnahmezimmer* die Adressen der wichtigsten Bezugspersonen des Kranken notieren. Dies zeigt dem Patienten gleichzeitig, daß wir nicht im Sinne haben, uns und ihn von seiner gewohnten Umgebung zu isolieren.

3.1.2 Zur Häufigkeit psychiatrischer Hospitalisierungen in der Gesamtbevölkerung

Für den einzelnen Einwohner liegt die Wahrscheinlichkeit, mindestens einmal im Laufe seines Lebens, vielleicht auch erst im Alter, psychiatrisch hospitalisiert zu werden, nach älteren amerikanischen Berechnungen etwa bei 8% (Belknap 1956 *K*), nach neueren englischen Erhebungen bei über 10% (Department of Health 1972 *K*). Nimmt man die fünf nächsten Familienangehörigen hinzu – z.B. einen Ehepartner, ein Geschwister, beide Eltern und ein

Kind –, so übersteigt die Wahrscheinlichkeit für den einzelnen, eine psychiatrische Hospitalisierung an sich selber oder im engsten Familienkreis zu erleben, bereits 50% (10% + 50% = 60%). Niemand pflegt damit zu rechnen, daß er oder einer seiner heute noch gesunden Angehörigen eines Tages psychiatrisch hospitalisierungsbedürftig werden könnte. In Wirklichkeit ist die Wahrscheinlichkeit, daß ein solches Ereignis früher oder später eintritt, eher größer als daß es ein ganzes Leben lang ausbleibt.

3.1.3 Wer wird hospitalisiert?

Die Antwort lautet: nicht einfach die schwerst Erkrankten (Mendel 1969 K). Innerhalb weiter Grenzen scheint es von Zufällen abzuhängen, bei wem es zur Hospitalisierung kommt und bei wem nicht. In der Tat spielen hier Verhältnisse, die außerhalb des Patienten und seiner Krankheit liegen, in ausschlaggebender Weise mit. Entscheidend kann es z.B. sein, ob sich ambulante Behandlungsmöglichkeiten als erreichbar erweisen oder ob Angehörige vorhanden und tragfähig sind. Nicht zuletzt hängt es oft von der therapeutischen Initiative und Phantasie der vorabklärenden Ärzte und sozialpsychiatrischen Equipen ab, ob dem Kranken – vielleicht endgültig – eine psychiatrische Hospitalisierung erspart werden kann oder nicht (Bauer 1980 *E*; Rothschild 1982 *E*). Gelegentlich gibt sogar noch das Verhalten des Aufnahmearztes der Klinik den Ausschlag (vgl. 3.5.7).

3.2 Telefonische Vorentscheide: Anmeldung, Zusage, Absage

3.2.1 Aufnahme-, Absage- und Umleitungsstatistik

Nichts dokumentiert das Verhältnis von Pflichterfüllung und Überlastungsabwehr, also die sog. *Aufnahmepolitik* einer Klinik besser als das Verhältnis ihrer Aufnahmen zu ihren Absagen. Dieses Verhältnis kann nur aufgrund einer Absagestatistik festgestellt werden. Es ist zu empfehlen, eine solche zu führen. Sie enthebt die Klinik des Vorwurfs, ihre Praxis zu verschleiern. Zudem können

Absagestatistiken zu wichtigen Instrumenten der gesundheitspolitischen Planung werden. Denn diese Art des Rechenschaftsberichts stellt der Kapazität der Institution den Bedarf bzw. die Erwartung von Ärzten und Bevölkerung des Einzugsgebietes gegenüber. Freilich mit der Einschränkung, daß häufige Abweisungen via Abschreckung zu einer Abnahme der Anmeldungen führen können, also zu einer Dunkelziffer an hospitalisierungsbedürftigen Fällen, die der statistischen Erfassung entgehen. Auf jeden Fall sagen aber sog. „Bedarfsermittlungen", die nur von der Kapazität voll belegter bestehender Institutionen ausgehen und die keine Absagestatistiken verwenden, nichts aus über das, was sie auszusagen vorgeben.

3.2.2 Abweisung vermutlicher Langzeitpatienten

Die Absagen der Kliniken treffen v. a. solche Kranke, die nach einer Aufnahme voraussichtlich während langer, evtl. unabsehbar langer Zeit nicht mehr entlassen werden können und die dadurch langfristig ein Bett „blockieren". Dies ist am häufigsten bei betagten Hirnkranken der Fall. Überall fehlt es an Hauspflegehilfen und an gemeindenahen Teil- und Ganzzeitpflegemöglichkeiten für gebrechliche und unselbständige Menschen. Deshalb können demente oder sonst pflegebedürftige Kranke oft auch dann nicht aus den psychiatrischen Kliniken entlassen werden, wenn ihre Verwirrungs- und Erregungszustände oder ihre schweren Depressionen abgeklungen sind und keiner speziellen Behandlung mehr bedürfen.

3.2.3 Gerontopsychiatrischer Versorgungsmangel

Die Überfüllung der psychiatrischen Kliniken und der Kranken- und Pflegeheime führt bei psychisch Alterskranken und bei alleinstehenden Betagten oft zu schweren Notzuständen. Sie gehören zu den häufigsten und schwersten, aber bemerkenswerterweise nicht zu den politisch brisantesten Mängeln, die unsere Gesellschaft zu bewältigen hätte.

Notzustände annähernd vergleichbaren Ausmaßes können allerdings gelegentlich auch innerhalb der Intensivabteilungen psychiatrischer Kliniken entstehen. Dann nämlich, wenn verwirrte Altersschwache mangels anderer Unterbringungsmöglichkeiten in denselben Räumlichkeiten gepflegt werden müssen, in denen schon erregte Psychosekranke zu betreuen sind. Es kommt dann vor, daß der Gebrechliche im turbulenten Betrieb zu Fall kommt oder einen anderen irreversiblen Schaden erleidet.

3.2.4 Triagepflicht des Aufnahmearztes

Er hat die schwierige Aufgabe, schon am Telefon die Gefahren der Klinikaufnahme gegen diejenige der Abweisung abzuwägen. Außerdem steht er von seiten der Zuweiser wie von seiten des eigenen Pflegepersonals unter gegensätzlichem und gelegentlich massivem Druck. Wenn es ihm gelingt, Anwürfe von beiden Seiten nicht „zurückzugeben", sondern in der Erkenntnis der bedrückenden Situation der anderen seinen Entscheid ruhig und höflich aus der eigenen prekären Lage zu erläutern, tut er im Moment das Äußerste, was man von ihm verlangen kann. Häufen sich Vorkommnisse dieser Art, sollte er die Klinikleitung lieber zu früh als zu spät, versehen mit der nötigen Falldokumentation, auf seine Schwierigkeiten aufmerksam machen. Permanenter Druck darf nicht auf den Aufnahmeärzten liegenbleiben, sondern er ist durch die Chefärzte an die vorgesetzten Behörden weiterzuleiten – und eben hierzu sind für überlastete Kliniken sorgfältig begründete Absagestatistiken ein empfehlenswertes Hilfsmittel.

An der Psychiatrischen Universitätsklinik Zürich wurden 1973 1383 Kranke aufgenommen und 192 wegen Platzmangel abgewiesen. Das weitere Schicksal der letzteren ließ sich in 172 Fällen für die ersten sechs Monate nach der Abweisung ermitteln. 128 von ihnen waren über 60jährig. Über die Hälfte von diesen älteren Nichtaufgenommenen wurde nach der Abweisung innerhalb oder außerhalb von Spitälern und Heimen unzweckmäßig plaziert und mangelhaft betreut, z. T. unter unwürdigsten Bedingungen. Die Hospitalisierungszeiten der nach der Abweisung anderweitig doch noch Hospitalisierten erwiesen sich wie erwartet als sehr viel länger, als es den Verhältnissen bei der Gesamtheit der aufgenommenen Patienten entsprach (C. Ernst 1975 *K*). – Die Klinik wäre also in der Tat sehr rasch aufnahmeunfähig geworden, wenn sie die Abgewiesenen aufgenommen hätte. – Abhilfe würde im Ausbau der Hauspflege, in der lokalen psychiatrisch supervisierten Krankenheimbetreuung und in der Schaffung vermehrter Pflegeheimplätze für demente Kranke bestehen. Das ist heute auch teilweise geschehen. Die Altersentwicklung der Bevölkerung hat diese Bemühungen aber weit hinter sich gelassen.

3.3 Vorgehen bei der Aufnahme

3.3.1 Zur Häufigkeit freiwilliger und zwangsweiser Eintritte

Manche Kranke treten freiwillig in die psychiatrische Klinik ein. Meist handelt es sich um Wiedereintretende, die in der Klinik gute Erfahrungen gemacht haben. Aber auch diejenigen Patienten sind zu den frewillig Eintretenden zu zählen, die zwar mit einem Einweisungszeugnis erscheinen und die von den Angehörigen – oder gelegentlich sogar von der Polizei – gebracht werden, die aber froh sind, wieder in der Klinik zu sein und dies auch sagen.

Auf der anderen Seite tritt nicht jeder Patient, der seinen Hospitalisierungswunsch unterschriftlich bestätigt, auch tatsächlich freiwillig ein. In manchen Ländern bedarf die Aufnahme Nichtfreiwilliger zu ihrem rechtlichen Schutz einer richterlichen oder behördlichen Verfügung. Obwohl diese Regelung in besonderem Maße das Interesse des Patienten zu wahren scheint, hat sie auch unbeabsichtigte nachteilige Folgen. So unterschreiben viele Kranke innerlich widerstrebend, unter dem Druck ihrer Angehörigen oder um der „Verurteilung" zur Einweisung zu entgehen, eine Freiwilligkeitserklärung, die diesen Namen nicht verdient („Scheinfreiwilligkeit").

Interviews bei zwei repräsentativen Stichproben von frisch Aufgenommenen der eigenen Klinik haben ergeben, daß etwa ein Drittel bis zwei Fünftel der Kranken den Klinikeintritt als zweckmäßige Lösung oder mindestens als derzeit geringstes Übel akzeptierten, während ein Viertel bis ein Drittel ihn als ungerecht oder unverhältnismäßig ablehnten. Die übrigen Patienten antworteten unschlüssig oder gleichgültig, selten verworren und unverständlich. Scheinfreiwilligkeit (Unterschreiben einer Freiwilligkeitserklärung in psychischer Drucksituation) wurde nicht beobachtet. Sie scheint in Verhältnissen, in denen zwar Rekursmöglichkeiten bestehen, aber keine behördlichen Einweisungsbestätigungen vorgeschrieben sind, kaum vorzukommen (Egloff 1973 *K*, Ernst 1974 *K*, La Roche 1975 *K*).

In einer rheinland-pfälzischen Landesnervenklinik erfolgten 16–20% aller Aufnahmen als formelle Zwangsunterbringungen. Ihre richterliche Anhörung hatte innerhalb von sechs Wochen zu erfolgen. Von den Anhörungen, die zustande kamen, erfolgten zwei Drittel erst später als nach drei Wochen. Von 222 Zwangseingewiesenen befanden sich zum Zeitpunkt der Anhörung noch drei Viertel = 166 Kranke in der Klinik. Von diesen gaben bei der Anhörung 45% ihr Einverständnis mit der weiteren Hospitalisierung zu Protokoll, 28% ihre Ablehnung, 7% der Stellungnahmen erschienen als gleichgültig und 20% als unklar (Hülsmeier 1980 *K*).

Der Anteil der Patienten, die gegen ihren ausdrücklichen Willen in die klinische Behandlung kommen, ist also beträchtlich, wenn er auch nicht die Mehrzahl der Kranken ausmacht. Anderseits braucht rechtlicher Zwang, mindestens nach einer gewissen Zeit, sich nicht mit dem subjektiv erlebten Zwang zu decken. Formell Zwangsuntergebrachte akzeptieren die Hospitalisierung zu einem erheblichen Teil.

3.3.2 Einweisungsdokumente

Wenn sich die Möglichkeit ergibt, das Einweisungszeugnis einzusehen, bevor man den Kranken begrüßt, soll man dies tun. Man braucht sich deswegen nicht voreingenommen zu fühlen, wie sensible Klinikärzte dies manchmal befürchten. Es ist nicht einmal besonders ehrlich, dem Kranken gegenüber eine Unwissenheit kundzutun, die nachher durchzuhalten weder möglich noch sinnvoll wäre. Im Gegenteil ersparen wir dem Patienten in den kommenden Gesprächen einen enttäuschenden Wechsel unserer eigenen Haltung, wenn wir ihm gegenüber schon von Anfang an davon ausgehen können, daß uns seine Verhaltensstörungen und die zur Hospitalisierung führenden Ereignisse bereits bekannt sind. Bringt freilich der Patient das Zeugnis selber mit, wird der Arzt es nicht nach der Begrüßung sofort stumm durchlesen, sondern zuerst mit dem Kranken über dessen eigenes Anliegen sprechen.

3.3.3 Erste Begegnung des Eintretenden mit Arzt und Schwester

Immer wird man sich dem Patienten und etwaigen Begleitpersonen so deutlich *mit Namen vorstellen*, daß diese das Gesagte auch verstehen. Namentäfelchen genügen erfahrungsgemäß nicht. Außerdem wird man seine Funktion erklären, wenn diese nicht aus dem Berufskleid eindeutig zu ersehen ist. Ebenso wird man den Kranken und seine Angehörigen mit den später in Erscheinung tretenden Klinikmitarbeitern bekanntmachen. Wenn die räumlichen Gegebenheiten es erlauben, wird man danach trachten, mit dem Patienten auch einmal unter vier Augen zu sprechen. Auf diese Weise gelingt es oft, erregte und verwirrte Kranke zu beruhigen.

Hat man damit keinen Erfolg, so kann es vorkommen, daß der Transport des Patienten auf die Station *körperliche Gewaltanwendung* erfordert. An einem solchen Transport wird sich der Arzt immer beteiligen. So sieht der Kranke, daß der Arzt zu diesem Vorgehen steht. Das Pflegepersonal fühlt sich nicht allein als „Häscher" vorgeschoben. Ein eventueller späterer Vorwurf des Kranken, daß das Personal tätlich geworden sei, wird nicht nur von *einer* Personalkategorie beantwortet – wobei dem Arzt dann regelmäßig vorgeworfen wird, er habe sich gedrückt.

Gerade in der Aufregung solcher Situationen ist es übrigens besonders wichtig, daß diejenigen *schriftlichen Informationen,* die Eintretenden sonst routinemäßig ausgehändigt werden – also etwa Merkblätter über Wissenswertes in der Klinik, über *Rekursinstanzen* etc. – dem Patienten auf der Station zum frühestmöglichen Zeitpunkt überreicht werden, sobald er sich etwas aufgefangen hat (Rechtsmittelbelehrung).

Obwohl in der eigenen Klinik allen Eintretenden bei der Aufnahme die Adresse des zuständigen Rekursgerichtes schriftlich mitgeteilt wurde, reichten nur sehr wenige von den oben erwähnten ablehnend Eingestellten (nämlich nur 0,5% aller Aufgenommenen) einen Rekurs ein. Männer, Gelernte, Schizophrene und Manische waren unter den Rekurrenten übervertreten, Frauen, Ungelernte, Depressive und Hirnkranke (Alterskranke!) untervertreten. Die Rekurse erfolgten eher erst bei Wieder- als schon bei Erstaufnahmen und eher erst mehrere Wochen nach der Aufnahme als schon in den ersten Tagen (Ausfeld 1976 *K*).

Von 1975 bis 1980 hat sich die Rate der Rekurrenten zunächst ohne Änderung des Gesetzes verdreifacht. Seitdem ab dem 1. Januar 1981 eine neue gesetzliche Grundlage unter angemessener Publizität geschaffen worden ist, hat diese Rate auf 5–6% der Eingetretenen zugenommen, obwohl sich die schriftliche Form der Rechtsmittelbelehrung kaum verändert hat.

Daß die Rekursmöglichkeit auch heute noch relativ selten benutzt wird, mag davon herrühren, daß die Kranken zu der ihnen unbekannten richterlichen Instanz kein Vertrauen haben, oder auch davon, daß sie im Grunde nicht an eine realisierbare außerklinische Lösung glauben.

3.3.4 Unerläßliche Bestandteile des Aufnahmegesprächs

Die schlimmsten Ängste unfreiwillig Aufgenommener stellen sich meist erst auf der Station ein. Leider sind ja die Abteilungen oft weniger freundlich eingerichtet als die Aufnahmezimmer. Zudem erschreckt der Anblick auffälliger Psychischkranker den Neuaufgenommenen. Schließlich realisiert der Widerstrebende erst jetzt ganz, daß sein Protest ihm nicht zur Entlassung verhilft. Auch dort, wo nicht alle diese erschreckenden Eindrücke zu erwarten sind, müssen die folgenden *drei Punkte* beachtet werden:

a) Bevor man sich als aufnehmender Arzt vom Patienten verabschiedet (sei dies nun im Aufnahmezimmer oder auf der Station), teilt man ihm genau mit, wann er einen wieder sehen wird oder wann sein verantwortlicher Arzt ihn aufsucht.
b) Man bespricht mit dem Kranken die therapeutischen Vorkehrungen, die man für ihn getroffen hat (einschließlich möglicher Nebenwirkungen der Notfallmedikation).
c) Man wird den auffassungsfähigen Patienten nicht verlassen, bevor man sich nicht vergewissert hat, daß er mindestens ein oder zwei Mitglieder des pflegerischen Abteilungsteams mit Namen kennengelernt hat.

Ist man nicht selber der behandelnde Arzt, bemüht man sich, die Entscheide des weiterbehandelnden Kollegen so wenig wie möglich zu präjudizieren. Man verordnet also in der Regel nicht jetzt schon spezifische Psychopharmaka (auch aus anderen Gründen wird man zu diesem frühen Zeitpunkt damit zurückhalten, vgl. 8.2.1). Man stellt dem Kranken auch nicht über den Kopf des verantwortlichen Kollegen hinweg Liberalisierungen des Regimes in Aussicht. Um so rascher wird man den behandelnden Arzt über alles Nötige mündlich und durch einen Krankengeschichteneintrag orientieren.

3.4 Vordringliches nach der Aufnahme

3.4.1 Ärztliche Prioritäten

Völlig falsch ist es, mit der *körperlichen Untersuchung* tagelang zuzuwarten, „bis man eine gute Beziehung zum Kranken gefunden hat". Daß er körperlich untersucht wird, beweist dem Kranken nämlich, daß sein Gegenüber ein Arzt ist, und genau darüber ist er in seiner Situation relativ froh – mit Recht, wie das weiter oben über die körperliche Morbidität psychiatrischer Klinikpatienten Gesagte gezeigt hat. So pflegt sich denn die erwünschte Verbesserung der Beziehung eher durch das Vorverlegen als durch das Aufschieben der körperlichen Untersuchung einzustellen. Die Ausnahme bilden jene wenigen Kranken, die – aus welchen Gründen auch immer – die Untersuchung strikt verweigern. Hier bleibt nur geduldiges Abwarten von Tag zu Tag. Zum eigenen Schutz vor späteren Vorwürfen ist ein solcher Sachverhalt in der Krankengeschichte zu vermerken.

Unnötige und schädliche Verzögerungen entstehen oft beim Einsatz des *Labors*. Gewisse Laboruntersuchungen können ohne jede Gefahr überflüssiger Belästigungen und Ausgaben für Patienten und Kostenträger schon *vor* der klinischen Untersuchung bestellt werden. So wird uns bei einem Alkoholiker kein künftiger somatischer und psychischer Untersuchungsbefund davon dispensieren, den kliniküblichen „Leberstatus" anzufordern. Zu erwägen bleibt allerdings das für den Patienten unangenehme Risiko des „Zweimalstechens", wenn uns später noch weitere Gründe für Blutentnahmen einfallen. Die Beispiele ließen sich vermehren, das Prinzip ist klar: beim Sammeln unserer Informationen sollen wir *nichts aufs Eis legen*, sondern Fälliges laufend erledigen.

Genau dasselbe gilt auch von der *psychischen und sozialen Befundsammlung*. Bei der Erhebung der Vorgeschichte zum Beispiel gehen wir nicht chronologisch vor, sondern *konzentrisch*, beginnend beim Aktuellen. Nicht seine traurige Kindheit, sondern sein *jetziges* Elend steht für den Kranken im Vordergrund, und *darauf* ist zunächst einzugehen. Wie wichtig es ist, frühzeitig die nötigen Kontaktadressen zu sichern, wurde bereits betont. Der Kranke soll von Anfang an erkennen, daß wir uns für seine Angehörigen und anderen Bezugspersonen interessieren und daß wir mit ihnen in Kontakt treten möchten (Diskretionsprobleme, die hier entstehen können, werden in Abschn. 10.1.3 behandelt).

Im selben Sinne erkundigen wir uns auch möglichst bald nach früheren Krankenhausaufenthalten und Arztberichten. Wenn solche Dinge nicht im Amtston heruntergefragt, sondern wenn sie im Zusammenhang mit den Mitteilungen des Kranken zur Sprache gebracht werden, wirken sie auf den letzteren nicht als papierene Formalität, sondern als Ausdruck der ärztlichen Aufmerksamkeit. Dies um so mehr, wenn dabei das Gespräch schon bei den ersten Unterhaltungen auf *Hilfsmöglichkeiten* kommt, die der Kranke vielleicht noch nicht kennt, die ihm aber jetzt schon *im Hinblick auf die Nachbehandlung* erläutert werden können (etwa Hausarzt, Ambulatorium, Fürsorgestellen, Selbsthilfegruppen).

Schon bald wird man sich für die Vorstellungen interessieren, die *der Kranke selber* über sein Leiden hegt. Aufschluß hierzu erhält man, wenn man etwa die beiden folgenden Fragen stellt:

— Woher, glauben Sie, rühren Ihre Schwierigkeiten?
— Was könnte Ihnen nach Ihrer Vermutung vielleicht helfen?

Diese Fragen tragen oft dazu bei, daß sich die Kranken auch intellektuell ernstgenommen fühlen (Meerwein 1974 *G*). Das soll übrigens unserer tatsächlichen Haltung entsprechen und ist eine notwendige Voraussetzung jeder erfolgreichen psychischen Behandlung.

3.4.2 Pflegerische Prioritäten

Vieles von dem, was soeben empfohlen worden ist, gilt auch für Schwestern und Pfleger. Es wird deshalb hier nicht nochmals wiederholt. Es bedeutet für den Aufgenommenen eine wesentliche Erleichterung, wenn er persönlich und namentlich mit den Teammitgliedern und den anderen Kranken *bekannt gemacht* wird. Es lohnt sich, Nachfolger, Ablöser und Nachtwachen ebenso sorgfältig einzuführen. Auch alle in Betracht kommenden Räumlichkeiten werden dem Patienten gezeigt, und die Zwecke der therapeutischen Aktivitäten werden ihm laufend erklärt.

Ob der Eingetretene schon am ersten Tag zum Baden aufgefordert wird oder nicht, ist weniger wichtig als die Art, *wie* ein solches Reinigungsbad durchgeführt oder später nachgeholt wird. Schlimm ist es, wenn einer der ersten Eindrücke des Kranken über seine Hospitalisierung darin besteht, daß sein körperliches Schamgefühl verletzt wurde. Ähnliches ist zu berücksichtigen bei der Entscheidung, ob, wie und mit welchen Erklärungen dem Kranken Geld, Wertsachen (Andenken!) und etwaige gefährliche Gegenstände abgenommen und quittiert werden. Bei Suchtkranken soll die notwendige Durchsuchung von Kleidern und mitgebrachten Gegenständen auf eingeschmuggelte Drogen (das „Filzen") offen und nicht hintenherum stattfinden. Süchtigen werden die unangenehmen und restriktiven Besonderheiten ihres Regimes am besten gleich zu Beginn und wenn möglich schriftlich mitgeteilt. Man kann allen Beteiligten dadurch viel Erbitterung und Gezänk ersparen (vgl. hierzu auch Abschn. 7.3.4).

Zu Beanstandungen von seiten der Kranken führen oft die Einrichtungen *geschlossener Abteilungen,* die Besuchsregelung und die Kommunikationsmittel mit der Außenwelt. Auf keinen Fall darf Gesprächen über diese Punkte ausgewichen werden (Einzelheiten s. Kap. 4). Die Furcht des Kranken vor Mitpatienten hingegen soll hier nochmals erwähnt werden; sie wird von uns oft unterschätzt, weil viele Patienten sie nicht zu äußern wagen. Erfahrenes Pflegepersonal spürt solche Ängste trotzdem und weiß, daß ein guter persönlicher Kontakt dem Patienten ein hinreichendes Sicherheitsgefühl vermittelt. Voraussetzung dafür ist allerdings, *daß sich Schwestern und Pfleger nicht selber vor expansiven Kranken fürchten* (vgl. auch 12). In anderen Fällen handelt es sich weniger um die Angst vor Tätlichkeiten als um das in der Einleitung bereits erwähnte Grauen, „so zu werden wie jener". Sofern das Personal solche Gefühle eines Kranken erkennt, begegnet es bei der Aufklärung fast nie erheblichen Schwierigkeiten: Es sind selten die tatsächlich mit Demenz gefährdeten Patienten, die sich am meisten vor ihr fürchten. Solche Gespräche führen zwanglos zu Diskussionen über Diagnose und Prognose, wie sie in Abschn. 7.2.5 behandelt werden.

Mehrere von 70 neurosekranken Frauen erzählten nach 20 Jahren noch spontan von dem Entsetzen, das sie angesichts psychotischer Mitpatienten empfunden hatten. Freilich wurde auch gelegentlich Erleichterung darüber erinnert, „immerhin nicht so schwer dran gewesen zu sein wie jene". Eindrucksvoll ist die große Bedeutung, die die ehemaligen Klinikpatientinnen einer ruhigen und steten Freundlichkeit der Schwestern beimessen. Nur in einer solchen Atmosphäre vermochten sie seinerzeit die eigenen quälend heftigen Affekte aufzufangen. Anderseits hatten einzelne von ihnen eine achtlose Haltung oder eine spitze Bemerkung von seiten einer Schwester auch nach 20 Jahren noch nicht vergessen (Ernst 1964 *E*).

3.4.3 Verkehr mit den auswärtigen Bezugspersonen

Er spielt in der Psychiatrie eine noch gewichtigere Rolle als in der übrigen Medizin. Es gilt hier in besonders hohem Maße, den Kranken in seinem sozialen Beziehungsgefüge zu begreifen. Der Patient kann uns nur seinen eigenen Standpunkt vermitteln. Dieser ist ergänzungsbedürftig durch die Standpunkte seiner Bezugspersonen. Im folgenden wird davon ausgegangen, daß über die ärztlichen Informationskontakte allerseits Offenheit herrscht und daß der Patient sie nicht verbietet. Diskretionsfragen, die entstehen, wo die letztere Voraussetzung fehlt, werden in Kap. 10 behandelt.

Gelegentlich stellt aber der Patient, der uns das Gespräch mit seinen Angehörigen erlaubt hat, nachher selber problematische Fragen. Er möchte z. B. wissen, was seine Frau über ihn berichtet hat. Die Antwort bereitet gegenüber einem Depressiven, dessen Ehefrau v. a. Besorgnis und Solidarität ausgedrückt hat, keine Schwierigkeiten. Wohl aber bei einem Maniker, dessen erschöpfte Gattin sich mit Scheidungsgedanken trägt. Verschweigt der Arzt dem manischen Kranken, was er über dessen ruinöse und kompromittierende finanzielle und sexuelle Entgleisungen erfahren hat, muß er auf eine offene Argumentation und damit auf ein ergiebiges psychotherapeutisches Gespräch verzichten. Konfrontiert er den Patienten anderseits mit den entsprechenden Angaben seiner Frau, muß er befürchten, von der letzteren des Vertrauensbruchs und der Kolportage und am Ende von beiden Ehepartnern nachträglich der Verschlimmerung der ehelichen Zerrüttung bezichtigt zu werden. *Der Arzt tut deshalb gut daran, im Gespräch mit der Bezugsperson jeweils genau abzuklären, zu welchen ihrer Aussagen diese dem Patienten gegenüber zu stehen bereit ist und zu welchen nicht.* Auf diese Weise erhält der Arzt klare Grenzen für seine Interventionsmöglichkeiten. Werden wir je von der einen Partei in bezug auf Äußerungen der anderen in die Zange genommen, dürfen wir darauf hinweisen, daß unsere Rolle wohl derjenigen des *Vermittlers*, nie aber derjenigen des *Zwischenträgers* entsprechen kann.

Darüber hinaus ist hier an die sozialen Folgen und die Leiden Dritter zu erinnern, die unter 2.5 dargestellt wurden. Solche Notzustände darf der Psychiater nicht außer acht lassen. Er muß sich bewußt sein, daß er in geringerem Maße als mancher somatische Spezialist in jeder denkbaren Situation der *ausschließliche* Sachwalter des Patienten bleiben darf. Bezugspersonen sind nicht nur Informanten und Betreuer. Manchmal sind sie selber krank, manchmal abnorm, und manchmal erreicht normales Leiden bei ihnen einen Grad, der nach unserer Hilfe ruft. *Eine Psychiatrie, die ausschließlich das momentane und isolierte Interesse des Patienten vertritt, kann ihre Humanität nicht durchhalten.* Das ist allerdings nicht nur in der Psychiatrie so: schon die Praxis des Hausarztes kennt das Problem.

3.5 Die Entlassung und ihre Hindernisse

3.5.1 Normale Entlassungsvorbereitungen

Es sollte nicht vorkommen, daß dem Kranken ein Entlassungstermin in Aussicht gestellt wird, ohne daß zumindest versucht wurde, das Einverständnis allenfalls vorhandener maßgebender *Angehöriger* oder *Bezugspersonen* hierfür zu gewinnen. Die Art des Empfangs und damit die Weichenstellung für die Wiederaufnahme in die Familie kann von der gelungenen oder versäumten Entlassungsvorbereitung abhängen. Auch die *Arbeitsstelle* wird gefährdet, wenn der Kranke, dessen störendes Verhalten in der Firma noch unvergessen ist, unvorhergesehen am Arbeitsplatz auftaucht, ohne daß dem Arbeitgeber vorher Gelegenheit gegeben wurde, mit dem Kliniker zu sprechen.

Ähnliches gilt auch für befürsorgende *Behörden*, z. B. Vormundschaftsbehörden oder Alkoholfürsorgestellen. Ein Stempel auf dem Krankengeschichtenumschlag „vor Entlassung Behörde benachrichtigen" kann dazu beitragen, derartige Pannen, die langfristig gegen das Interesse des Kranken verstoßen, zu vermeiden. Gegenüber Behörden, die außer der befürsorgenden auch eine kontrollierende Funktion ausüben, hat der Arzt manchmal eine zwiespältige Einstellung. Es ist wichtig, daß er sich dessen bewußt wird und daß er seine emotionelle Parteinahme sorgfältig auf ihre rationalen Gründe hin prüft. Man ist immer in Gefahr, Konfrontationen mit Außenstehenden auszuweichen, weil sie einem voraussichtlich eine unangenehme Seite der Realität des Kranken offenbaren würden. Man zögert dadurch jene Schwierigkeiten nur hinaus, denen der

Kranke nach der Entlassung schutzloser ausgeliefert sein wird als während seiner Hospitalisierung, wo er Ärzte und Pflegepersonen als Vermittler hat.

Es ist klar, daß man Kranke, deren Heimkehr man für alle Beteiligten zumutbar findet, nicht gegen ihren Willen in der Klinik zurückhalten wird. Dennoch kann der Zeitpunkt der faktischen Entlassungsfähigkeit innerhalb ziemlich weiter Grenzen von der *Bereitschaft der Angehörigen* abhängen. Manchmal ist es richtig, dies den Kranken unverblümt zu sagen – dort nämlich, wo man die Haltung beider Parteien selbst als eine Ermessensfrage akzeptiert und ein freies Kräftespiel zwischen ihnen für fair hält.

Hirschberg (1985 *K*) hat bei 74 derzeit ambulant behandelten Schizophreniekranken untersucht, welche Faktoren mit dem Grad ihrer sozialen Isolierung korrelierten. Das Resultat überrascht: Der psychopathologische Zustand der Kranken spielte hierfür eine bedeutend geringere Rolle als die Zeitdauer der letzten Hospitalisierung. Und zwar in dem Sinne, daß *längere* Hospitalisierung mit *vermehrten* sozialen Kontakten außerhalb des engsten Familienkreises korrelierte.

Die hypothetische, aber plausible Erklärung lautet: Wir entlassen heute viele Kranke, bevor sie unter der klinischen Therapie einen stabilen, kontaktfähigen und für Fremde akzeptablen Zustand erreicht haben. Man kann nämlich gegen die vorgeschlagene Erklärung nicht mit der Spontanselektion argumentieren: Diese würde ja bei leichtkranken, sozial wenig auffälligen Patienten die *Frühentlassung* begünstigen.

3.5.2 Anwendung der Aufklärungsbestätigung

In anderen Fällen wird man von den Angehörigen, die auf Heimnahme des immer noch betreuungsbedürftigen Kranken drängen, die Unterzeichnung eines *Verzichtscheins*, eventuelle negative Folgen der frühzeitigen Entlassung betreffend, verlangen. Man erreicht dadurch nicht nur, daß man gegen den späteren Vorwurf geschützt ist, beschönigende Auskünfte über die Prognose des Kranken erteilt zu haben, sondern man verstärkt auch das Band zwischen den Angehörigen und dem Patienten: dieser erlebt, daß seine Nächsten zu ihm halten, ihm vertrauen und etwas für ihn tun. Eine solche Erklärung braucht deshalb keineswegs in allen Fällen den

Passus „gegen ärztlichen Rat" zu enthalten, sondern kann sich oft darauf beschränken, die Verantwortlichkeit der Angehörigen festzuhalten; sie sollte mit Wissen des auffassungsfähigen Patienten, ggf. in seiner Gegenwart, unterzeichnet werden. Es wird heute eher zu wenig als zuviel von dieser *familientherapeutisch günstigen Möglichkeit* Gebrauch gemacht.

In Fällen offensichtlich andauernder Gefährdung deckt uns ein solcher vom psychiatrischen Laien unterzeichneter Revers natürlich nicht hinreichend. Wir haben die Angehörigen hier, wenn sie nach gehöriger Aufklärung immer noch auf der Entlassung beharren, an die zuständige *Rekursinstanz* zu verweisen.

Die gesundheitliche und soziale Bewährung von Kranken, die vor Monaten auf eigenes Drängen und auf das ihrer Angehörigen „gegen ärztlichen Rat" frühzeitig entlassen worden waren, erwies sich bei mehreren Nachuntersuchungen jeweils nicht als schlechter beim Vergleich mit Kontrollgruppen „normal" Entlassener (Scheer 1974 *K, L*). – Es ist möglich, daß die Ärzte bei diesen Kranken fälschlicherweise eine erhöhte Gefährdung angenommen haben. Es ist aber auch möglich, daß die therapeutische Signalwirkung des Verzichtscheins die tatsächlich vorhandene erhöhte Gefährdung jeweils wettgemacht hat.

3.5.3 Entweichungen

Weggehen oder Wegbleiben von Patienten, die sich nicht abgemeldet haben, pflegen wir als Entweichungen zu bezeichnen. Es liegt auf der Hand, daß dieser Begriff auf offenen Abteilungen dem Sachverhalt nicht ganz entspricht. Aber auch dort können Probleme für uns entstehen, wenn wir den weggegangenen Kranken als gefährdet oder als unzumutbar für seine auswärtige Umgebung betrachten.

Handelt es sich dabei um einen rechtsgültig eingewiesenen Kranken, steht die Klinik vor der Frage, ob sie ihn polizeilich zurückbringen bzw. ausschreiben lassen soll. Sie wird dies abgesehen von Fällen großer unmittelbarer Gefahr nur nach Rücksprache mit den hauptsächlich betroffenen Angehörigen oder Bezugspersonen tun. Manche Familien versuchen es lieber vorzeitig nochmals mit dem Kranken, als daß sie die Polizei im Haus haben. Durch unser Angebot der polizeilichen Rückführung schützen wir uns freilich im Falle eines Suizids oder eines anderen Unglücks vor dem Vorwurf der Nachlässigkeit oder des haftpflichtbegründenden Kunstfehlers.

In einer psychiatrischen Klinik mit 225 Betten ohne geschlossene Abteilung in den USA erfolgten 31% aller Entlassungen in Form von Weggang ohne ärztliche Zustimmung oder Mitwirkung; 21 dergestalt Weggebliebene und eine gleiche Anzahl normal Entlassener wurden sechs Monate nach dem Aufenthalt nachuntersucht. Der psychosoziale Zustand der ersteren Gruppe erwies sich als deutlich schlechter im Vergleich mit demjenigen der letzteren (Pam 1973 *K*). Dies beweist noch nicht zwingend, daß es diesen Kranken nach einer späteren und regulären Entlassung besser ergangen wäre: sowohl die Entweichungen wie die anschließenden Schwierigkeiten könnten vielmehr die gemeinsame Folge besonders anpassungshindernder Krankheits- und Persönlichkeitseigenschaften gewesen sein. Jedenfalls scheint aber die irreguläre Entlassung, wenn sie ohne jede Auseinandersetzung mit Klinikvertretern zustande kommt, einer ungünstigeren Konstellation zu entspringen als die reguläre Entlassung, auch als diejenige gegen Verzichtschein (vgl. oben 3.5.2).

Man darf diese katamnestischen Unterschiede freilich nicht überbewerten. Sie schwinden dahin, wenn man sich auf freiwillig eingetretene Patienten beschränkt (Glick et al. 1981 *K*). Entweichungen und Behandlungsabbrüche der Patienten kränken uns nicht selten, aber sie sind nicht selten erfolgreich.

3.5.4 *Machtkampf und Fairness bei den Entlassungsverhandlungen*

Es kommt vor, daß robuste Angehörige zu bequem sind, bei einem Wiedereingliederungsversuch mitzuwirken, und daß gleichzeitig der Kranke zu ängstlich ist, von seinem Recht auf Austritt gegen den Willen der Angehörigen Gebrauch zu machen. Es ist dann Sache der Klinik, sich in deutlicher Sprache für den Patienten einzusetzen, auch unter Hinweis auf die Pflicht der Institution, zumutbare Entlassungen durchzusetzen.

Im umgekehrten Sinne fehlt die Waffengleichheit zwischen Patient und Angehörigen, wenn ein Kranker z.B. mit maniform-enthemmtem Verhalten seine Familie durch Tätlichkeiten und Skandalieren derart unter Druck gesetzt hat, daß diese widerstandsunfähig geworden ist und seine Repressalien nach einer hinausgezögerten Entlassung ebenso fürchtet wie seine baldige Heimkehr. In einem solchen Fall kann es die Aufgabe des Psychiaters sein, die Verweigerung der Entlassung dem Kranken gegenüber unzweideutig auf sich selber zu nehmen. Der Kliniker wird hier den Entscheid nicht auf die Angehörigen abschieben, sondern deren Angaben dem Kranken gegenüber völlig aus dem Spiele lassen und vielmehr die eigene persönliche Kenntnis des Patienten, seiner Krankheit und deren Folgen im Gespräch in den Vordergrund rücken. Eine solche auf der eigenen Überzeugung und Autorität beruhende Haltung verpflichtet den Arzt natürlich erst recht, den Kranken über sein gesetzliches Einspruchsrecht nicht im Ungewissen zu lassen.

3.5.5 Hospitalismus, Verstoßungsangst und Klinikmißbrauch

Nun gibt es freilich Entlassungshindernisse, die nicht im Wechselspiel zwischen dem Kranken und seiner Außenwelt, sondern in demjenigen zwischen dem Kranken und der Institution begründet sind. Zwar wird der frühere „Elendshospitalismus", der auf der jahrelangen Entwöhnung von Arbeit, Besitz, Privatsphäre und Selbstbestimmung beruhte, in unseren Verhältnissen seltener. Dafür tritt eine Erscheinung stärker ins Gesichtsfeld, die wir je nachdem als „Zauberberghospitalismus" oder als „Refugialhospitalismus" zu bezeichnen geneigt sind, je nachdem, ob wir die Sache mehr von der unerwünschten oder von der akzeptablen Seite her erleben.

Der erstere Ausdruck wird sich eher dann aufdrängen, wenn wir der Auffassung sind, dem Kranken wäre es eigentlich – gegenüber seinem Kostenträger wie gegenüber einem hospitalisierungsbedürftigeren Kranken – zuzumuten, sein Klinikbett freizugeben. Der zweite Begriff wird uns eher dort einfallen, wo wir erkennen, wieviel einsamer, kälter und trostloser das Leben des Kranken sein wird, wenn er die Klinik mit all ihren Aktivitäten und Kontaktmöglichkeiten gegen ein Mietzimmer vertauschen soll, wo ihm niemand am Morgen einen guten Tag und am Abend eine gute Nacht wünscht, wie dies der Pfleger in der Klinik tut. Wir verstehen dann die *depressiven Rezidive und suizidalen Handlungen,* die unseren Entlassungsplan mindestens vorläufig durchkreuzen.

Rechtlich sind wir verpflichtet, dem Kostenträger (z. B. der Krankenkasse) Meldung zu erstatten, wenn keine Hospitalisierungsbedürftigkeit mehr besteht: eine andere Handlungsweise würde einem Versicherungsbetrug gleichkommen. Es kann vorkommen, daß wir dies einem austrittsfähigen aber nicht -willigen Patienten erklären müssen. Bei psychisch krank gewesenen Patienten, die sich den Alltagsanforderungen subjektiv noch nicht gewachsen fühlen, hat dieses Vorgehen indessen selten Erfolg. Ihre Rückfälle pflegen tatsächlich sehr rasch einen hohen Krankheitswert zu erreichen. Ihre Reaktionen entspringen eben meist nicht kühler Berechnung bei Wohlbefinden, sondern einer Art von Verzweiflung.

3.5.6 Disziplinarische Entlassung

Eine solche kann bei nichtpsychotischen, zu Übertretungen oder untragbaren Gewalttätigkeiten neigenden Patienten zulässig sein. Schwierigkeiten besonderer Art bieten auswärts arbeitende Suchtkranke, wenn sie abends immer wieder berauscht und randalierend heimkehren. Die Kliniken reagieren in diesen Fällen viel lieber mit Entlassungen als mit Versetzungen auf die geschlossene Abteilung, weil sie die dortigen Auseinandersetzungen mit den aufgebrachten Kranken scheuen. Man kann es der Institution nicht unbedingt vorwerfen, wenn sie diesen Ausweg beschreitet, sofern sie die informationsberechtigten Bezugspersonen rechtzeitig über die Entlassung orientiert hat. Indessen beweisen solche Vorkommnisse dem kritisch denkenden Klinikangestellten, daß *seine Toleranz nicht größer ist als diejenige der Gesellschaft*, welcher er bei anderer Gelegenheit vorwirft, „daß sie ihre unbequemen Mitglieder abschiebe"; er handelt in diesen Fällen nicht besser.

Fragwürdig wird ein solches Vorgehen dann, wenn untragbare Suchtkranke oder gar Psychotische auf diese Weise zu ihren geplagten Angehörigen „zurückgeschoben" werden, ohne daß man diese darüber berät, an welche Instanzen (nämlich Polizei, Notfallarzt und Vormundschaftsbehörde) sie sich zu ihrem Schutz wenden können. Es erweist sich in solchen Fällen, daß die Klinik unter dem Titel der „Wahrung einer therapeutischen Atmosphäre" intolerant und das Personal überempfindlich geworden ist: Die Klinik „exportiert Gewalttätigkeit".

48 Aufnahme und Entlassung

3.5.7 Entlassung aus dem Aufnahmezimmer als Krisenintervention

Nicht immer führt die Ankunft des Kranken in der Klinik auch zu einer Aufnahme. Gelegentlich fehlen zwingende Hospitalisierungsgründe, wenn der Patient seine Zustimmung zum Klinikeintritt zurückzieht. Die Klinik selber, und nicht nur der rechtmäßige Zuweisende oder die vorgeschaltete Triageinstanz ist dafür verantwortlich, daß niemand unnötigerweise aufgenommen wird.

Beschließt der Arzt, den Zugewiesenen *nicht* aufzunehmen, entscheidet er sich gleichzeitig dafür, eine zusätzliche Verantwortung und eine meist mehrstündige Arbeit auf sich zu nehmen. Passiert nämlich nach der Nichtaufnahme ein Zwischenfall oder ein Unglück, wird man ihn zur Rechenschaft ziehen, sofern er nicht gut dokumentierte Gründe für seine Handlungsweise vorweisen kann. Deshalb besteht im Alltag für den Klinikarzt die Versuchung, im Zweifelsfall einen Patienten eher aufzunehmen als nicht aufzunehmen.

Auf der anderen Seite gehören richtig durchgeführte Nichtaufnahmen zu den therapeutisch dankbarsten Kriseninterventionen, die es gibt. Folgende *Grundregeln* sind zu beachten:

a) *Vor* dem Entscheid zur Nichtaufnahme versichert man sich telefonisch des Einverständnisses und der Kollaboration der hauptsächlich betroffenen Bezugspersonen und der in Frage kommenden weiterbehandelnden und betreuenden Instanzen.

b) Handelt es sich um einen auffassungsfähigen Kranken, läßt man sich von ihm bestätigen — evtl. schriftlich —, daß er im Sinne hat, von diesen für ihn vorbereiteten Hilfsmöglichkeiten Gebrauch zu machen. Für nicht urteilsfähige Patienten unterzeichnen gelegentlich begleitende Angehörige, die auf der Heimnahme beharren, eine ausführliche Aufklärungsbestätigung.

c) *Unmittelbar nach* dem Entscheid erläutert man telefonisch (nicht nur später schriftlich) dem zuweisenden Arzt oder der zuweisenden Behörde die Begründung für die Nichtaufnahme. Man führt an, welche Maßnahmen man für die Betreuung des Kranken und seiner Umgebung vorbereitet hat. Man vermeidet die anmaßende Aussage, die Hospitalisierung sei von vornherein nicht nötig gewesen, denn man hat sich ja nicht in der Situa-

tion des Zuweisers befunden. Zudem gilt es im Interesse des Kranken, den Kolaborationswillen aller in Frage kommenden Instanzen zu erhalten. Man wird auch beifügen, daß man im Rahmen seiner jeweiligen Platzverhältnisse bereit sei, den Patienten in einem späteren Zeitpunkt wenn nötig doch noch aufzunehmen.
d) Dies alles wird man genau schriftlich niederlegen, ggf. gleich in Form des Arztberichts an den Zuweiser, als Bestätigung der telefonischen Vororientierung und als Beleg zum eigenen Schutz.

Unter Zeitdruck und nachts lassen sich nicht immer alle oben empfohlenen telefonischen Kontakte herstellen. Innerhalb eines gewissen Ermessensspielraums wird der Arzt entscheiden, welche Kontakte er bis zum anderen Tag aufschieben darf und auf welche er nicht verzichten kann, bevor er den Patienten aus der Klinik entläßt.

4 Station, Team, pflegerisches Gespräch

4.1 Mißstände auf den Abteilungen

4.1.1 Folgen mangelhafter baulicher Einrichtungen

Wenn im engen Waschraum kein Platz für Sichtblenden zwischen den einzelnen Waschbecken vorhanden ist, müssen die Patienten und Patientinnen entweder in Kauf nehmen, daß ihr Schamgefühl verletzt wird, oder darauf verzichten, sich gründlich zu waschen. Ein solcher Mißstand ist gemessen am Lebensstandard auch wenig bemittelter Bevölkerungskreise unannehmbar. Wo eine Kranke derartiges beanstandet, werden die Schwester oder der Arzt ihr ohne Zögern zugeben, „daß dies bei uns durchaus nicht in Ordnung ist". Sie kann dies aber nur tun, wenn sie sich persönlich nicht schon an den Mangel gewöhnt hat. Ist dies bereits geschehen, so wird sie das Übel beschönigen, was der ungezwungenen Beziehung zwischen Kranken und Personal schadet. Die Beispiele ließen sich beliebig vermehren: für Überfüllung, fehlendes Mobiliar und vernachlässigte Innenausstattung aller Art, welche psychiatrische Kliniken viel häufiger kennzeichnen als andere Kliniken, gilt dasselbe. – Über die Behandlung formeller Beschwerden vgl. Abschn. 10.2.4 und 10.2.5.

4.1.2 Duldung von Lärm und Tabakqualm

Diese beiden chronischen Übel gehören – im Gegensatz zum soeben erwähnten baulichen Mangel – zu denjenigen Mißständen, für welche Ärzte und Pflegepersonen die persönliche Mitverantwortung nicht von sich weisen können. Unter allen Inkonvenienzen eines Klinikaufenthalts gehören die beiden erwähnten wahrscheinlich zu den lästigsten für die Kranken. Schon beim Eintritt sind Patienten sowie neue Mitarbeiter auf die Rauchordnung der Abteilung aufmerksam zu machen. Elektronischer Lärm und Rauch erfüllen suchtartige Bedürfnisse einer Minderzahl von Kranken *und Mitarbeitern*. Besonders jugendliche Patienten leiden unter ihren inneren Spannungsgefühlen und Verstimmungen (oder Stimmen!) weniger, wenn sie sie durch laute Musik, an die sie gewöhnt sind, übertönen können. Für die Nikotinsucht gilt Analoges bekanntlich unabhängig vom Alter.

Die Dranghaftigkeit dieser Bedürfnisse ist so stark, daß expansivere Kranke nicht selten mit Gewalttätigkeiten drohen, wenn ruhebedürftige Mitpatienten ihnen den Lautsprecher drosseln wollen oder wenn eine Schwester sie nachdrücklich ins Rauchzimmer verweist. Um des Friedens Willen wird dann nachgegeben, weil die Mehrzahl der Anwesenden unter den Immissionen zwar leidet, aber nicht die Kraft hat, sich durchzusetzen. Makaber widerhallt der geriatrische Intensivpflegesaal mit den bettlägerigen Dementen von den Verzweiflungsschreien aus dem Fernseher und den peitschenden Rhythmen aus dem Radio, den die Schwester, als sie nach der Arbeit wegging, weiterlaufen ließ (nicht abzustellen vergaß, weil derartiges ihr noch niemand nahegelegt hatte).

Eine auch nur vorübergehende Milderung der Belästigungen setzt eine gleichzeitig sensible und durchsetzungsfähige Klinikleitung und die solidarische Haltung der Teammitglieder voraus. Dieses Buch richtet sich aber an den *einzelnen* Leser. Was *er* tun kann zur Entlastung von seiner Mitverantwortung ist immerhin nicht zu vernachlässigen: Er kann sich fragen, ob er bereits begonnen hat, sich stumpf an das Ertragen des Übels zu gewöhnen. Und er kann versuchen, sein Unbehagen bei jeder Gelegenheit auszudrücken und es auch in der Abteilungsversammlung – falls diese Institution existiert – immer wieder vorzubringen. Hartnäckigkeit eines einzelnen hat Erfolg.

Bei repräsentativen Umfragen in sechs großen psychiatrischen Krankenhäusern in England bezeichneten die Patienten unter allen Mängeln ihrer Abteilungen, nach denen sie gefragt worden waren, den *Lärm* als die schlimmste Plage – noch vor dem Gedränge in den Aufenthalts- und Schlafräumen und vor dem Mangel an Privatsphäre (Raphael 1972 *K*).

4.1.3 Resignation vor der Langeweile

Dieses Leiden verfolgt v. a. diejenigen Kranken, welche die zentralen Aktivitätsgruppen in Werkstätten, Ergotherapie u.a.m. nicht aufsuchen können, weil sie wegen ihrer Selbstgefährdung oder ihres störenden Verhaltens anderen gegenüber die Station nicht verlassen dürfen oder dies auch nicht wollen. Die Kunst, die Kranken *auf der Abteilung* zu beschäftigen, ist deshalb eines der zentralen Berufsziele des psychiatrischen Pflegepersonals. Wie sehr Betätigungsmöglichkeiten beliebiger Art den Kranken Erleichterung bringen, sieht man am bekannten „Wochenendloch", einem durch Langeweile verursachten Stimmungstief, über das die Patienten immer wieder klagen. Über das Wochenende und am Abend steht besonders wenig Personal für die Freizeitgestaltung der Kranken zur Verfügung. Diese vermögen ihrerseits kaum eine die Abteilung anregende Initiative zu entwickeln.

Nachdem der eminente Schaden des „Nichtstuns" für psychisch Kranke auch in der unten referierten klassischen kontrollierten Studie einwandfrei nachgewiesen werden konnte, ist das uralte Postulat der Arbeitstherapie in der klinischen Psychiatrie vielleicht noch brennender als seit jeher. Mit dem Ausbau der zentralen geschützten Werkstätten ist nämlich den schwerer Kranken, die dort nicht mithalten können, nicht geholfen. Es sind auch heute wieder *die Kränksten*, die bei einer an sich überaus erfreulichen Aufwärtsentwicklung der Arbeitstherapie auf der Strecke zu bleiben drohen.
Eine große vergleichende Untersuchung an drei englischen psychiatrischen Krankenhäusern mit unterschiedlich intensiver arbeitstherapeutischer Aktivität hat gezeigt, daß – bei ursprünglich gleichem Krankheitsgrad – invalidisierende psychische Entwicklungen bei denjenigen schizophrenen Patienten am häufigsten auftraten, die die meiste Zeit ihres Tages mangels Arbeitsangebot (nicht mangels eigener Arbeitsfähigkeit oder -bereitschaft) untätig verbringen mußten. Von der Art der Arbeit (industriell oder individualisierend-kreativ) hing die Besserungstendenz dagegen nicht ab (Wing 1970 *K*). – Dies heißt nicht, daß jede Art von Tätigkeit gleich wirkt; die Kranken waren hier den verschiedenen Tätigkeitsgruppen ja nicht „blind" zugeteilt worden, sondern pragmatisch nach ihren eigenen Wünschen und der Einschätzung des Personals, also mindestens z.T. nach individualisierenden therapeutischen Gesichtspunkten. Daß es aber nicht Respektierung sondern Vernachlässigung der Persönlichkeit bedeutet, wenn man passiv und ablehnend gewordene chronisch Kranke ihrer Untätigkeit überläßt, hat diese Arbeit wie keine frühere bewiesen.

4.2 Abteilungsversammlung

Regelmäßig stattfindende Abteilungsversammlungen gehören zu denjenigen Einrichtungen der Klinik, die nur nach längerer Organisations- und Motivationsarbeit eingeführt oder geändert werden können. Sie sind nicht durch „Empfehlungen" im Sinne dieses Buches zu verwirklichen. Was im folgenden über sie ausgesagt wird, ist deshalb nicht als Programm, sondern als Beschreibung häufiger Verhältnisse gemeint. „Empfohlen" werden nur die an die Beschreibung anschließenden Verhaltensregeln für den einzelnen Teilnehmer von Abteilungsversammlungen, wo solche bereits existieren.

4.2.1 Beschreibung

Die Abteilungsversammlung besteht darin, daß alle Patienten, Ärzte und Pflegepersonen der Abteilung zur Besprechung zusammenkommen. Im Idealfall findet dieser Anlaß täglich statt. Der Zeitpunkt wird gewöhnlich so gewählt, daß möglichst viele Patienten und Teammitglieder auch tatsächlich teilnehmen können.

Diejenigen Institutionen, die hier angesprochen sind (vgl. Vorwort), pflegen die Abteilungsversammlungen eher wie eine Art „Familienrat" oder „Gemeindeversammlung" als wie eine „Gruppenpsychotherapie" zu führen.. Für das letztere Modell sind die Mitarbeiter in der Regel zu wenig spezifisch ausgebildet und die Patienten – ungünstigenfalls sogar die Betreuer – rotieren zu stark. Deshalb sollten die einzelnen Versammlungen auch nicht zu lange dauern. Die für sie geeignete Zeitspanne liegt jedenfalls näher bei einer Viertelstunde als bei einer Stunde.

Dem entspricht die Gesprächshaltung der Teammitglieder. Sie können eine streng nicht-direktive Technik nicht durchhalten. Schon deshalb nicht, weil die Patienten einer gewöhnlichen psychiatrischen Station in ihrer Durchsetzungsfähigkeit untereinander viel stärker variieren als die Patienten einer eigens zusammengestellten gesprächstherapeutischen Gruppe. Unter den üblichen klinischen Verhältnissen kommt man nicht darum herum, wehrlose Kranke gelegentlich schützen und expansive bremsen zu müssen, wenn man gegenüber den Kranken therapeutisch glaubhaft bleiben will. Die Erfahrung zeigt freilich, daß solche Brems- oder Schutzfunktionen meistens ohne aktives Eingreifen eines Teammitgliedes von den Mitpatienten selber ausgehen, wenn die Institution der Abteilungsversammlung einmal ihrem Sinn entsprechend angelaufen ist.

Die Eröffnung, die Diskussionsleitung und die pünktliche Beendigung der Versammlung ist wohl eher Sache des pflegerischen als des ärztlichen Leiters der Station. Und zwar deshalb, weil geeignete Diskussionsvoten meist mehr den pflegerischen als den ärztlichen Bereich betreffen. Fruchtbare Themen beziehen sich etwa auf den Wochenplan, auf Anlässe, auf die Abteilungsordnung, ggf. auf die Selbstverpflegung, die Budgetgestaltung der Abteilung und auf Spannungen zwischen Patienten.

4.2.2 Verhalten der Teammitglieder

Gelegentlich werden wir in die Lage kommen, einem Patienten nahezulegen, sich nicht über eine abwesende Person zu beschweren, sondern sein Anliegen vorzubringen, wenn der Angegriffene dabei ist. Ein solcher Hinweis bereitet meist keine Probleme.

Schwieriger kann es sein, jene Grenzen einzuhalten, die wir aus *Diskretionspflicht und Taktgefühl* dem einzelnen Kranken gegenüber zu respektieren haben. Denn die Frage: „Warum darf ich immer noch nicht auf die offene Abteilung übersiedeln, wo ich doch schon länger hier bin als Herr X, der soeben versetzt worden ist?" klingt jeweils sehr gut nachfühlbar. Ein Hinweis auf die Schweigepflicht wird, ähnlich wie in der Öffentlichkeit, als Ausflucht verstanden. Die Technik der Rück- und Weitergabe der Frage an das Plenum wirkt auch nicht überzeugend. Da man Diskretes nicht offen diskutieren kann, gibt es seiner Natur nach für diesen Konflikt keine demokratische Lösung. Dies soll man dem Unzufriedenen erklären.

Das Stationsteam sollte sich weder durch einen versiegenden noch durch einen chaotischen Gesprächsverlauf abschrecken lassen. Eine Abteilungsversammlung muß kein umschreibbares „Ergebnis" zeitigen. Es genügt, daß man zusammensaß und sich sah und hörte. Therapeutisch wichtig ist, daß schüchterne oder zerfahrene Kranke, die endlich einmal etwas sagen, nicht einfach ohne Echo bleiben und dadurch nachhaltig entmutigt werden.

Bald einmal nach Einführung der Abteilungsversammlung wird es auf der Station Brauch, Kranke mit unbequemen Reklamationen und Wünschen, die sie tagsüber vorbringen, an die Versammlung zu verweisen. Dies ist zweifellos angezeigt, wo es sich um Anliegen von allgemeiner Bedeutung für die Abteilung handelt, die in der Diskussion eine Chance haben, Interesse zu wecken. In anderen Fällen kann es sich aber bei einem solchen Hinweis des Personals um ein mehr oder weniger elegantes Manöver handeln, eine Sache zerreden zu lassen, bis sie im Sande verläuft. Man sollte aber *berechtigte Begehren* der Kranken, die sich etwa auf Mängel der unter 4.1 erwähnten Art beziehen, auch tagsüber und außerhalb der Versammlung vorbehaltlos anerkennen; auch dann, wenn der Wunsch voraussichtlich nicht in angemessener Frist realisierbar erscheint. Einer resignierten, gesprächsfeindlichen Haltung der Patienten wird so eher vorgebeugt als durch Vertröstungen.

Ein wertvoller Brauch ist die Führung der *Präsenzliste* der Kranken bei der Abteilungsversammlung. Zwang zur Teilnahme ist zwar nirgends und schon gar nicht auf geschlossenen Abteilungen ratsam. Zu einem sanften Druck darf man aber stehen. Das Recht des Kranken, fernzubleiben, sollte respektiert werden – aber den Gründen hierfür ist nachzugehen. Dies bedeutet jeweils eine wertvolle Gelegenheit, Verbitterte und Vereinsamte nicht zu vergessen, wie es im Drang der laufenden Ereignisse auf vielen Stationen besonders chronisch Kranken gegenüber leicht geschieht.

Auf den offenen Stationen der unter 4.1.2 erwähnten englischen Kliniken pflegten nur rund die Hälfte der Kranken jeweils an den Abteilungsversammlungen teilzunehmen. Das Bedürfnis nach Gruppenanlässen war bedeutend geringer als dasjenige nach persönlichen Einzelgesprächen, die sehr häufig vermißt wurden (Raphael 1972 *K*). Dies bestätigt auch eine weitere Umfrage an 150 Patienten einer weiteren englischen psychiatrischen Klinik. Die Studie kommt übrigens zu dem bemerkenswerten Schluß, daß der Arbeitserfolg des Pflegepersonals von den Patienten positiver eingeschätzt wird als vom Personal selber (Anonymous 1980 *E*).

4.3 Das Team und seine Struktur

4.3.1 Beschreibung des Teams

Es besteht aus dem Pflegepersonal und den Ärzten, die der Abteilung zugeordnet sind. In manchen Kliniken gehören ihm auch Psychologen, Sozialarbeiter und Ergotherapeuten an. Das Team pflegt täglich Besprechungen in Abwesenheit der Patienten durchzuführen. Es ist in der Regel an den zentralen Konferenzen der Kliniken vertreten.

In der Einleitung wurden die sozialen Unterschiede innerhalb des Teams und die aus ihnen hervorgehenden Spannungen dargestellt. Hier wird lediglich die Empfehlung in Erinnerung gerufen, an derjenigen Kompetenzordnung festzuhalten, die in realen Ausbildungs- und Kenntnisunterschieden der einzelnen Teammitglieder begründet liegt und anders begründete Rangunterschiede fallenzulassen.

4.3.2 Kenntnis der Gesamtsituation des Patienten

Sie ist, mindestens am Anfang der Hospitalisierung, beim behandelnden Arzt in der Regel größer als beim Pflegepersonal. Das rührt davon her, daß der Verkehr mit den Bezugspersonen des Kranken in den meisten Kliniken von der Aufnahme an hauptsächlich über den Arzt geht. Wohl teilen manche Kliniken dem Kranken auch eine individuelle „Fallschwester" bzw. einen „Fallpfleger" als konstante Beziehungsperson zu. Dies ist zu begrüßen, wo es dienstplanmäßig realisiert werden kann. Patient, Angehörige, Klinikleitung und Behörden betrachten aber gewöhnlich weiterhin den Arzt für Behandlung und Dokumentation als den Hauptverantwortlichen, weil er über die längste und gründlichste Ausbildung verfügt.

Ohne *Zustimmung des behandelnden Arztes* trifft das Pflegeteam deshalb keine wichtigen Entscheide über die Behandlungsführung. Ob z. B. eine frühzeitige Entweichung, die man bei einem liberalen Regime eher in Kauf nimmt als bei einem restriktiven, dem Kranken und seinen Angehörigen gegenüber zu verantworten sei oder nicht, kann ohne Berücksichtigung der beim Arzt zusammenlaufenden Informationen über die Selbstgefährdung und die Folgen des psychotischen Verhaltens für die Familie des Patienten nicht genügend abgeschätzt werden.

Je länger der Kranke aber in der Klinik weilt, um so mehr neigt sich die Waage des Informationsgewichts auf die Seite des Pflegepersonals. Es wirkt sich nun aus, daß Schwestern und Pfleger täglich mit dem Patienten zusammenleben und mit seinen Besuchern ins Gespräch kommen, wogegen der Arzt wegen seiner laufenden Aufgaben im Zusammenhang mit neuen Aufnahme- und Entlassungsfällen dem Langzeitpatienten durchschnittlich nur noch wenig Zeit widmet: seine Realkompetenz nimmt also ab, diejenige des Stationspflegers nimmt zu.

Dieser *gleitenden Kenntnisverschiebung* wird durch eine starr chargengebundene Kompetenzordnung nicht vernünftig Rechnung getragen. Es ist daher zu empfehlen, dem erfahrenen Pflegepersonal entweder von Fall zu Fall oder dann generell die Fähigkeit zuzutrauen – und demgemäß die Kompetenz zu delegieren – gewisse Regimeentscheidungen selber zu fällen. Solange die Verantwortung für derartige Maßnahmen vom einzelnen Pfleger persönlich übernommen und auch dann nicht auf die Anonymität des Teams abgeschoben wird, wenn er dieses konsultiert hat, bleibt die Sorgfalt des Vorgehens erfahrungsgemäß gewahrt. Freilich können solch grundlegende Fragen der Kompetenzdelegation nicht vom einzelnen Arzt oder Team geregelt werden, sondern sie sind zentral von der ärztlichen Klinikleitung zu ordnen: Es würde für die Klinikangestellten eine erhebliche Verunsicherung mit sich bringen, wenn Beschwerde- und Schadenfälle innerhalb derselben Klinik von Abteilung zu Abteilung verschiedenartig erledigt werden müßten – ganz abgesehen von der Mißgunst, die unterschiedliche Kompetenzordnungen zwischen gleichartigen Teams innerhalb der Klinik erzeugen.

4.3.3 Psychotherapeutische Kenntnisse

Sie sind bei den Ärzten manchmal, aber nicht immer, gründlicher und differenzierter als beim ausgebildeten psychiatrischen Pflegepersonal. Wo die dem Patienten persönlich zugeteilte „Fallschwester" als ständige sog. „Bezugsperson" existiert, erhebt diese deshalb gelegentlich den Anspruch, psychotherapeutisch tätig sein zu können. Soweit sich für sie eine ebenso qualifizierte Ausbildung und Supervision gewährleisten läßt wie für den Arzt, ist dem nichts Grundsätzliches entgegenzuhalten.

Die praktischen Schwierigkeiten sind aber groß. Das „Fallpflegersystem" kann nur dank erheblicher Dienstplanreserven durchgehalten werden, weil der pflegerische Therapeut auch bei Stationswechsel des Patienten für diesen ebenso *konstant zuständig* bleiben muß wie der ärztliche. Eine andere Lösung würde den Sinn des Systems aushöhlen. Zudem ist der Pfleger gegenüber dem Arzt in der Möglichkeit zur Weiterbehandlung des Kranken nach der Entlassung behindert, weil er, wie der Psychologe, die begleitende Medikation nicht selber verschreiben kann. Jede Aufspaltung von körperlicher und psychischer Behandlung auf zwei Therapeuten sollte man, wo immer möglich, vermeiden – nicht nur aus Kostengründen, sondern vor allem deswegen, weil man damit auch etwas im Patienten künstlich spaltet, was man besser beisammen lassen würde.

4.3.4 Pharmakologische Kenntnisse

Erfahrene Pfleger stellen oft fest, daß sie die Wirkung oder die Wirkungslosigkeit der ihnen vertrauten Beruhigungsmittel und Neuroleptika besser voraussagen können als unerfahrene Ärzte. Sie stoßen sich deshalb daran, daß sie solche Psychopharmaka nicht selber verordnen und dosieren dürfen. Indessen geht es hier weniger um die häufigen Hauptwirkungen der Medikamente, als um deren seltenere, aber zum Teil gefährlichen oder quälenden Nebenwirkungen und Komplikationsmöglichkeiten. Hierfür muß derjenige die Verantwortung übernehmen, der gemäß seiner obligatorischen Ausbildung über die ausführlichsten wissenschaftlichen *Grundlagenkenntnisse* verfügt. Entscheidungsbefugnisse, die Folgen für die körperliche Gesundheit, die Suchtprävention und das Leben des Kranken nach sich ziehen, kann der Arzt einem Nichtarzt nicht delegieren. Nicht nur der Patient und seine Angehörigen, sondern auch der Kostenträger und die Öffentlichkeit würden eine derartige Kompetenzdelegation im Schadenfall niemals akzeptieren.

Das Thema hat also außer der fachlichen auch noch eine rechtliche Seite. Das Publikum hat überdies einen Anspruch auf den allgemeinen Bremseffekt, wie ihn die Bestimmungen über die Rezeptpflicht bewirken. Es ist dies eines der wenigen Gebiete, wo die Empfehlung lautet, am bestehenden rechtlichen Formalismus festzuhalten. Wenn das Pflegepersonal merkt, daß hinter dieser ausbildungsbezogenen Regelung kein ärztliches Prestigedenken, sondern sachliche Gründe stehen, wird es diese akzeptieren.

4.3.5 Emotionelle Informationspanne und „Problempatient"

Auch im Team, das zwischen Rollenstarrheit und Kompetenzdiffusion eine optimale Mitte einhält, geschehen Pannen. Sie betreffen meist Informationsversäumnisse, hinter denen emotionelle Motive stehen. Klassisch ist die Situation, daß der Arzt dem Kranken auf der geschlossenen Abteilung Wochenendausgang verspricht und dies dem Pfleger nicht mitteilt. Auf diese Weise muß es zwischen dem Pfleger und dem Patienten am Samstag zu einer unangenehmen Kontroverse kommen. Dahinter steht oft das uneingestandene Bedürfnis des Arztes, „einziger Therapeut" zu sein, eine Haltung, die in allen Belangen, die das Klinikregime des Kranken betreffen, unrealistisch ist. Umgekehrt wird der Arzt, wenn Spannungen zwischen ihm und dem Pflegeteam bestehen, vom letzteren gelegentlich mit Informationsentzug „bestraft". Wo dies z.B. die Wirkungen und Nebenwirkungen medikamentöser Behandlungen mitbetrifft, wird der Konflikt auf dem Rücken des Patienten ausgetragen.

Eine Stufe giftiger wird die Spannung bereits, wenn der behandelnde Assistenzarzt dem Patienten „ausnahmsweise" das Rauchen im Nichtraucherbereich erlaubt, während der Oberarzt vom Pflegepersonal verlangt, daß es rauchenden Patienten die Zigarette wegnimmt, und das Ganze in eine Schlägerei zwischen Patient und Personal ausmündet.

Nicht immer verlaufen die Teampannen freilich nach dem klaren Schema „ordre – contreordre – désordre". Einzelne Teamfraktionen geraten manchmal in den Sog therapeutischer Machtvorstellungen, die sie zwar agieren, aber nicht deutlich formulieren – mit dem Resultat, daß sie einen neuen „Problempatienten" schaffen. Sekundär kann es dann im Team zum Rückzug von der therapeutischen Aufgabe kommen.

In einer amerikanischen psychiatrischen Universitätsklinik wurden 17 besonders schwer verhaltensgestörte, pflegerisch schwierige Kranke mit einer Kontrollgruppe von 26 zufällig ausgewählten Mitpatienten verglichen. Was die schwierigen Patienten am stärksten von den Kontrollpatienten unterschied, waren weder diagnostische noch psychosoziale Merkmale, sondern der Umstand, daß bei den ersteren mehrere unkoordinierte Behandlungsprogramme nebeneinanderherliefen und daß für sie kein verantwortlicher Therapeut klar bezeichnet war (Neill 1979 *K*). – Die Studie zeigt, wie wichtig es nicht nur für die Mitarbeiter selbst, sondern auch für die Kranken ist, daß ein Behandlungsteam eine klare innere Struktur aufweist und dem Kranken gegenüber nicht als graues Kollektiv, d.h. nicht als gestaltlose psychische Scheineinheit, auftritt.

Verblüffend ähnlich lauteten die Befunde aus der Akutabteilung einer schweizerischen psychiatrischen Universitätsklinik an 26 „Problempatienten", die vom Pflegepersonal als solche bezeichnet worden waren und 6% aller Aufnahmen entsprachen. Es häuften sich unter diesen Kranken Suizidalität und Suizide, von seiten des Behandlungsteams aber v. a. ungewöhnliche therapeutische Geschäftigkeit und unrealistisch hohe, durch negative Erfahrung nicht korrigierbare therapeutische Erwartungen (Modestin et al. 1986 *K*).

In der psychiatrischen Abteilung eines australischen Allgemeinkrankenhauses wurde das pflegerische Verhalten von Schwestern und Pflegern durch abteilungsfremde Beobachter registriert. Es ergab sich, daß die Pflegepersonen sich sehr viel mehr miteinander und weniger mit den Kranken abgaben, als es die Abteilungsstruktur erforderte bzw. erlaubte. Auch räumlich bestand eine starke Tendenz der Teammitglieder, sich von den Patienten abzusondern und unter sich zu bleiben (Sanson-Fisher et al. 1979 *K*). – Die Studie bestätigt aufgrund kontrollierter Erfahrung eine Tendenz, die bereits in der Einleitung erwähnt worden ist.

4.3.6 Nachtarzt und Nachtschwester

Sie gehören nicht unbedingt zum Abteilungsteam, weil sie für größere Klinikbereiche zuständig sind. Sie sind aber in besonderem Maße darauf angewiesen, am Abend von seiten der Teammitglieder hinreichend informiert zu werden. Sonst ist die Versuchung für sie, vorsorglich alle in Frage kommenden Probleme mit Reserveverordnungen von Beruhigungs- und Schlafmitteln zu lösen, besonders groß.

Viele Kranke hängen daran, daß die Nachtschwester ihnen auch auf offenen Abteilungen gute Nacht sagen kommt. Dieser Brauch sollte nicht ohne zwingende Gründe aufgegeben werden. Die Klinikleitung ihrerseits ist darauf angewiesen, daß die Nachtschwester rapportiert, wer nicht in der Klinik geschlafen hat. Die Klinik kann es nicht verantworten, unbenützte Betten teuer verrechnen zu lassen und sie anderen Patienten gegenüber, die sie nötiger hätten, für besetzt zu erklären.

4.4 Exil und Asyl in der geschlossenen Abteilung

4.4.1 Geschlossene und offene Abteilungen in der Beurteilung durch die Kranken

Alle psychiatrischen Kliniken, die eine Region versorgen müssen, pflegen eine Minderzahl ihrer Kranken durch geschlossene Türen zeitweise in ihrer Bewegungsfreiheit zu hindern, handle es sich nun lediglich um abschließbare Einzelzimmer oder um ganze geschlossene oder abschließbare Abteilungen. Der Grad dieser Geschlossenheit ist meist kein sehr großer: Kranke, die planmäßig wegstreben, finden oft innerhalb einiger Tage eine Entweichungsmöglichkeit. Dennoch bedeuten die geschlossenen Türen für viele Kranke eine schwerwiegende Beeinträchtigung ihres Wohlbefindens, die durch keine der folgenden Bemerkungen und Begründungen verharmlost werden soll.

In scheinbar paradoxer Weise betreiben manche offen untergebrachte Kranke aktiv ihre Versetzung auf eine geschlossene Station, weil sie sich in deren personalintensiverer und abgeschirmter Umgebung geborgener fühlen. Auf der anderen Seite befinden sich bei weitem nicht alle Patienten der offenen Abteilungen auch faktisch freiwillig dort, sondern viele von ihnen harren nur unter den verschiedenartigsten sozialen Drucksituationen in der Klinik aus. Die Institution kann für den einzelnen Patienten sowohl *Asyl* wie *Exil* sein – und zu verschiedenen Zeiten seines Klinikaufenthalts das eine oder das andere.

Pflegepersonen und Ärzte sollten sich über die tatsächlichen Motive des Nichtentweichens ihrer Kranken auf dem laufenden halten. Ihr Gespräch mit den Patienten geht sonst völlig an dessen Realität vorbei. Über die Verkennung der klinischen *Asylfunktion* wurde bereits bei den Entlassungshindernissen gesprochen. Besonders kränkend ist es aber für den Patienten, wenn er im Gespräch mit uns merkt, daß wir seine *Exilsituation* völlig übersehen.

Mit der stillschweigenden Annahme, der Patient habe uns Vertrauen entgegenzubringen, gehen wir an seiner inneren Realität möglicherweise vorbei. Wir sind ja tatsächlich – und nicht nur in seiner Vorstellung – zunächst die Helfer derjenigen Menschen, die ihn von zu Hause fernhalten wollen. Daß wir außerdem ein Mehreres für ihn tun, wird er vielleicht spüren. Entlasten (und manchmal in wohltuender Weise erstaunen) wird es ihn aber, wenn wir ihm helfen, Grund und Art seiner Ablehnung gegen uns und unsere Institution möglichst genau zu formulieren (vgl. auch die Prinzipien, die unter den Stichworten „Konsens über den Dissens" und „vorwurfsfreier Vorhalt" behandelt werden, s. Abschn. 7.2.1 und 7.2.2). Daß der Patient außerdem Anspruch auf genaue Information über die Rechtsgrundlagen seiner Einweisung und über die Rekursinstanz hat, versteht sich von selbst (obligate Rechtsmittelbelehrung).

Von 200 eine Woche zuvor aufgenommenen Kranken der Zürcher Klinik waren 37% dem Klinikaufenthalt gegenüber ablehnend eingestellt, weil sie ihn als ungerecht oder unnötig empfanden. Auf den geschlossenen Abteilungen betrug dieser Prozentsatz 48% von 163 Patienten (also bei weitem nicht 100%), auf den offenen immer noch 30% von 37 Patienten (ohne daß diese Kranken aber Anstalten trafen, wegzugehen). Dieser Unterschied erreichte rechnerisch nur ein tendenzielles, aber nicht ein signifikantes Gewicht. Sogar unter den 67 Patienten, die von einem ihnen bisher unbekannten, von Dritten zugezogenen Notfallarzt eingewiesen worden waren, lehnten „nur" 51% die Hospitalisierung ab (Egloff 1973 *K*).

Geht man von Befragungen austretender Patienten aus, so lauten deren Urteile erwartungsgemäß günstiger. Aber auch jetzt noch finden die parallel befragten behandelnden Ärzte mehr sinnvolle Pluspunkte in der abgelaufenen Klinikbehandlung als ihre Patienten (Kläui 1982 *K*).

Ein amerikanisches Sammelreferat stellt nicht weniger als 43 Studien über Befragungen von repräsentativen Stichproben psychiatrischer Klinikpatienten über ihre Erfahrungen mit der eigenen Behandlung zusammen. Bei knapp vier Fünfteln aller Stichproben und aller Patienten überwogen die positiven die negativen Gesamturteile. Es finden sich unter den Stichproben freilich auch zahlreiche mit chronisch Kranken und mit Patienten kurz vor der Entlassung, was den günstigen Trend verstärkt: die Einstellung der Kranken verbessert sich gewöhnlich mit der Behandlungsdauer. (Dies mag z. T., aber nicht ausschließlich, davon herrühren, daß ablehnende Patienten die Klinik durchschnittlich frühzeitiger verlassen als zustimmende.) Entgegen der Erwartung fanden sich keine Unterschiede zwischen den sozialen Klassen. Im ganzen stehen die Urteile der Kranken in unverkennbarem Widerspruch zu den fast durchwegs negativ urteilenden Berichten gesunder Publizisten und Medienschaffenden über die von ihnen beobachteten Institutionen. Diese unterschiedlichen Resultate lassen sich nicht durch „aufwärtsfrisierte" Antworten infolge Einschüchterung der Patienten erklären, weil die Kranken in bezug auf verschiedenartige Beurteilungsgegenstände (Psychotherapie, Arbeit, Medikation, Arzt, Schwester, Einrichtungen, Gesamterleben) sehr verschiedenartige und differenzierte Meinungen abzugeben pflegen und Kritik an den Teammitgliedern keineswegs mehr scheuen als Kritik an den unpersönlichen Abteilungsverhältnissen (Weinstein 1979, 1981, 1983 *L*).

4.4.2 Dilemma der Institution

Je kleiner die geschlossene Abteilung ist und je weniger Prozent Klinikbetten sie umfaßt, um so geringer wird die Bewegungsfreiheit der eingeschlossenen Kranken und um so schwerer der durchschnittliche Krankheitsgrad ihrer Mitpatienten. Wenn nur noch wenige schwerst gefährdete Kranke geschlossen untergebracht werden, ist ihre Durchmischung mit weniger verhaltensgestörten Patienten nicht mehr möglich. Je umfangreicher umgekehrt die geschlossene Abteilung wird, desto mehr Kranke, die nicht besonders gefährdet oder bei offener Behandlung untragbar sind, werden nun – für sie selber unnötigerweise – geschlossen plaziert.

4.4.3 Kompromißlösungen

Eine verhältnismäßig teure aber adäquate Lösung des Problems besteht darin, daß die geschlossene Abteilung sehr viel Grundfläche und sehr wenig Betten umfaßt und daß sie personell sehr großzügig ausgestattet wird. Adäquat ist diese Lösung insofern, als es sich die Allgemeinheit wenigstens etwas kosten läßt, den schweren Eingriff der Einschließung für die Kranken so erträglich wie möglich zu gestalten. Darüber hinaus gilt sogar: geschlossene Türen können bis zu einem gewissen Grad durch vermehrtes Personal ersetzt werden – was aber mehr Geld kostet.

Die Wirklichkeit sieht indessen aus Kostengründen meist anders aus: Die Schwerkranken, welche möglichst Gesunde in ihrer Nähe haben sollten, werden auf kleinem Raum zusammengepfercht und der Reibung mit anderen verhaltensgestörten Menschen ausgesetzt. Der Kompromiß, den die Institution in dieser Situation von sich aus findet, besteht darin, daß sie den relativ selbständigeren Kranken *individuell* Ausgang, Urlaub und Auswärtsarbeit auch von der geschlossenen Abteilung aus ermöglicht. Der unter Sichtkontrolle bediente elektrische Türöffner erleichtert dem Pflegepersonal diese Aufgabe etwas.

Ein andersartiger Kompromiß besteht darin, die Abteilung nur dann zu schließen, wenn es unbedingt nötig ist. In einer Schweizerischen Universitätsklinik gelang so die Öffnung einer Akutabteilung während insgesamt ⅓ der Beobachtungszeit von 2¾ Jahren. Bemerkenswerterweise wurden die Schließungsperioden von nur 11% aller aufgenommenen Patienten (meist schizophrenen und hirnorganisch Kranken) erzwungen (Modestin u. Lerch 1987 *K*).

Daß Verhaltensabweichungen weniger Restriktionen für viele bewirken und daß umgekehrt viele auf wenige Rücksicht nehmen müssen, ist freilich ein soziales Urphänomen.

4.4.4 In wessen Interesse liegt die geschlossene Behandlung?

Sicher nicht v. a. in demjenigen der *Klinikmitarbeiter*. Denn zu den Kranken, die in geschlossenen Abteilungen zurückgehalten werden, gehören die schwierigsten: Manische, Verwirrte, Süchtige, Suizidale, jedenfalls Ablehnende aller Art – und die Einschließung macht sie oft noch schwieriger. Es gibt denn auch eine Art, unbequemen Patienten der geschlossenen Abteilung „Ausgänge im Areal" zu gewähren, die verdeckt und dennoch allzu offensichtlich auf eine Entlassung durch Entweichenlassen hinausläuft, die aber im ausschließlichen Interesse der Stationsgemeinschaft und nicht auch in demjenigen des Kranken liegt.

Offensichtlich dient die Einschließung manchmal dem Interesse der *Angehörigen*. Es gehört zur Aufgabe der Klinik, sich ein Urteil darüber zu bilden, ob dieses Interesse schützenswert sei oder nicht. Im wahren Interesse des Kranken kann es freilich auch liegen, daß er eine Zeitlang gegen seinen Willen von seinen Angehörigen getrennt wird. Nur so kann sich manchmal die Familie von ihrer Überlastung wieder soweit erholen, daß sie bereit ist, den Kranken wieder zu akzeptieren und nach einiger Zeit wieder zu Hause zu behalten.

Im unmittelbaren Interesse des *Kranken* selber liegt die Einschließung dann, wenn eine Behandlung, die ihm in der Folge tatsächlich Erleichterung bringt, nur in dieser Form zustande kommen kann. Schließlich mag die geschlossene Abteilung für den Kranken das geringere Übel bedeuten als die Einschließung im Zimmer (!) oder die Bettbehandlung unter Wegnahme der Kleider auf einer offenen Station. Beides wird in Kliniken, die offiziell „offen" geführt werden, nicht selten praktiziert (zum Problem des Isolierens vgl. 11.2.7).

Klagen verzweifelter Angehöriger über die andauernde Heimkehr untragbarer Kranker und Reklamationen befürsorgender Behörden führten in einer bisher völlig offen geführten amerikanischen Klinik schließlich dazu, daß wenigstens eine kleine geschlossene Abteilung von elf Betten für wiederholt entwichene verwirrte, laute, suizidale und gewalttätige Kranke eingerichtet wurde. Der Effekt wird vom Autor insofern positiv beurteilt, als es seither nicht mehr wie vorher zu langfristigen Isolierungen auf den offenen (!) Abteilungen kam. Überraschenderweise wollten nun viele geschlossen Untergebrachte die geschlossene Abteilung gar nicht mehr verlassen (Rachlin 1973 *E*).

Wenn eine Klinik den Auftrag zur Versorgung der Bevölkerung einer bestimmten Region ernst nimmt, kommt sie nicht darum herum eine Minderzahl von Kranken auf die eine oder andere Art zeitweise einzuschließen. Den Wunsch Kranker, im geschlossenen Bereich zu bleiben, kann man freilich auch als unerwünschten Hospitalismus interpretieren, wenn er lange genug andauert. Genau genommen bezieht er sich nicht auf die Geschlossenheit der Station, sondern auf die dort vorhandene höhere Personaldotierung und geringere Langeweile.

4.4.5 Förderung und Behinderung von Außenkontakten

Solange expansiv verhaltensgestörte Kranke die Schlüsselpersonen ihrer auswärtigen sozialen Umgebung dauernd telefonisch bedrängen, kann es nicht nur zum legitimen Schutz Dritter nötig sein, sondern auch im längerfristigen Interesse des Patienten selber liegen, daß wir nicht nur seine Entlassung, sondern auch die Wiederaufnahme seiner Außenkontakte durch *Ausgänge und Telefongespräche* von der geschlossenen Abteilung aus verzögern. In psychotischen, neurotischen oder suchtbedingten Ausnahmezuständen können Kranke Lebensbeziehungen definitiv zerstören, für die es nachher keinen gleichwertigen Ersatz mehr gibt – und zwar unnötigerweise, weil solche Ausnahmezustände durch vorübergehende Hospitalisierungen auf relativ unschädliche Weise hätten überbrückt werden können.

Für den Verzicht der Ehefrau auf die Scheidung von ihrem alkoholkranken Mann ist es möglicherweise entscheidend, ob der Patient sie schon während der ersten Wochenenden seines Klinikaufenthaltes wieder in angetrunkenem Zustand bedroht oder ob es gelingt, dies zu verhindern. Wenn eine wahnhaft melancholische Patientin beim Ehemann durchsetzt, daß ihr fünfjähriges Kind sie in der Klinik besuchen muß, so haben Ärzte oder Pflegepersonal ihr Veto auszusprechen, sofern es sich erweist, daß die Besuche für das Kind vorwiegend Angst und Tränen mit sich bringen. (In anderen Fällen können dagegen solche Kinderbesuche auf alle Beteiligten günstig wirken.)

Manische Kranke können sich mit telefonischen Anrufen am Arbeitsplatz fast ebenso viel schaden wie mit persönlichem Auftauchen daselbst. Bei einzelnen Paranoiden gilt zeitweise dasselbe für ihre wahnhaft verleumderischen Briefe. Auf Schrankkontrollen bei Alkoholikern und auf Leibesvisitationen bei Fixern kann nicht generell verzichtet werden. Nicht nur der Klinikaufenthalt der Patienten selber, sondern auch derjenige anderer Kranken kann sonst illusorisch oder sogar schädlich werden. Es kommt vor, daß Jugendliche in der Klinik das Fixen erstmals erlernen.

Zu solchen Eingriffen in die Privatsphäre und in die Außenkontakte wird man, wo man sie für nötig hält, dem Kranken Rede und Antwort stehen. So wird man die Briefe des Paranoiden keinesfalls verschwinden lassen, sondern man wird sie dem Patienten mit der nötigen Erklärung persönlich zurückgeben. Die meisten der betroffenen Kranken protestieren zwar, aber oft mit auffallend wenig Nachdruck. Und nur die Minderheit beschreitet erstaunlicherweise den naheliegenden Weg, ihre weiteren Briefe ausgehenden Mitpatienten zur Spedition zu übergeben. (Es scheint dies die Konsequenz eines bei diesen Kranken verbreiteten Hangs zur Korrektheit zu sein, einer Haltung, die man mit den Begriffen Ehrgefühl und Loyalität besser erfaßt als mit dem Begriff Autismus.) Auch den Schrank des Alkoholikers wird man nicht heimlich untersuchen, sondern offen in Gegenwart des Patienten. Auf die daraus resultierenden Auseinandersetzungen gehen die Abschnitte 7.2.1 und 7.2.2 im Kapitel über die Regeln der psychiatrischen Gesprächsführung näher ein.

Eine Hausfrau, die wir in der manischen Phase behandelten, warf uns noch nach 20 Jahren bitter vor, daß wir sie damals ihre verleumderischen und kompromittierenden Briefe unbesehen abschicken ließen. Sie fühlte sich dadurch in ihren menschlichen Beziehungen zu den Adressaten lebenslang kompromittiert (Ernst 1964 *E*).

In großen, stadtfernen Landkliniken sind die Außenkontakte (Familie, Arbeit, Rehabilitation) der Kranken stärker behindert als in städtischen (relativ gemeindenahen!) Universitätskliniken. Man sollte meinen, daß sich die Patienten in den ersteren Institutionen deshalb stärker psychiatrisch stigmatisiert fühlen als in den letzteren. Dieser Meinung war in einer Studie von Angermeyer et al. (1987 *K*) auch das Personal der betreffenden zwei Kliniktypen. Der Vergleich der Patientenbefragungen ergab aber erstaunlicherweise das Gegenteil: Die Patienten der Stadtklinik fühlten sich stärker abgewertet als diejenigen der Landklinik.

Daraus sind 3 Schlußfolgerungen zu ziehen: 1. Daß sich die Landklinikpatienten an den Entzug von Außenkontakten gewöhnt haben, ist keineswegs positiv zu werten. 2. Daß sich Stadtklinikpatienten immer noch derart stark stigmatisiert fühlen, verlangt nach vermehrtem alltäglichem Gespräch hierüber mit ihnen. 3. Dieser Befund ruft aber auch nach vermehrter Öffentlichkeitsarbeit der universitären Zentren.

4.5 Pflegerisches Einzelgespräch

4.5.1 Gesprächssituationen und -themen

Im Vergleich mit den Ärzten verbringen Schwestern und Pfleger einen größeren Teil ihrer Arbeitszeit mit der Gesamtheit ihrer Kranken, aber einen kleineren Teil unter vier Augen mit einzelnen Patienten. Während die Gesprächssituationen der Ärzte noch einigermaßen übersichtlich unterteilt werden können (s. Kap. 6), gelingt eine ähnliche Systematik für die vielfältigen Gesprächsgelegenheiten des Pflegepersonals kaum überzeugend.

Nicht nur bei den Gesprächssituationen, sondern auch hinsichtlich der *Gesprächsthemen* ergeben sich für das Pflegepersonal andere Schwerpunkte als für den Arzt. Mehr als die Ärzte werden Schwestern und Pfleger auf Dinge angesprochen, die den gegenwärtigen Tagesablauf des Patienten betreffen, wie etwa die gemeinsame Tätigkeit, die Freizeitgestaltung, die Körperpflege oder die Stationsordnung. Daß diese Themen *keineswegs banal* und daß die Antworten darauf nicht immer selbstverständlich sind, wurde in den vorangegangenen Abschnitten dieses Kapitels sowie in demjenigen über die pflegerischen Prioritäten nach der Aufnahme dargestellt. Hier sollen lediglich einige weitere Beispiele für Situationen folgen, in denen Schwestern und Pfleger sich zu einer besonders persönlichen Art der Gesprächsführung aufgefordert fühlen.

Verglichen mit dem Arzt verfügt das Pflegepersonal über größere Erfahrung im Umgang mit den Patienten als Gruppe. Schwestern und Pfleger entwickeln auch meist das feinere Gefühl dafür, was es heißt, einen Patienten zu „bevorzugen" oder zu „vernachlässigen". Sie wissen, daß man „Vertrauter" eines Kranken nicht ohne Einschränkung sein kann, wenn man ihn nicht über kurz oder lang enttäuschen will. In der konkreten Situation fällt ihnen aber die gefühlsmäßig richtige, geistesgegenwärtige Grenzziehung doch nicht immer leicht.

4.5.2 Anvertraute Geheimnisse

Es geschieht nicht ganz selten, daß uns ein Patient unter dem Siegel der Verschwiegenheit bedeutungsvolle Dinge gesteht, etwa Suizidwünsche oder Suchtrückfälle. Wir kommen dann nicht darum herum, den Kranken darüber aufzuklären, daß es zwischen den an der Behandlung beteiligten Klinikmitarbeitern in bezug auf die Patienten keinen Geheimnisanspruch für Dinge gibt, die *für therapeutische Entscheidungen* wesentlich werden können.

Gelegentlich fühlen wir uns bei dieser Auskunft nicht wohl, wenn uns der Kranke zu verstehen gibt, daß er sie als Vertrauensbruch erlebt. Wo solche Situationen sich häufen, können sie ein Zeichen dafür sein, daß das Personal sich zu sehr gescheut hat, den Patienten zu zeigen, in welcher Weise es sich laufend über sie zu informieren pflegt. Was „Teamsitzungen" oder „Fallkonferenzen" sind, sollte dem Kranken eigentlich in seinen ersten Kliniktagen zur Kenntnis gelangen. Auf diese Weise hat er es nämlich viel leichter, zu den Mitgliedern seines Betreuerteams eine ungezwungene Einstellung zu finden.

Das ist die eine Seite des Problems. Die andere besteht darin, daß es so etwas wie ein *Anrecht auf höchstpersönliche Mitteilungen* zwischen zwei Menschen gibt, bei Kranken ebensogut wie bei Gesunden und außerhalb beruflicher Beziehungen ebenso wie innerhalb derselben. Der einzelne Klinikmitarbeiter wird aufgrund von Ausbildung und Takt selber zu entscheiden haben, was er als rapportpflichtig, was er als rapportfähig und was er als definitiv persönlich behandelt. Solche Taktfragen stellen sich v. a. bei sexuellen und weltanschaulichen Themen.

4.5.3 Duzen

Junge Patienten duzen junge Pfleger bald einmal und umgekehrt. Dagegen ist nichts einzuwenden, wo es dem Umgangsbrauch der Bevölkerung entspricht. Indessen sollen Klinikangestellte von Patienten kein ungebräuchliches Du annehmen und erwidern, weil unechte Signale persönlicher Freundschaft über kurz oder lang zu Enttäuschungen führen. Hierüber ist gegebenenfalls ein offenes Gespräch mit dem Patienten angezeigt. Wenn man dem Kranken im Ton kameradschaftlich, in der Anredeform aber höflich erklärt, warum man selber lieber beim Sie bleibt, spürt er unsere menschliche Achtung eher als bei einem halbherzig oder widerstrebend hingeworfenen Du.

Um etwas ganz anderes handelt es sich beim einseitigen Duzen Hilfloser, etwa Altersdementer. Es ist abzulehnen. Adäquat erscheint es allenfalls bei schwer Schwachsinnigen, welche die geistige Entwicklung eines Erwachsenen gar nie erreicht haben und sich kaum in unserem Sinne als Erwachsene fühlen.

4.5.4 Körperliche Verwahrlosung

Viel Takt erfordert – in der Institution wie im Privatleben – die Beeinflussung von Menschen mit *Körpergeruch* oder verwahrloster

Kleidung. Es kommt einer bedauerlichen Verkehrung des Betreuungsziels gleich, wenn eine Schwester in einer solchen Situation nichts unternimmt, „weil sie die persönliche Freiheit des Patienten respektiert" oder „seine Privatsphäre achten will". Der Kranke isoliert sich ja durch seine abstoßende Wirkung vom natürlichen Umgang mit anderen Menschen. Das gilt auch für die *grotesken Drapierungen* gewisser Wahnkranker. Man hüte sich vor dem verstehenden Lächeln gegenüber ihrer „Narrenfreiheit": Es ist in der Nachfahre des Gelächters über die Insassen des Narrenturms.

Zweifellos braucht es bei geistig unbeweglichen Kranken nicht nur Takt, sondern manchmal auch Geduld, wenn man hier Abhilfe schaffen will. Man sollte diese Aufgabe auch nicht allein durchziehen wollen. Strandet man nach dem zweiten Anlauf, wird man nicht selber weiter insistieren, sondern die anderen Teammitglieder um Mithilfe bitten. Bei allseitiger, im Ton freundlicher, in der Sache unablässiger Mitwirkung gelangt man fast sicher zum Ziel.

Man darf derartige Erfolge – auch diejenigen bei der Pflege der *Frisur* gehören dazu – nicht gering achten. Sie können auf das Selbstwertgefühl der Patienten von entscheidendem Einfluß sein und brauchen in ihrer Bedeutung einem im engeren Sinne psychotherapeutischen Erfolg in nichts nachzustehen.

Bei einer systematischen Umfrage über berufliche Problemsituationen beim Pflegepersonal mehrerer psychiatrischer Kliniken ergab sich folgendes: Nicht diejenigen Situationen wurden als besonders schwierig beurteilt, unter denen die Kranken am meisten litten, sondern diejenigen, für die die betreffende Pflegeperson entweder über keine klare Handlungsanweisung verfügte (z.B. bei Fragen des Patienten nach seiner Diagnose) oder bei denen sie sich selber im Gefühlszwiespalt befand (z.B. wenn der Kranke eine Medikation oder eine Arbeit ablehnte, welche die Pflegeperson selber nicht unbedingt vertreten mochte). Leichter fielen den Schwestern und Pflegern dagegen Probleme, für die die Hausordnung oder die allgemeine Sitte klare Lösungen vorzeichneten, etwa bei unerfüllbaren Wünschen der Kranken oder bei Fragen des körperlichen Kontakts mit ihnen (Gehrig 1974, 1975 *E*).

Auskünfte darf dem Kranken geben, wer sie mit ihm zu diskutieren vermag. Es ist unzweckmäßig, vom Pflegepersonal zu erwarten, daß es grundsätzlich mit den Patienten nicht über ihre Diagnose spricht (vgl. Abschn. 7.2.5). Eine zweispältige Einstellung des Pflegepersonals zur Patientenarbeit kann sich gerade anläßlich von

Gesprächen mit Patienten sehr negativ auswirken (vgl. Abschn. 5.2.2).

29 Schwestern und Pfleger stellten sich für drahtlose Tonbandaufnahmen ihrer Gespräche mit Patienten im Alltag zur Verfügung. Es ergab sich, daß der Ausdruck von Wertschätzung gegenüber den Kranken davon abhing, wie verständlich diese sich mitzuteilen vermochten. Je weniger dies der Fall war, desto weniger Freundlichkeit und Zuwendung erfolgte von seiten der Pflegepersonen (Gronau 1978 *K*). – Es fällt uns offensichtlich schwer, einen Teufelskreis zu durchbrechen: Je weniger wir erhalten, desto weniger geben wir. Dies ist zwar natürlich, verhindert aber, wenn es zur Routine wird, therapeutische Beziehungen, die besonders wertvoll sein könnten.

5 Zentrale Dienste, Patientenarbeit, Aktivitätsgruppen

5.1 Allgemeines

5.1.1 Übersicht

Zu den zentralen, d. h. außerhalb der Bettenstationen arbeitenden Diensten gehören in den meisten Kliniken die folgenden Einrichtungen: arbeitstherapeutische Werkstätten, Ergotherapie, spezielle Aktivitätsgruppen, Sozialdienst, psychologischer Dienst, Seelsorge, Sekretariate und Verwaltung. In manchen Kliniken kommen Lehre und Forschung hinzu. Die Physiotherapie wird hier im Rahmen des Kapitels über die körperlichen Behandlungsverfahren (Kap. 8) besprochen. Sekretärinnen und Verwaltungsangestellte beteiligen sich in größeren Kliniken nicht persönlich an der Behandlung und Pflege der Kranken. Es würde deshalb den Rahmen dieser Darstellung sprengen, ihre Arbeit hier einbeziehen zu wollen.

5.1.2 Kommunikations- und Kapazitätsprobleme

Je zahlreicher und differenzierter die zentralen Dienste ausgestaltet sind, um so größer wird die Wahrscheinlichkeit, daß die behandelnden Ärzte und Stationsteams sie bei der Erstellung der einzelnen Behandlungspläne vergessen oder daß ihre momentane Platzkapazität nicht berücksichtigt wird. Dann liegen entweder wertvolle Behandlungsplätze brach, obwohl sie benötigt werden, oder es wird einem Kranken die Teilnahme an einer Aktivitätsgruppe in Aussicht gestellt, obwohl diese ihn gar nicht aufnehmen kann. Zu solchen Fehlern kommt es v. a. dann, wenn die zentralen Dienste an den koordinierenden Konferenzen nicht hinreichend vertreten sind.

Abhilfe besteht einmal in der lückenlosen Besetzung solcher Konferenzdelegationen. Das bringt Personalprobleme mit sich, wenn die Konferenzen nicht auf Kosten der Arbeit mit den Patienten aufgebläht werden sollen. Ein anderer Weg zur Verbesserung der Zusammenarbeit mit den zentralen Diensten besteht darin, daß deren Mitglieder, z. B. die Ergotherapeuten, teilzeitlich auf den Stationen selber arbeiten. Das kommt insbesondere denjenigen Kranken zugute, welche ihre Station nicht verlassen können. Ihr Tagesprogramm läßt sich auf diese Weise bereichern.

Freilich wird dadurch die Kapazität der zentralen Dienste wiederum reduziert. Dieser Nachteil bekommt dann ein entscheidendes Übergewicht, wenn zahlreiche hinreichend selbständige Kranke mangels zentraler Aktivitätsplätze ihre gesamte Arbeitszeit im engen Bereich der Station verbringen müssen, ohne von der Abwechslung und Anregung profitieren zu können, die ein bescheidener Arbeitsweg vermitteln kann.

5.2 Arbeitstherapie, geschützte Werkstätte, Patientenarbeit

Daß Arbeit besonders für die schwerer Kranken nicht nur im Rahmen zentraler Dienste, sondern auch auf den Stationen vermittelt werden sollte, wurde im vorangehenden Kapitel betont. Im folgenden Abschnitt liegt das Schwergewicht auf der Arbeit außerhalb der Abteilung.

5.2.1 Definitionen

Unter *Arbeitstherapie* wird gewöhnlich jede Arbeit von Kranken verstanden, die von der Institution mit therapeutischer Zielsetzung systematisch gefördert wird. *Geschützt* heißen diejenigen Werkstätten für Behinderte, die durch private oder öffentliche Unterstützung vom allgemeinen wirtschaftlichen Konkurrenzdruck entlastet sind. Als *Patientenarbeit* wird im Unterschied zur individualisierend-kreativen Aktivität diejenige Tätigkeit bezeichnet, bei der eine wirtschaftlich faßbare Leistung erbracht wird. Es handelt sich oft um industriell betriebene manuelle Serienarbeit, aber auch um differenziertere handwerkliche Produktion. Soweit deren Erträge der Institution zugute kommen, wird den arbeitenden Kranken heute in zunehmendem Maße eine gewisse finanzielle Entschädigung ausbezahlt. In Einzelfällen sind auch andere Dienstleistungen Kranker, wie Stationshilfe oder Gartenarbeit, dazuzurechnen.

5.2.2 Ansehen bei den Klinikmitarbeitern

Differenzierte Tätigkeiten wie z. B. Schreiner-, Schlosser- oder Gärtnerarbeit werden in der Regel von allen Mitarbeitern hoch eingeschätzt. Anders steht es mit monotonen serienmäßigen Fertigungen wie etwa einfachsten Montage-, Abfüll- oder Verpackungsarbeiten. Sie wirken auf Akademiker und auf Pflegepersonen, denen die Arbeitswelt des ungelernten Fabrikarbeiters nicht vertraut ist, erfahrungsgemäß abstoßend. Diese Mitarbeiter versäumen es deshalb, ihre Patienten zur Teilnahme an der industriellen Arbeit anzuregen. Dabei vergessen sie dreierlei:

a) Unsere Institutionen werden auf lange Sicht hinaus beim staatlichen Kostenträger nicht durchsetzen können, daß ihren Kranken ausnahmslos differenziertere entschädigungsberechtigte Arbeit angeboten wird als *ein Teil der gesunden Bevölkerung* sie ausführt. Die faktische Alternative zur industriellen Serienproduktion heißt für die große Mehrzahl der Kranken: nichts tun. Was dies bedeutet, wurde im vorangehenden Kapitel bei der Erwähnung der klassischen Studie von J. K. Wing dargestellt (vgl. 4.1.3).

b) Es trifft zu, daß ein Teil der Kranken solche Arbeiten langweilig und geistlos findet und sich darüber auch beschwert. Man soll dies keineswegs bagatellisieren, sondern in jedem Einzelfall nach Möglichkeit berücksichtigen oder mindestens mit den Kranken in der Weise darüber sprechen, wie sie unten empfohlen wird. Man soll aber nicht behaupten, daß monotone Arbeit, während kurzer Arbeitszeiten ausgeübt, diesen Patienten geradezu schade, solange in ihrem übrigen Tagesverlauf für einige Abwechslung gesorgt ist. Diese Ansicht wird zwar immer wieder vertreten, sie läßt sich aber bis heute nicht stützen. Nachgewiesen ist lediglich, daß *völlige Untätigkeit* chronisch Kranken mehr schadet als alle gängigen Formen monotoner Arbeit und daß anhaltendes Nichtstunkönnen bei akut Kranken mindestens auf die Stimmung drückt.

c) Andere, v. a. schwerer behinderte und seelisch erschöpfte Patienten, empfinden stereotypisierte Handarbeit z. T. als *ausruhend und wohltuend*. Befragt man die gesamte Patientenbelegschaft solcher Fertigungsabteilungen geschützter Werkstätten, wie dies in der dritten der unten (5.2.3) zitierten Erhebungen geschehen ist, so klingt das Urteil der Kranken im ganzen wesentlich positiver als dasjenige der akademischen Mitarbeiter. Diese Stimmen der betroffenen Kranken sollten nicht überhört werden.

5.2.3 *Motivierung der Kranken für industrielle Arbeit*

Wir sollten nicht zum Patienten sagen: „Diese Arbeit tut Ihnen gut." Diese Begründung wirkt auf manche Kranke fadenscheinig und verfängt nicht. Auf den Patienten, der Unlust bekundet, ist besser mit den oben angeführten Argumenten einzugehen. Hinzu kommt noch die folgende ökonomische Tatsache: Geschützte Werkstätten können für diejenigen Patienten, deren Krankheitsverlauf sie entscheidend günstig beeinflussen, nur dann aufrechterhalten werden, wenn ihre vorhandenen Arbeitsplätze einigermaßen vollständig besetzt sind und wenn ihre Funktionstüchtigkeit dadurch gewährleistet bleibt. Der Gesichtspunkt der *Solidarität der Leichtkranken mit den Schwerkranken* spielt in dieser Argumentation seine unausweichliche Rolle.

Es ist falsch, diese Art von „Druck" auf die Kranken zu vermeiden und nicht immer wieder zu versuchen, sie zu einer Arbeit zu bewegen. Bei der überwältigenden Mehrzahl von ihnen gelingt dies auch. Daß „die Zeit so besser herumgeht" (ein Ausspruch zahlreicher Kranker der unten zitierten Umfragen) leuchtet dem kritischen Patienten eher in als der Hinweis auf eine „Heilwirkung", die ihm reichlich nebelhaft erscheint. Arbeitstherapie ist, wie so vieles in der Psychiatrie, in der Tat nur bei sehr weiter Fassung des Begriffs eine „Therapie" im Sinne eines Heilverfahrens. Sicher aber ist sie ein Weg zur relativen Normalisierung der Lebensverhältnisse, zur Humanisierung der Institution und schlicht zur Vermeidung des Inaktivitätsschadens. Das genügt, um sie wegen ihres hohen Wertes zu pflegen und weiter an ihrer Differenzierung zu arbeiten.

Drei Erhebungen der Zürcher Klinik an repräsentativen Stichproben von 200 kürzlich Eingetretenen, 200 chronisch Hospitalisierten und 155 gemischten Teilnehmern an der industriellen Arbeitstherapie durch Interviews ergaben, daß die große Mehrzahl der Kranken diese Form der Aktivität für sich akzeptierte, und zwar schon *vor* Einführung einer bescheidenen finanziellen Stundenentschädigung. Die Wertschätzung der Arbeit nahm mit dem Alter und mit der Dauer der Klinikerfahrung der Kranken zu und bezog sich − realistischerweise − mehr auf die gesellige und ablenkende als auf die berufsspezifisch rehabilitative Wirkung der Tätigkeit (La Roche 1975 *K*, Steiner 1976 *K*, Kiesewetter 1976 *K*). − Die Kranken sind mit der monotonen industriellen Serienarbeit durchschnittlich viel zufriedener als der Arzt es für möglich hält.

Bei 44 überwiegend chronisch schizophrenen Kranken einer deutschen Klinik wurde die Auswirkung der Entlohnung für monotone Fertigungsarbeiten auf Arbeits- und Sozialverhalten der Patienten untersucht. Drei verschiedene Entlohnungsformen wurden bei der ganzen Patientengruppe im Laufe von vier Wochen durchgespielt. Verglichen wurde einerseits die Entschädigung nach der Stückzahl mit derjenigen nach dem Ermessen des Arbeitstherapeuten und andererseits eine höhere Entschädigung mit einer niedrigeren. Bei beiden Vergleichen erwies sich die jeweils erstgenannte Variante gegenüber der zweitgenannten als deutlich überlegen. Dies gilt nicht nur in bezug auf die Einstellung der Kranken zur Arbeit, sondern auch hinsichtlich des nicht spezifisch arbeitsbezogenen Sozialverhaltens und der Hoffnungen der Kranken in bezug auf ihre persönliche Zukunft (Lehmann 1979 *K*). − Je „normaler" die Entlohnung erfolgt, um so günstiger ist ihre psychosoziale Wirkung − ein ebenso banal erscheinendes wie praktisch bedeutsames Ergebnis.

5.3 Ergotherapie

5.3.1 Definition

Unter Ergotherapie wird die früher so genannte Beschäftigungstherapie verstanden. Sie wird gelegentlich auch als Werktherapie bezeichnet. Sie arbeitet nicht produktorientiert, sondern regt mit ihren handwerklichen, künstlerischen und anderen kreativen Techniken die Ausdrucks- und Beziehungsfähigkeit des einzelnen an. Da sie nur selten verkäufliche Gegenstände mit festen Preisen produziert, erhalten die mitwirkenden Patienten keine finanzielle Entschädigung.

5.3.2 Ansehen bei den Klinikmitarbeitern

Die Vorbehalte, die der *Arzt* gegenüber der industriellen Arbeitstherapie zu empfinden pflegt, fallen gegenüber der Ergotherapie weg. Individuelle gestalterische Kreativität ist fast jedem Akademiker spontan sympathisch. Das *Pflegepersonal* teilt diese Grundeinstellung im allgemeinen. Seine Wertschätzung ist aber aus einem berufspolitischen Grund zwiespältig: Schwestern und Pfleger neigen zu der Befürchung, daß die Ergotherapie ihnen die attraktivsten Formen der Beschäftigung mit den Kranken, also gleichsam die Rosinen aus dem Kuchen der Therapie, wegnimmt. Sie finden, daß sie selber ergotherapeutisch ausgebildet und tätig werden sollten.

Im Urteil der *Patienten* kommt bemerkenswerterweise ein solch ausgeprägtes Attraktivitätsgefälle zwischen Ergotherapie und industrieller Arbeitstherapie viel weniger deutlich zum Ausdruck. Das hat verschiedene Gründe. Unter anderem wird der ausgesprochene oder unausgesprochene Appell an die persönlichen kreativen Fähigkeiten von einem Teil der Patienten, z. B. von manchen Depressiven und von hirnorganisch Behinderten, als Belastung erlebt. Andere, meist Ältere, empfinden alles individuell gestalterische Tun als „Kindergartenbeschäftigung". Man kann dies als Folge von „Minus-Symptomen" oder als krankhafte Abwehr von Genesungschancen verstehen oder auch als Ausdruck einer durch unsere Kultur geförderten Verkümmerung kreativer Potenzen bedauern, aber man kann diese Einstellung den Kranken meist nicht ausreden.

5.3.3 Indikation

Von seiten ihres therapeutischen Konzepts eignet sich die Ergotherapie besonders für Patienten, die schwer „blockiert", d. h. äußerungs- und beziehungsgestört sind. Solche Kranke können ohne intensive persönliche Zuwendung oft zu keinerlei Arbeit oder persönlichem Kontakt angeregt werden. Viele von ihnen vermögen sich aber gestalterisch „von Hand" noch eher auszudrücken als in Worten, und zwar oft in einer Weise, die ein sonst verborgenes reichhaltiges Innenleben offenbart. An solchen Fällen zeigen sich wohl die größten und erstaunlichsten Erfolge der Ergotherapie.

78 Zentrale Dienste, Patientenarbeit, Aktivitätsgruppen

Man sollte deshalb nicht in erster Linie leichtkranke, sprachlich gewandte und ohnehin kontaktfähige Patienten zur Ergotherapie schicken, wie dies wegen der besprochenen, oft uneingestandenen Abneigung vieler Mitarbeiter gegen die fabrikmäßige Serienarbeit spontan leicht geschieht, sondern *psychisch und psychomotorisch schwerer Behinderte.* Auch geriatrische Gruppen erweisen sich ergotherapeutisch oft als dankbar, wenn der richtige Erfolgsmaßstab angewendet wird.

Auf der anderen Seite sollte man nicht doktrinär sein. Wenn es gelingt – was in der Klinik nicht immer leicht ist –, einem Kranken mit irgend etwas eine Freude oder ein Erfolgserlebnis zu bereiten, so soll man dies tun: ggf. auch mit ergotherapeutischen Mitteln und auch dann, wenn keine tiefergreifenden therapeutischen Ziele dafür geltend zu machen sind.

5.3.4 Zusammenarbeit mit dem Stationsteam

Die bereits erwähnten beruflichen Spannungen, wie sie in der Natur der Arbeitsteilung zwischen Ergotherapeuten und Pflegepersonal liegen, machen besonders klare gegenseitige Vereinbarungen wünschenswert. Solche Absprachen beziehen sich z. B. darauf, wer jeweils den Patienten bringt und holt, wenn sich dieser nicht selbständig zwischen Station und Ergotherapieräumen bewegen kann. Dort, wo die Ergotherapeutin auf die Abteilung kommt, muß klargestellt werden, welche Arbeitstechniken innerhalb der Station nicht stören und wer am Schluß aufräumt.

Der Abteilungsarzt endlich wird nicht darum herum kommen, bei seinen Indikationsstellungen außer den Interessen der Patienten auch diejenigen der Schwestern einerseits und der Ergotherapeuten anderseits im Auge zu behalten. Ist z. B. seine Aufnahmestation mit lärmenden, expansiven Kranken überlastet, wird er einzelne von ihnen der zentralen Ergotherapie zumuten. Er wird bei diesen Gelegenheiten einen Sinn dafür entwickeln, daß bei weitem nicht alles, was in der psychiatrischen Institution geschieht, gezielte Therapie des einzelnen ist, sondern daß vieles in Kompromissen und in der Suche nach erträglichen Lösungen für das Zusammenleben aller Beteiligten besteht – auch außerhalb der Ergotherapie.

In den ersten beiden der oben erwähnten drei Patientenumfragen der eigenen Klinik erschien die Ergotherapie nicht beliebter als die Arbeitstherapie. Nur in der dritten Studie, die übrigens vor Einführung einer finanziellen Entschädigung für Patientenarbeit durchgeführt wurde, war dieser Unterschied zugunsten der Ergotherapie einigermaßen faßbar. Den Hauptgrund hierfür bildete das Gefühl der Unterforderung durch die monotone industrielle Serienarbeit bei einem Teil der Kranken. Dem Untersucher fiel außerdem auf, daß die Ärzte dazu neigten, eher kontaktfähige Leichtkranke als kontaktgehemmte Schwerkranke der Ergotherapie zuzuweisen – entgegen deren Hauptindikation.

5.4 Andere therapeutische Aktivitäten

5.4.1 Spezialgruppen

Zu ihnen gehören Verfahren wie die Mal-, Tanz-, Theater- und Musiktherapie. Jede solche Aktivität ist vom behandelnden Arzt mit den übrigen therapeutischen Vorhaben zu einem praktikablen Programm zu koordinieren. Wenn bei ungezielter „Aktivitätsberieselung" niemand weiß, wer sonst noch am Patienten mitbehandelt, entsteht nicht nur die Gefahr unökonomischer Kräftezersplitterung, sondern auch diejenige unkontrollierter Eifersuchtsreaktionen beim therapeutischen Personal – gewöhnlich zum Nachteil der Patienten.

Für die Indikationsstellung spielen differentialdiagnostische Überlegungen eine viel geringere Rolle als Zufälle, Vorlieben, individuelle therapeutische Fantasie und manchmal auch härtere abteilungstechnische Motive: z. B. die oben bereits angedeutete Möglichkeit, einen besonders störenden oder unzugänglichen Patienten von der Station zu entfernen und ihm zugleich eine ganz neue Erfahrung zu bieten.

5.4.2 Gruppenpsychotherapien

Sie stehen ihrem Wesen nach den Aktivitätsgruppen näher als den individuellen Psychotherapien. In den meisten Regionskliniken nimmt nur ein sehr kleiner Teil der aufgenommenen Kranken an regelmäßig tagenden Gesprächspsychotherapiegruppen außerhalb der Abteilungsversammlung teil. Akut Kranke treten zu rasch wieder aus, als daß sich ihre Mitwirkung lohnen würde, und nach ihrer Entlassung sind nur die wenigsten Patienten bereit und in der Lage, zur Fortsetzung der Gruppentherapie jeweils die Klinik wieder aufzusuchen. Geschlossene Gruppen, d. h. solche, deren Teilnehmer über längere Zeit konstant bleiben, lassen sich nur aus chronischen, z. B. gerontopsychiatrischen Langzeitpatienten, zusammenstellen. Deshalb sind die meisten klinischen Gruppen mehr oder weniger *offen,* was die konsequente Arbeit mit ihnen erschwert.

Psychotherapeutische Spezialgruppen können diagnostisch einheitlich zusammengesetzt sein, etwa in der Art von Süchtigengruppen oder von Gruppen jüngerer chronisch Schizophrener. Wichtiger als die diagnostische Einheitlichkeit der Mitglieder ist es, daß sich unter ihnen keine Patienten befinden, deren psychopathologische Störungen die Tragfähigkeit der Gruppe überfordern. Letzteres kann z. B. bei dominierenden Manikern oder aufgeregten Schwachsinnigen vorkommen. Äußerungsgehemmte Depressive stören weniger die Gruppe als daß sie selber unter der Gruppensituation leiden, ohne von ihr profitieren zu können.

Wer als Klinikarzt allein oder mit Kotherapeuten zusammen die Leitung einer Psychotherapiegruppe übernehmen will, sollte angesichts all dieser Schwierigkeiten für seinen Entschluß eine umschriebene Motivation mitbringen. Etwa diejenige der eigenen Ausbildung zum Zwecke einer späteren Tätigkeit in einer Spezialinstitution oder in einer speziellen Form der Privatpraxis. Zur obligatorischen psychiatrisch-psychotherapeutischen Grundausbildung gehören gruppenpsychotherapeutische Fertigkeiten an den meisten Kliniken nicht. Um so mehr ist dort, wo Gruppenpsychotherapie über längere Zeit zustande kommt, zur regelmäßigen Supervision durch Erfahrene zu raten.

5.4.3 Selbsthilfegruppen und Angehörigenvereine

Solche Organisationen wirken definitionsgemäß außerhalb der Kliniken und scheinen deshalb nicht zum Thema dieses Buches zu gehören. Dies trifft auch zu, sobald die betreffenden Vereinigungen selbständig funktionieren. Immerhin existieren z. B. Gruppen der Anonymen Alkoholiker, die ihre meetings regelmäßig in der Klinik abhalten, um hier alkoholkranke Patienten für ihre Sache zu gewinnen. In anderen Fällen werden Angehörigenvereine durch Aktivitäten der Kliniken überhaupt erst ins Leben gerufen.

Dies kann dadurch geschehen, daß Oberärzte, Psychologen und Sozialarbeiter der Klinik z. B. „Schizophrenie-Kurse für Angehörige" durchführen. Ein solches Angebot führte in der eigenen Klinik zu einer derartigen Nachfrage, daß der Kursus mit 10 in 14tägigem Abstand stattfindenden Abenden gleich verdreifacht werden mußte. Unter der Anregung einer bereits bestehenden auswärtigen Selbsthilfegruppe formierte sich im Anschluß an den Kursus eine Angehörigenvereinigung, deren Mitglieder sich nun ohne weitere Hilfe von seiten der Klinik gegenseitig unterstützen. Die Klinik hatte lediglich als Kontaktvermittlerin zwischen gleichsinnig interessierten, aber bisher räumlich zerstreuten Personen gewirkt.

Angehörige Psychosekranker verbringen ihr Leben oft unter einem ungeheuren Druck. Viele von ihnen haben nicht nur ein großes Bedürfnis nach Aussprache, sondern ein noch größeres nach sachlicher Information. Vor einem solchen Publikum sind die wissenschaftlichen Forschungsergebnisse über Verlauf und Therapie psychotischer Störungen in einfacher Sprache darzustellen und zu diskutieren. Dabei muß dafür gesorgt werden, daß die ärztlich unangenehmen Fakten − z. B. das Fehlen einer therapieüberdauernden Heilwirkung der Neuroleptika oder die Gefahr der Spätdyskinesien − nicht umgangen, sondern klar ausgesprochen werden. Daß der Besprechung von Einzelfällen aus Diskretionsgründen Grenzen gesetzt sind, verstehen und respektieren die Teilnehmer ohne weiteres. Sachlichkeit entspannt − bis hin zur Milderung der Affektspannungen zwischen Bezugsperson und Patient nach dessen Entlassung.

Zusätzlich zur Last der Krankheit haben viele Eltern psychotischer Kinder unter popularisierten ärztlich-psychologischen Theorien zu leiden, welche den Eltern − vor allem den Müttern − die Schuld an der Erkrankung zuweisen. Gegen solche spekulative Auswüchse der psychiatrischen Theoriebildung erhebt sich heute nicht nur in der Forschung, sondern auch bei den Betroffenen zunehmender Widerstand. Selbsthilfegruppen Angehöriger erfüllen auch auf diesem Gebiet eine wichtige Funktion. − Gute Übersichten über das Gebiet geben Angermeyer u. Finzen (1984 *G, L*) und Bertram (1986 *G, L*).

5.5 Sozialdienst

5.5.1 Beschreibung

Sozialarbeiter sind Fachleute, die sich im weitläufigen Feld der sozialen Einrichtungen und des Arbeitsmarktes auskennen. Sie besitzen den Überblick über Art und Kapazität der regional in Frage kommenden betreuenden Institutionen und Selbsthilfegruppen wie Kranken-, Pflege- und Wohnheime, beschützte Wohnungen und Werkstätten, Ambulatorien, Alkohol- und Drogenberatungsstellen, Suchtkliniken, Familienpflege, Anonyme Alkoholiker, Patientenclubs und Angehörigenvereine. Sie sind in der Lage, die Anspruchsberechtigung von Kranken gegenüber Versicherungen, Krankenkassen und Fürsorgeämtern abzuklären und die Indikation für Gesuche an Hilfsvereine und Fonds zu stellen. Sie kennen sich in der Rechtsberatung der Kranken und Angehörigen gegenüber Vermietern, Arbeitgebern und Gläubigern aus, erstellen Schuldentilgungspläne und entwerfen Haushaltsbudgets. Aufgrund ihrer persönlichen Erfahrungen und Beziehungen vermitteln sie Wohnmöglichkeiten und Arbeitsstellen. Sie klären die Vermittelbarkeit schwieriger oder teilarbeitsfähiger Patienten ab. Sie sind es in den meisten Kliniken auch, die den Besuchsdienst der auswärtigen freiwilligen Helfer (z.B. teilzeitbeschäftigte Hausfrauen, Studenten) organisieren. Es obliegt ihnen damit auch eine wichtige Aufgabe im Bereich der Öffentlichkeitsarbeit.

5.5.2 Zusammenarbeit

Alle diese Kenntnisse vermögen die Sozialarbeiter nur dann wirkungsvoll einzusetzen, wenn sie über die Fähigkeiten, Eigenarten und Behinderungen des einzelnen Kranken *eingehend orientiert* worden sind. Wohl erhalten sie aus ihren Gesprächen mit dem Patienten direkt wichtige Informationen über dessen Motivation,

Realitätskontrolle und Diskussionsfähigkeit. Von seiten der Klinik, z. B. des Arbeitstherapiepflegers, werden sie aber Näheres über Grad und Art der Arbeitsfähigkeit erfahren wollen, namentlich auch über die Frage, ob der Patient in der Lage sei, täglich selbständig und regelmäßig den Arbeitsplatz aufzusuchen und dort bis zum Ende der Arbeitszeit auszuharren. Der Arzt wird ihnen über die zu erwartenden psychopathologischen Besonderheiten und über die Art der nötigen ambulanten Weiterbehandlung Auskunft geben.

Aus dem Gesagten geht hervor, daß die Aufgaben und Möglichkeiten des Sozialarbeiters derart vielgestaltig und ineinander verzahnt sind, daß es sich für den Arzt nicht empfiehlt, dem Sozialdienst einen Wiedereingliederungsfall hausintern bloß schriftlich zu überweisen. Rascher führt eine kurze *mündliche* Besprechung zur realisierbaren Hilfe – oder auch zur Erkenntnis, daß die Voraussetzungen für einen konkreten Wiedereingliederungsplan noch nicht gegeben sind.

5.5.3 Sozialarbeit und Psychotherapie

Viele Schulen für soziale Arbeit vermitteln ihren Schülern heute bereits theoretische und praktische Kenntnisse über die Führung des *Klientengesprächs* von *familientherapeutischen Sitzungen*. Die Ausbildung geschieht anhand regelmäßiger Supervision durch erfahrene Berufsleute. Oft handelt es sich um längere Folgen von Gesprächen mit ein- und demselben Betreuten. Die Gesprächsthemen beschränken sich nicht nur auf Erwerbstätigkeit, Wohnfragen und Geldverwaltung, sondern betreffen auch zwischenmenschliche Beziehungen und persönliche Konflikte. Es läßt sich deshalb oft nicht mehr klar angeben, worin sich eine solche Beratung von einer Psychotherapie unterscheidet. Das Beispiel der Sozialarbeit zeigt, daß praktizierte Psychotherapie schon längst nicht mehr die ausschließliche Domäne von Akademikern (Ärzten und Psychologen) ist.

5.6 Psychologischer Dienst

5.6.1 Stellung in der Klinik

Der Psychologe gehört in manchen Kliniken mehr zum Stationsteam, in anderen mehr zu einem zentralen Dienst. Im folgenden wird vorwiegend von der letzteren Variante ausgegangen. – Da die Ausbildung „des" Psychologen zum heutigen Zeitpunkt weniger allgemeinverbindlich umschrieben ist als diejenige von Arzt und Pflegepersonal, erheben die folgenden Angaben über die Arbeit des psychologischen Dienstes in geringerem Maße Anspruch auf Gültigkeit als die meisten anderen Abschnitte.

5.6.2 Psychodiagnostische Tests

Es handelt sich hier um das klassische Arbeitsfeld des klinischen Psychologen. Die Klinikärzte verpassen oft die Gelegenheit, sich auf diesem Gebiet eigene Grundkenntnisse anzueignen. Im Gegensatz zu körperbezogenen Spezialuntersuchungen wie Labor- und Röntgenbefunden vermögen sie dann die Aussagekraft psychodiagnostischer Testresultate nicht richtig zu würdigen. Mit einem leisen Gefühl der Ratlosigkeit – oder noch schlimmer: mit Befriedigung über die Komplettierung der Krankengeschichte – wird der Testbefund abgelegt und bleibt folgenlos. Dieser auch für den Psychologen unerfreuliche Gang der Dinge kann vermieden werden, wenn folgende Punkte beachtet werden:

a) Psychodiagnostische Tests sollte der ärztliche Anfänger dem Psychologen nicht schriftlich, sondern *mündlich* in Auftrag geben. Er bekommt so die Chance, von einem wissenschaftlich ausgebildeten Fachmann zu erfahren, ob sich im vorliegenden Fall ein psychodiagnostisches Verfahren überhaupt eignet, ob, worauf und wie genau der Test geeicht ist und welche Art von Schlußfolgerungen das Resultat zulassen wird und welche nicht. So sind z.B. Persönlichkeitsfragebogen zwar massenstatistisch validiert (geeicht), sagen aber im Einzelfall kaum Wesentliches über Persönlichkeitseigenschaften aus, die für das Leben und die Behandlung der Patienten relevant sind.

b) Wer psychodiagnostische Verfahren in Auftrag gibt oder selber anmeldet, sollte die betreffenden Tests gelegentlich *bei sich selber* durchführen lassen. Für den Kliniker sind nicht nur *Kenntnisse* über Gültigkeit und Zuverlässigkeit von Tests wertvoll, sondern auch das *Gefühl* für Sinn und Grenzen ihrer Anwendung. Diese Fähigkeit wird durch nichts so gefördert wie durch die Selbsterfahrung. Zudem liegt nicht die schlechteste Begründung dafür, Tests bei sich selber durchzuführen, in dem spielerischen Vergnügen, das diese geistvoll ersonnenen Experimente der Versuchsperson bereiten können.

c) Wenn dann der Arzt Tests auch bei Patienten anwendet, sollte er es sich zur Regel machen, die Ergebnisse *mit dem Patienten zu besprechen,* so wie er selbst auch vom Versuchsleiter Aufschluß erhalten hat. Es geschieht sonst beim Patienten dasselbe wie beim schlecht informierten Klinikmitarbeiter, wenn er den Test über sich ergehen läßt: er fürchtet, daß das Verfahren ihn bloßstellen werde. Nur durch Nachbesprechungen lassen sich die therapeutischen Chancen, die in den psychodiagnostischen Tests verborgen liegen, nützen. Besonders die projektiven Tests wie z. B. der Rorschach-Formdeutversuch oder der Thematische Apperzeptionstest, die im wesentlichen nicht geeicht sind, sollten als therapeutische Hilfen zur Entdeckung verborgener, *auch* vorhandener Fähigkeiten und Neigungen von Ratsuchenden und Patienten verwendet werden und nicht als Meßinstrumente für vermeintlich faktische Persönlichkeitseigenschaften.

5.6.3 Psychotherapie durch den Psychologen

Viele Psychologen verfügen heute nicht nur über psychodiagnostische, sondern auch über psychotherapeutische Spezialkenntnisse. Wo diese nicht nur theoretischer Natur sind, sondern wo erhebliche praktische Erfahrungen mit Ratsuchenden oder Kranken vorliegen, soll der Psychologe in der Klinik auch psychotherapeutisch tätig werden. Die große und dankbare Arbeit, individuelle verhaltenstherapeutische Programme für besonders schwierige Kranke zu entwerfen, zu koordinieren und zu überwachen, wird oft von niemandem so sachkundig durchgeführt wie vom gut vorgebildeten Psychologen. Ähnliches gilt für die Führung von Gruppenpsychotherapien, von Verfahren also, in denen, wie oben gesagt, bei weitem nicht alle Ärzte ausgebildet werden können. Unabhängig von der *Art* des Verfahrens – etwa Gesprächstherapie nach Rogers, kognitive Depressionsbehandlung oder Verhaltenstherapie – muß freilich der *Rahmen* der Psychotherapie mit dem behandelnden Arzt, mit dem Pflegepersonal *und* mit dem Patienten abgesprochen werden. Wenn der Kranke, wie es sonst leicht geschieht, nicht mehr überblickt, wer ihn jetzt eigentlich wozu behandelt und an wen er sich mit seinem Wunsch nach freiem Ausgang und mit seiner Klage über die medikamentös verursachte Mundtrockenheit wenden soll, schadet die Aufspaltung der therapeutischen Instanzen mehr als sie nützt. – Die Teilnahme des Psychologen an der Forschung wird unten noch zu erwähnen sein.

5.7 Klinikpfarramt

5.7.1 Bereich

Die Bedeutung der Seelsorge schwankt von Klinik zu Klinik. Religiöse Institutionen können rechtlich die Träger von Kliniken sein. Andernorts wird der Pfarrer nur gelegentlich auf ausdrücklichen Wunsch eines Kranken von auswärts zugezogen. Einzelne Geistliche verfügen über ausgedehnte Ausbildung und Erfahrung im Spitaldienst, andere hatten hierzu keine Gelegenheit. Manche Klinikseelsorger entwickeln ein bemerkenswertes Talent, den Alltag ihrer Kranken zu bereichern, ohne daß dabei ein theologisches Wort fällt: Die von der Religion geforderte menschliche Hilfe kommt direkt im Handeln und in der Atmosphäre zum Ausdruck.

5.7.2 Zusammenarbeit

Obwohl sich das Arbeitsgebiet des Seelsorgers in unseren kulturellen Verhältnissen nicht allgemeinverbindlich abgrenzen läßt, mögen die beiden folgenden, zueinander komplementären Empfehlungen gelten: Je weniger der Seelsorger in der Klinik bekannt ist, desto mehr ist darauf zu achten, daß Kranken, die ihn sprechen möchten, sich dies aber nicht recht zu sagen getrauen, zur Äußerung dieses Wunsches verhelfen wird. Hierzu kann auch ein Hinweis in den routinemäßig ausgehändigten schriftlichen Mitteilungen an eintretende Kranke beitragen. Je aktiver anderseits der Klinikseelsorger auf den Stationen in Erscheinung tritt und bei der Betreuung einzelner Kranker von sich aus mitwirkt, desto sorgfältiger haben die behandelnden Ärzte mit ihm den Kontakt aufrechtzuerhalten. Es treten sonst, wie bei allen Mehrfachbehandlungen, Doppelspurigkeiten und ihre schädlichen Folgen ein – gleich wie bei 5.3 und 5.6.

5.8 Unterricht

5.8.1 „Vorlesungspatient" und „Examenspatient"

Der Grundabsicht dieses Buches entsprechend werden hier nur solche Lehrveranstaltungen berücksichtigt, bei denen die auszubildenden Teilnehmer Patienten unmittelbar sehen oder mit ihnen sprechen. Dazu gehören Vorlesungen und Kurse für Schüler von Krankenpflegeschulen und für Medizinstudenten sowie Fortbildungsanlässe für diplomiertes Personal oder für Ärzte, bei denen den Hörern Kranke vorgestellt werden oder bei denen die Teilnehmer Gelegenheit haben, allein oder in Kleingruppen diagnostisch und therapeutisch orientierte Gespräche mit Patienten zu führen.

Dieser unmittelbare Kontakt mit den Patienten hinterläßt bei den Unterrichtsteilnehmern viel lebendigere und nachhaltigere Eindrücke, als sie auf dem Umweg über distanzierende Vorrichtungen wie Videotechnik oder Einwegspiegel erreicht werden können. Sie lassen sich deshalb durch nichts ersetzen. Wenn die Kranken im vorbereitenden Gespräch für die Lehrveranstaltung gewonnen und über Sinn und Rahmen derselben orientiert werden, empfinden sie die Unterrichtssituation selten als Bloßstellung, häufig aber als Zeichen besonderen Interesses des Dozenten. Wo der Dozent selber das Demonstrationsgespräch führt, empfiehlt es sich, den Kranken gegen Ende desselben zu fragen, wie er das Ganze erlebt hat. Der Patient und die Hörer merken dann, daß dem Dozenten dieser Aspekt der Lehrveranstaltung nicht gleichgültig ist.

In drei verschiedenen psychiatrischen Institutionen (einem Ambulatorium und zwei Kliniken) wurden insgesamt 264 Patienten befragt, die nach entsprechender Information kürzlich im Gruppenunterricht und vor Studenten und Ärzten mitgewirkt hatten bzw. vorgestellt worden waren. Die weit überwiegende Anzahl dieser Kranken drückte sich über das Erlebnis positiv aus, weil gerade die Lehrveranstaltung sie darin bestätigt hatte, daß sie ernst genommen wurden. Unter den Ablehnenden häuften sich depressive Patienten. Das Urteil hing *nicht* von der Größe der Hörerzahl ab. Unbehagen scheint demnach häufiger beim Dozenten als beim Patienten aufzutreten (Townes u. Wagner 1968 *K*, Levy u. Mair 1970 *K*, Eilers u. Blackwell 1974 *K*).

Ähnliches gilt für „Examenspatienten" vs. ärztliche Examenskandidaten, wenn beide nach den Empfindungen des *Patienten* gefragt werden (Eveloff u. McCreary 1972 *K*). Examenspatienten haben nicht selten das befriedigende Gefühl, dem Kandidaten geholfen zu haben – wohl zu recht (Rosen et al. 1979 *K*).

5.8.2 Psychotherapie durch ärztliche und pflegerische Ausbildungskandidaten

Daß jede intensive Psychotherapie, die in regelmäßigen Sitzungen stattfindet, von einem psychotherapeutisch Erfahrenen zu supervisieren ist, wird im entsprechenden Kapitel nochmals betont werden. Die Empfehlung gilt unabhängig davon, ob es sich um einen testatpflichtigen Ausbildungsfall handelt oder nicht.

Zeitlich regelmäßige individuelle Gespräche mit Patienten werden heute nicht nur durch Ärzte, sondern manchmal auch durch *Pflegepersonal* geführt. Schulen für psychiatrische Krankenpflege organisierten z.B. für ihre Schüler in Zusammenarbeit mit den Kliniken sog. Einzelfallbetreuungen, die sich über mehrere Wochen erstrecken und jeweils individuelle therapeutische Ziele verfolgen. Pflegepersonen führen mit den Kranken freilich eher Beschäftigungen (z.B. Arbeiten oder Ausgänge) durch, Ärzte mehr reine Gespräche. Besonders bei psychotischen Kranken, bei denen auch der Arzt die rein verbale Ebene oft verläßt und Aktivitäten wie Malen oder Bewegungsübungen mit dem Kranken einbezieht, ist der Unterschied zwischen pflegerischer und ärztlicher Einzelbetreuung bzw. Psychotherapie aber nicht mehr bedeutend; dies um so weniger als auch Schwestern und Pfleger dort, wo ihre Zeit es ihnen erlaubt, viel mehr als früher dazu neigen, mit einzelnen ihrer Patienten lange und wiederholte Gespräche zu führen. Es handelt sich dabei um den Prozeß der Expansion oder *Emanzipation der Psychotherapie über den Tätigkeitsbereich akademisch vorgebildeter Therapeuten hinaus*, um eben jenen Prozeß, der am Beispiel der Sozialarbeit weiter oben bereits beschrieben worden ist.

Viel stärker als der Unterschied dieser Vorbildung fällt für den Patienten oft ein anderer Unterschied zwischen dem ärztlichen und dem pflegerischen Ausbildungskandidaten ins Gewicht: Wegen ihres festgefügten Ausbildungsprogramms stehen die einzelnen Pflegeschüler oder Praktikanten ihren Patienten nur während einer im voraus festgelegten Anzahl von Wochen zur Verfügung. Es ist nun von großer Wichtigkeit, daß diese Zeitdauer dem auffassungsfähigen Kranken am Anfang der Betreuungsphase mitgeteilt wird. Die Enttäuschung über den unerwarteten Abbruch der Beziehung kann ihm sonst leicht ebensoviel oder mehr schaden als die ganze Anregung ihm genützt hat. Überdies sollte es zu den obligaten Aufgaben des Betreuers gehören, mit Hilfe der Beratung durch seinen Supervisor ein realisierbares Anschlußprogramm für seinen Kranken sicherzustellen – eine Forderung, die in nicht geringerem Maße auch für die ärztliche Psychotherapie gilt, aber hier oft zu wenig berücksichtigt wird.

5.8.3 Tonband, Videoanlage, Einwegspiegel

Daß solche Geräte nie ohne Wissen und Zustimmung des Kranken verwendet werden dürfen, ist selbstverständlich. Und zwar auch dann, wenn das Ganze „bloß" Supervisionszwecken dienen soll und somit nur zwei Mitarbeitern bekannt wird, die zudem der beruflichen Schweigepflicht unterliegen. Eine Atmosphäre, in der der Kranke nicht mehr sicher sein kann, daß er nicht „abgehorcht" wird, ist in der Klinik ebenso schädlich, wie wenn der Patient fürchten muß, daß man ihm ohne sein Wissen „etwas in die Suppe tut" (vgl. Abschn. 8.1.3).

Mitarbeiter – etwa Ärzte, Pflegepersonen oder Sozialarbeiter –, die solche Hilfsmittel für ihre Ausbildung benutzen möchten, werden deshalb am besten veranlaßt, die folgende Erklärung zu unterschreiben:

Der Unterzeichnete wird bei Herrn/Frau (Name des Patienten) zu Unterrichts-/Supervisionszwecken Tonband/Videoaufnahmen anfertigen. Der (die) Patient(in) ist hiermit einverstanden (vgl. seine/ihre untenstehende Unterschrift). Der Unterzeichnete verpflichtet sich, das Band nach Gebrauch zu löschen. – Unterschrift des Patienten, Unterschrift des Mitarbeiters.

5.9 Forschung

5.9.1 Der „Forschungspatient"

Die rechtlichen und ethischen Regeln für Forschungsuntersuchungen am Menschen sind in den Empfehlungen des *Weltärztebundes* niedergelegt. Sie sind so bekannt – und das Prinzip der „informierten Zustimmung" ist auch so selbstverständlich –, daß sie hier nicht wiedergegeben werden müssen.

Häufiger als Verstöße gegen solch elementare Richtlinien werden für den Kranken im Alltag des Forschungslebens feinere Ungereimtheiten der *personellen Organisation* bedeutsam. Forschungsvorhaben – handle es sich nun um Pharmastudien oder um psychologische Untersuchungen – führen in der Regel zum intensiven Kontakt des Mitarbeiters der Forschungsgruppe mit dem Kranken. Rascher als der Forschungsarzt es erwartet, hält der Kranke ihn für den behandelnden Arzt, auch dann, wenn dies keineswegs zutrifft.

Der Patient gerät so in Unklarheit darüber, wer nun eigentlich für ihn zuständig sei. Diese Zweifel äußern die Kranken in der Regel nicht offen, sondern sie halten dergleichen Doppelspurigkeiten für eine zwar störende aber normale Betriebsroutine. Nicht weil ein unpersönlich aufgezogenes Forschungsprogramm an ihnen abläuft, sondern gerade deshalb, weil ihre Krankheit auf eine menschlich engagierte Weise erforscht wird, erleben sie schließlich die Klinik als *unpersönlichen Apparat,* wenn die Forschung in einer personell unklaren oder zumindest für den Kranken undurchsichtigen Art organisiert und durchgeführt wird. Die beteiligten Mitarbeiter sowohl des klinischen wie auch des Forschungsteams dürfen deshalb nie vergessen, den auffassungsfähigen Kranken von Anfang an genau darüber zu orientieren, wer zu ihm in welcher Beziehung und Kompetenz steht. Ist diese Voraussetzung gegeben, so braucht das Vertrauen angemessen aufgeklärter Forschungspatienten in die Behandlung demjenigen „gewöhnlicher" Patienten derselben Klinik keineswegs nachzustehen. Dies aus dem einfachen Grund, weil dank des Forschungskonzepts den Kranken diejenige Aufmerksamkeit zuteil wird, die sie eigentlich immer erhalten sollten.

In der Forschungsabteilung einer amerikanischen Universitätsklinik wurden bei 25 depressiven Kranken plazebokontrollierte Pharmastudien durchgeführt. Die Patienten hatten hierfür neben den psychopathologischen Testuntersuchungen Blutentnahmen und sogar Lumbalpunktionen zu dulden. Ihre Bewertung der durchgeführten Therapie erwies sich gleichwohl als ebenso günstig wie diejenige einer vergleichbaren Gruppe von nicht beforschten antidepressiv behandelten Kranken derselben Klinik. Darüber hinaus stimmten die Selbstbeurteilungen in bezug auf das eigene Befinden in der experimentellen Gruppe mit den Beurteilungen der behandelnden Ärzte besser überein als in der Kontrollgruppe (Kalman et al. 1982 *K*).

5.9.2 Klinische Forschung außerhalb spezialisierter Forschungsteams

Es wird vielfach die Meinung vertreten, dergleichen sei heute nicht mehr möglich. Wenn das stimmen würde, wäre Forschung außerhalb von Universitätskliniken, etwa mit den eigenen Mitteln der Regionskliniken, nicht mehr vertretbar. Dies stimmt auch für viele wichtige Forschungsgebiete wie z.B. epidemiologische Bevölkerungsuntersuchungen oder große Therapiestudien mit unbehandelten Kontrollgruppen, soweit es sich nicht um sog. „Verbundforschung" handelt, die von einem zentralen Forschungsinstitut aus koordiniert und überwacht wird.

Es stimmt aber nicht für andere Forschungsgegenstände. Zu ihnen gehören z.B. *Meinungsumfragen* bei Kranken nach dem Prinzip von „Konsumentenbefragungen", ein dankbares und für die praktische Arbeit bedeutsames Gebiet. Es wird hier untersucht, wie der Kranke die Klinik, einzelne Therapiezweige und die Berücksichtigung seiner Rechte erlebt. Dies ist schon deshalb wichtig, weil der Kranke oft ein „unfreiwilliger Konsument" ist und deshalb besondere Aufmerksamkeit beanspruchen darf. In diesem Buch werden mehrere derartige Arbeiten erwähnt. Ihre Durchführung pflegt betriebspsychologisch und milieutherapeutisch günstige Nebenwirkungen zu zeitigen: bei geeigneter Vorbereitung kann das Pflegepersonal mitwirken. Die interviewten Patienten und Angehörigen spüren, daß ihre Meinung ernst genommen wird. Wenn dann die Resultate vorliegen, finden diese das Interesse der Klinikangestellten; denn soweit solche Ergebnisse dem Personal zur Kenntnis gebracht werden (was man nicht versäumen sollte), verschaffen sie ihm ein klares Gefühl dafür, was es mit seiner täglichen Arbeit erreicht und was nicht. Auch für die seriöse Öffentlichkeitsarbeit sind solche Studien bedeutsam.

Ein anderes Forschungsthema betrifft die Frage: *„Wer wird wie behandelt?"* Erhebungen dieser Art führen oft zu wichtigen Einsichten darüber, welche begründeten oder unbegründeten Indikationsgewohnheiten wir auf dem Felde körperlicher und psychischer Behandlungsverfahren gegenüber Kranken mit verschiedenen Merkmalen (hinsichtlich Geschlecht, Alter, Diagnose, Krankheitsdauer, Herkunft oder sozialer Schicht) zu praktizieren pflegen.

Weitere geeignete Themen gehören zum Gebiet der sog. „Compliance". Man versteht darunter das Ausmaß, in dem verordnete Therapien vom Kranken tatsächlich durchgeführt werden (v. a. die Medikamenteneinnahme betreffend). Ferner eignet sich in diesem Zusammenhang die Frage: Wer wird *aufgenommen,* wer *abgewiesen,* wer *entlassen?* Schließlich sind Reihenuntersuchungen von *Suiziden,* anderen *Zwischenfällen, Patientenbeschwerden* sowie von *restriktiven Maßnahmen* wie Fixierungen, Isolierungen und Zwangsinjektionen dankbare Gegenstände für eine Forschungsrichtung, die gerade die dunkelsten Bereiche ihres Faches am meisten erhellen will (vgl. hierzu auch 12.2 und Bergener et al. 1985).

Einzuräumen bleibt, daß der heutige Arzt im Laufe seines Studiums meist nicht gelernt hat, wie man solche Erhebungen mit Aussicht auf Erfolg methodisch plant, durchführt, auswertet und darstellt. Psychologen mit Universitätsabschluß sind in dieser Beziehung oft besser ausgebildet. Wer sich Forschungsarbeiten vornimmt, tut jedenfalls gut daran, vorerst erfahrene Fachleute zu konsultieren. Ist das „Design" der Studie einschließlich des Schemas für eine eventuelle mathematische Auswertung aber einmal im Detail bereinigt, benötigt die Durchführung keinen personellen Aufwand, der die Möglichkeiten einer beliebigen Klinik übersteigt.

6 Formen des psychiatrischen Gesprächs

In diesem Kapitel gelangen in erster Linie die für die *Klinik* typischen Gesprächssituationen zur Darstellung. Die besonderen Verhältnisse der ambulanten Behandlung werden unter 9.3 dargestellt.

Es werden hier nur Gespräche mit *einzelnen* Patienten behandelt. Die Gruppenpsychotherapien wurden in Abschn. 5.4.2 erwähnt, die Abteilungsversammlung unter 4.2. Dort findet sich auch der Abschnitt über das *pflegerische* Einzelgespräch, während hier die *ärztliche* Situation im Zentrum steht.

Dieses Buch bringt keine Übersicht über die verschiedenen Methoden der *intensiven Psychotherapie* — etwa Psychoanalyse, Gesprächstherapie nach Rogers, systematische Verhaltenstherapie, kognitive Therapie oder die verschiedenen sog. Kurz- und Fokalverfahren. Außer in wenigen Spezialkliniken gelangen solche Verfahren wegen ihres großen Zeitaufwands nur bei wenigen Prozent oder Promille der aufgenommenen Kranken zur Anwendung. Es würde dem Zweck der vorliegenden Darstellung deshalb widersprechen, einzeln auf sie einzugehen. In einem speziellen zusammenfassenden Abschnitt über die intensive Psychotherapie werden lediglich diejenigen Punkte erwähnt, die in der Klinik bei all diesen Verfahren *gemeinsam* zu berücksichtigen sind.

In einer die Behandlung begleitenden Studie an 248 wegen suizidaler Handlungen aufgenommenen Patienten einer amerikanischen Klinik zeigte es sich, daß die Ärzte den psychisch kränkeren Patienten weniger Zeit widmeten als den weniger kranken. Die soziale Schicht der Patienten spielte dabei keine Rolle (Dressler 1975 *K*). Auch eine große New Yorker Stichtagsuntersuchung an über 5000 Kranken staatlicher psychiatrischer Kliniken ergab, daß die kränksten und therapiebedürftigsten Patienten am wenigsten Psychotherapie und Rehabilitationsbehandlung erhielten (Link 1980 *K*).

Es handelt sich dabei um eine allgemeine Erscheinung, die wohl alle Formen des ärztlichen Gesprächs betrifft und die deshalb an dieser zentralen Stelle Erwähnung finden soll. Weil schwerer Kranke oft auch ablehnender und äußerungsgehemmter sind als leichter Kranke und weil auch dieses Buch empfiehlt, sich abweisenden Patienten nicht einfach aufzudrängen (vgl. z. B. beim „schweigenden Patienten", 7.2.3 und 7.2.4), wäre es nicht ganz fair, das zitierte Ergebnis einseitig zu Lasten der Ärzte zu interpretieren. In Wirklichkeit handelt es sich wohl um Wechselwirkungen, deren eigenen Anteil wir aber nicht aus unserem Bewußtsein verbannen wollen.

Die Kunst besteht nicht darin, seine Gesprächszeit starr und gleichmäßig durch die Zahl seiner Patienten zu dividieren, sondern darin, sich *der Motive für die Verteilung der eigenen Gesprächszeit* bewußt zu werden. Der Enttäuschung des Arztes, vom Patienten abgewiesen zu werden, wirkt die Erkenntnis entgegen, daß der Abweisende oft ein geheimes Bedürfnis nach Zuwendung hat, aber nicht die Fähigkeit, sich mitzuteilen.

6.1 Kurzbeschreibung der klinischen Grundformen des psychiatrischen Gesprächs

Die Geschichte der Psychiatrie hat es mit sich gebracht, daß in Lehre und Forschung fast nur diejenigen psychiatrischen Gespräche Beachtung und Interesse finden, die als Psychotherapie im engeren Sinne verstanden werden. Die unzähligen anderen Gespräche, die der Arzt mit Patienten und Angehörigen führt, entgehen dagegen leicht der Aufmerksamkeit, weil keine Theorie ihr Licht auf sie wirft.

Vielleicht hatte es auch seine Vorteile, daß bisher kein System die unübersehbare Vielfalt der ärztlichen Gesprächsformen einschränkte. Anderseits ist dieser Bereich der psychischen Behandlung für die Kranken von größter Bedeutung. Es kommt auf ihm so gut wie auf dem umschriebenen Gebiet der eigentlichen psychotherapeutischen Verfahren zu Gelingen und Mißlingen, zu Erfolg und Versagen. Ein Teil der Fehler rührt daher, daß der Arzt sich über die Art des Gesprächs, das er soeben führt, zu wenig Rechenschaft ablegt. Es lohnt sich deshalb, einige Grundsituationen des ärztlichen Gesprächs zu unterscheiden.

6.1.1 Begleitgespräch

Es ergibt sich im Zusammenhang mit beliebigen ärztlichen Verrichtungen, deren Hauptzweck außerhalb der psychischen Behandlung liegt. Von der Gedächtnisprüfung bis zur intravenösen Injektion pflegen wir unsere Untersuchungs- und Behandlungsmaßnahmen mit erklärenden und motivierenden Gesprächen zu unterstützen. Für das Wohlbefinden und die Behandlungsprognose der Kranken spielt es keine geringe Rolle, ob derartige Gespräche zustande kommen oder nicht. Ihres begleitenden Charakters wegen werden sie aber größtenteils nicht in diesem Kapitel, sondern jeweils in den anderen einschlägigen Abschnitten besprochen.

6.1.2 Visitengespräch

Es besteht dort, wo es gepflegt wird, in der Begrüßung der Kranken beim täglichen Besuch des Abteilungsarztes auf seiner Station. Es erfolgt in der zufälligen Reihenfolge der Begegnungen, spielt sich meist in Hörweite anderer Kranker und Pflegepersonen ab und dauert pro Patient meist nicht länger als eine Minute.

6.1.3 Ad-hoc- oder Bedarfsgespräch

Es kommt gewöhnlich auf Wunsch des Patienten oder einer Drittperson (Mitpatient, Schwester, Angehöriger) zustande. Sein Charakter hängt davon ab, ob es unter vier Augen oder in Gegenwart anderer Personen stattfindet. In jedem Fall liegt es außerhalb regelmäßiger Gesprächsfrequenzen, wie sie etwa dem Visitengespräch oder der methodisch geführten Psychotherapie eignen.

6.1.4 Stationssprechstunde

Auch sie wird in der Regel auf aktuellen Wunsch des Kranken benützt. Im Gegensatz zum Ad-hoc-Gespräch ist ihr räumlicher (Sprechzimmer) und zeitlicher Rahmen (bekannte Präsenzzeit des Arztes) festgelegt, und dem Kranken ist eine Gesprächssituation unter vier Augen garantiert.

96 Formen des psychiatrischen Gesprächs

6.1.5 Regelmäßiges Kurzgespräch

Es handelt sich um Besprechungen von fünf bis fünfzehn Minuten Dauer, die zu vereinbarten Terminen regelmäßig ein- bis dreimal pro Woche stattfinden, normalerweise unter vier Augen. Der Arzt nimmt sich vor, dem Kranken in dieser Weise mindestens während einiger Wochen zur Verfügung zu stehen. (Dieses Arrangement hat nichts zu tun mit dem Begriff der sog. „Kurzpsychotherapie", die mit längeren Einzelsitzungen arbeitet, aber eine eindeutig begrenzte Gesamtdauer der Behandlung im Auge hat.)

6.1.6 Intensive individuelle Psychotherapie

Sie wird nach den Methoden schulmäßig differenzierter Verfahren meist mehrmals pro Woche durchgeführt. Als Richtwert für die Dauer der Sitzungen können dreiviertel Stunden gelten. Die beabsichtigte Gesamtdauer unterschreitet selten mehrere Monate.

6.1.7 Paar-, Ehe-, Familien- und Systemtherapie

Bei diesen Verfahren nehmen die Bezugspersonen zusammen mit dem Patienten an den Sitzungen teil. Letztere dauern meist länger als eine Stunde, finden aber (schon aus äußeren Gründen) selten häufiger als einmal wöchentlich und in praxi selten länger als einige Monate statt. Länger dauern freilich die Beratungen besonders schwer belasteter Angehöriger klinikentlassener Schizophreniekranker.

6.2 Ärztliche Visite

6.2.1 Einzel- oder Gruppenvisite?

Diese Frage bezieht sich nicht auf die Visitierenden (Abteilungsarzt allein oder Chefvisite), sondern auf die Visitierten (einer nach dem andern oder alle miteinander). Der Trend zur Gruppenvisite leitet sich vom Anliegen der therapeutischen Gemeinschaft her. Wir setzen freilich voraus, daß diesem Anliegen bei der Arbeit mit den Patienten (5.2, 5.3), in der Abteilungsversammlung (4.2) und bei der Gestaltung der täglichen Aktivitäten einigermaßen nachgelebt wurde, so daß kein besonderes Bedürfnis nach zusätzlichen gruppenweisen Veranstaltungen mehr zu berücksichtigen bleibe.

Letzteres scheint nun manchenorts, mindestens nach ärztlicher Meinung, nicht zuzutreffen. Jedenfalls steht die psychiatrische Einzelvisite immer noch im Ruf einer veralteten Einrichtung. Sie gilt als altväterlicher Zopf oder abgeschliffenes Ritual, das mit Handgeben, der Frage „Wie geht's?" und einem Schulterklopfen verbunden ist. Wodurch jedoch ließe sich diese Visite ersetzen oder, wenn dies nicht möglich oder nicht ratsam sein sollte, wie könnte man ihrer Degeneration vorbeugen?

Ein naheliegender Einwand gegen die klassische Visite besteht darin, daß sie auf offenen Abteilungen gar nicht vollständig durchgeführt werden kann. Die Patienten lassen sich nicht verpflichten, zu bestimmten Zeiten auf der Station zu warten, bis sie „drankommen". Andere freilich — besonders Langzeitpatienten finden sich unter ihnen — hängen sehr daran, täglich in dieser Weise vom Arzt begrüßt zu werden. Es ist nicht damit getan, diese Einstellung als leere Gewohnheit abzutun. Dem aufmerksamen Beobachter entgeht nicht, daß sich bei diesen scheinbar stereotypen Begrüßungen sehr viel Persönliches zwischen den beiden Partnern abspielt.

In der offenen 26-Bettenstation einer deutschen psychiatrischen Klinik, in welcher alternierend Zimmer- und Gruppenvisiten stattfanden, wurden 50 Patienten nach ihren Präferenzen befragt. Davon gaben 29 der Zimmervisite den Vorzug, 12 der Gruppenvisite und 9 blieben unschlüssig. In der ersten Gruppe häuften sich depressive Kranke, die in der Gruppenvisite nicht zum Zuge kamen. Zur Mehrheit wurde diese Gruppe, weil die meisten Patienten ihr Leiden als etwas Persönliches und Privates empfanden. Aus den Äußerungen der Minderheit ging immerhin hervor, daß diesen Patienten das „Lernen an den Anderen" im Sinne der Milieutherapie wertvoll gewesen war (Begemann-Deppe u. Jacobi 1982 *K*).

Demnach rührt die Kritik an der individuellen Visite wohl zur Hauptsache nicht davon her, daß sie zu wenig gruppendynamisch, sondern daß sie wegen ihrer Hektik *zu wenig individuell* durchgeführt wird.

6.2.2 Therapeutische Möglichkeiten der Visite

Vom Arzt her gesehen äußern sich z. B. Schwankungen der vitalen Grundstimmung des Patienten in seinem Händedruck, wiederaufflackerndes Wahnerleben kündigt sich in seinem mißtrauischen Blick an, die zunehmende Erholung von einer alkoholischen Wesensveränderung läßt sich am Klarerwerden seiner sprachlichen Artikulation verfolgen. Anderseits gibt die Visite in ihrer unaufdringlichen, im wörtlichen Sinne vorübergehenden, aber zuverlässig wiederkehrenden Begegnungsform manchem Kranken ein Gefühl der Sicherheit, das ihn in seinem zerbrechlichen Gleichgewicht stützt, ohne ihm durch eine allzu enge emotionelle Beziehung zu nahe zu treten. Zum Einzelgespräch ins Arztzimmer bestellt, wüßte mancher von diesen Patienten nichts mitzuteilen.

Kranke mit langjähriger Klinikerfahrung haben noch einen anderen nur allzu stichhaltigen Grund, wenn sie auf der formellen Visite bestehen. Bemüht sich der Arzt nämlich, diese Art der oberflächlichen Kurzbegrüßung in Zimmer, Aufenthaltsraum und Flur durch intensivere Einzelgespräche in seinem Büro nicht nur zu ergänzen, sondern völlig zu ersetzen, führt dies sehr leicht dazu, daß sein Kontakt mit einigen besonders zurückgezogenen und subdepressiven Kranken vollständig abbricht. Diese Patienten meiden die Sprechstunde ebenso wie die Abteilungsversammlung. Der Arzt übersieht ihre Vereinsamung oder ihr Versinken in Suizidgedanken um so leichter, als er infolge seiner Überlastung insgeheim froh ist, wenn sie ihn verschonen. Damit hat die Degeneration der klinischen Arzt-Patient-Beziehung aber mindestens für *diese* Kranken eine neue und besonders abschüssige Richtung eingeschlagen. Auch die Angehörigen und eine kritische Öffentlichkeit akzeptieren es mit Recht nicht, wenn ein Patient in einem Krankenhaus tagelang überhaupt keinen Arzt sieht.

6.2.3 Empfehlungen zur Gestaltung der Visite

Die folgenden Punkte zeigen Möglichkeiten, die Visite aufzuwerten ohne sie zu verlängern:

a) Man vergegenwärtige sich im Visitengespräch immer wieder die *eigene Kopf- und Körperhaltung* gegenüber dem Patienten.

Dreht sich die Front des eigenen Oberkörpers allmählich weg vom Kranken in die Gehrichtung, die man selbst im Sinne hat, ohne daß man aber tatsächlich weggeht, weil das eigene Gesicht dem Patienten noch zugewendet bleibt, so rufe man sich den folgenden Punkt in Erinnerung:

b) Unter keinen Umständen darf sich der Arzt an das *Gefühl des Gehetztseins* gewöhnen. Man kann diesem Übel dadurch begegnen, daß man sich des beschränkten Zwecks der Visite bewußt bleibt. Dieser besteht *nicht* darin, Psychotherapie zu treiben oder Probleme zu lösen, sondern ausschließlich darin, alle anwesenden Kranken zu begrüßen und sich einen Eindruck von ihrem momentanen Befinden zu verschaffen – also genau in jener globalen Orientierung, die zu Recht als unvollständig und zu Unrecht als untherapeutisch kritisiert wird.

c) Taktfehler begeht man, wenn man die *umstehenden Zuhörer* nicht in angemessener Weise berücksichtigt. Man vergißt sie, wenn man aus Zeitnot Fragen während der Visite erledigen will, auf die der Kranke ein Diskretionsrecht hat („morgen führen wir den Antabustrinkversuch durch"). Und man berücksichtigt sie zu stark, wenn man sich ihretwegen im Visitengespräch auf Rechtfertigungen des eigenen Handelns gegenüber den Vorwürfen des Patienten einläßt („wir hätten Sie nicht auf die geschlossene Station versetzt, wenn Sie gestern nicht betrunken heimgekommen wären").

d) Kranke, die ein dringendes Anliegen erkennen lassen, bitten wir, sich bis nach dem Abschluß der Visite zu gedulden und stellen ihnen ein *anschließendes Ad-hoc-Gespräch* in Aussicht. Gerade damit eine gewisse Zeitspanne für solche therapeutische Einzelgespräche übrigbleibt, und damit die vorangegangene Visite sich dennoch in einer ruhigen, zugewandten Atmosphäre abspielt, darf man die Visitengespräche nicht ausufern lassen.

e) Am Schluß der Visite kontrolliert man routinemäßig anhand der Patientenliste der Station, *welche Kranke man nicht gesehen hat*. Häufen sich solche Ausfälle bei bestimmten Kranken, bestellen wir sie mit Hilfe des Pflegepersonals zu einem Einzelkontakt, evtl. in die Sprechstunde (s. unten).

f) Wenn die Teambesprechung nicht unmittelbar nach Abschluß der Visite stattfindet, erfolgt mindestens ein kurzer Kontakt des

Arztes mit einem Mitglied des *Pflegeteams*. Es bleiben sonst pflegerische Probleme offen, die den Fluß des Abteilungslebens unnötig behindern.

In einer deutschen Klinik hat die systematische Beobachtung und Dokumentation bei 1191 Visitenbegegnungen von 17 Ärzten mit 680 Patienten ergeben, daß die Ärzte sich mit ihrem Oberkörper den Kranken, mit denen sie sprechen, viel häufiger nur halb zuwenden als die Kranken den Ärzten (Steinmann 1978 *K*).

6.3 Ad-hoc- oder Bedarfsgespräch

6.3.1 Jeweilige Einmaligkeit des Gesprächs

Bereits aus der eingangs des Kapitels gegebenen Kurzbeschreibung des Begriffs geht seine thematische Vielfalt hervor. In der Tat ließe sich der Begriff beliebig unterteilen. Gemeinsam ist all diesen Gesprächen, daß sie nicht früher als am Vortag, meist aber am gleichen Tag versprochen worden sind und daß sie von beiden Partnern *als jeweils einzelne* und nicht als regelmäßig zu wiederholende Ereignisse verstanden werden. Gerade dieser letztere Punkt verleiht ihnen ein besonderes Gewicht. Es ist deshalb verfehlt, sie gegenüber regelmäßigen psychotherapeutischen Sitzungen als etwas Zweitrangiges abzuwerten.

6.3.2 Verschiebbarkeit des Gesprächs

Werden wir *im Vorbeigehen* von einem Kranken angesprochen, so ist es uns nicht immer möglich, ihm in einem Gespräch zu antworten. Stehen wir aber still, so sollten wir uns sofort (und nicht erst nach einigem Hin und Her) entschließen, ob wir mit ihm stehend oder sitzend weitersprechen oder ob wir ihm erklären wollen, daß uns beides momentan nicht möglich ist. Unerfreulich für alle Beteiligten ist es, wenn statt dessen ein längeres Seilziehen um den Verbleib des Arztes stattfindet. Besser verabschiedet sich dieser etwa mit der Bemerkung: „Ich sehe, daß sie mir viel zu sagen hätten. Wenn Sie mich morgen auf der Visite daran erinnern, werde ich nachher mit Ihnen sprechen."

6.3.3 Versprochenes Bedarfsgespräch

Haben wir dem Patienten, z. B. anläßlich der Visite (vgl. 6.2), eine Nachbesprechung in Aussicht gestellt, so steht uns für die nötigen *Vorentscheidungen* über die Art des Gesprächs etwas mehr Zeit zur Verfügung, als wenn wir unvorbereitet angesprochen werden. Zu diesen Vorentscheidungen gehören u. a. die Fragen, ob wir dem Kranken im Stehen oder Sitzen und ob wir mit ihm vor Zuhörern oder unter vier Augen sprechen wollen. Die Dauer des Gesprächs wird in dieser Situation unter anderem davon abhängen, wieviele weitere Nachbesprechungen wir anderen Kranken auf derselben Visite ebenfalls versprochen haben. Für weniger dringende Probleme sind die Patienten deshalb besser auf die Sprechstunde (vgl. 6.4) zu verweisen.

Nachuntersuchungen an ambulanten psychiatrischen Patienten zeigen, daß sogar vereinzelte Konsultationen, die keineswegs zu einer Psychotherapie führten, nicht ganz selten erstaunlich nachhaltige Wendungen zum Besseren nach sich zu ziehen vermögen. Voraussetzung ist, daß der Arzt den Patienten genau kennengelernt hat und daß der letztere selber hinreichend zu Worte gekommen ist (Malan 1975 *E*). – Diese Voraussetzungen dürften auch für die Klinik gelten. Bei Malan handelt es sich zwar um tiefenpsychologisch orientierte Gespräche, die der Abklärung einer Indikation zur intensiven Psychotherapie galten. Dennoch scheinen seine Resultate in unerwartetem Ausmaß auf den Wert des gezielten Einzelgesprächs hinzuweisen.

6.4 Stationssprechstunde

6.4.1 Funktion und Stil

Aus den oben besprochenen Gründen ersetzt die Sprechstunde des Abteilungsarztes, zumindest in den hier vorausgesetzten größeren Abteilungen mit über zwölf Betten, die Visite nicht. Es ist nicht einmal sicher, ob die Sprechstunde die Visite und deren Anschlußgespräche zeitlich erheblich zu entlasten vermag, wenn sie für diejenigen Kranken zugänglich bleiben soll, die spontan vorsprechen möchten. Der hauptsächliche Sinn der Sprechstunde ist es ja, den Kranken *Gelegenheit zur eigenen Initiative im Kontakt unter vier Augen mit dem Arzt* zu bieten.

Immerhin kann eine allzu große Flut von Ad-hoc-Gesprächen durch den Einsatz der Sprechstunde besser aufgefangen und verteilt werden. Diejenigen Kranken, deren Probleme einen gewissen Aufschub ertragen, können auf die bekanntgegebenen Sprechstundenzeiten verwiesen werden. Für den in Ausbildung stehenden Arzt schafft diese Arbeitsweise zudem die Möglichkeit, einen eigenen Stil in der Organisation seiner Konsultationen zu entwickeln. Nur durch die Praxis kann man z. B. lernen, wie man die Wartezeit der Patienten in erträglichen Grenzen halten kann und wieviel *Zeitreserve* man in seinen Sprechstundenplan einzubauen hat, damit die versprochenen Unterredungen eingehalten werden können.

Es empfiehlt sich, eine Liste der *Langzeitpatienten* anzulegen. Diejenigen von ihnen, die sich während eines Monats nie an den Arzt gewendet haben, werden in die Sprechstunde *bestellt*. So wird verhindert, daß beim Patienten günstige und ungünstige Entwicklungen unbeachtet und unbeeinflußt ablaufen und daß sich beim Arzt die landläufige Fehlmeinung festsetzt, chronische Krankheit bedeute psychische Erstarrung. Wo dieser *falsche Chronizitätsbegriff* sich eingeschlichen hat, kann er sogar die ärztliche Wahrnehmung einer Entlassungsmöglichkeit blockieren.

„Nun ist es gerade eines der Ergebnisse dieser und früherer Untersuchungen, daß schizophrene Psychosen nur selten in einem völlig stabilen Zustand endigen. Vielmehr entwickeln sich Persönlichkeit und Krankheit lebenslänglich weiter und bleiben kaum jahrelang völlig gleich ... Immer wieder ist man auch erstaunt, wie nach vieljährigen „Demenzen" noch Besserungen oder sogar Heilungen auftreten und umgekehrt nach vieljährigen Heilungen noch Rückfälle." (M. Bleuler 1972 *K*, S. 245.)

6.4.2 Gesprächsdauer

Schwierigkeiten bereitet uns in der Abteilungssprechstunde so gut wie beim Ad-hoc-Gespräch immer wieder die Frage, ob wir dem Patienten zu Beginn mitteilen sollen, *wie viele Minuten* wir ihm zur Verfügung stellen möchten oder können. Die Ankündigung „ich habe fünf Minuten Zeit für Sie" kann in der Tat verletzend klingen, so als ob man sagen wollte: „ich habe eigentlich keine Zeit für Sie" – und zwar manchmal auch in denjenigen Fällen, wo das Gespräch ohnehin nach drei Minuten zwangslos endet. Meist wird die

Terminierung deshalb überhaupt nicht besprochen – ja ärztlicherseits nicht einmal bedacht.

Dies ist indessen ein Fehler. Bei einer allzu ängstlichen Haltung den Wünschen des Kranken gegenüber unterschätzen wir nämlich seine fast immer vorhandene Fähigkeit, unsere zeitliche Beanspruchung ohne viele Worte wirklichkeitsnahe abzuschätzen. Die ungefähre Dauer der verfügbaren Zeit als Anzahl von Minuten auszusprechen, kann, wenn es in entgegenkommendem Ton geschieht, auf den Patienten durchaus entspannend wirken.

Die Limitierung einer jeden Gesprächszeit kann zwei Gründe haben, eine Not und eine Tugend. Man soll das eine nicht zum andern machen, namentlich nicht in den Begründungen dem Patienten gegenüber. *Die Not* besteht darin, daß psychiatrische Kliniken aus historischen Gründen (u. a. Herkunft vom Bettlergefängnis) personell armselig dotiert sind. Versteift man sich heute auf ein Anrecht der Kranken auf halb- bis ganzstündige Gespräche, so heißt das einfach, daß man mit den meisten von ihnen überhaupt nicht mehr spricht.

Die Tugend dagegen besteht darin, zu unterscheiden zwischen akuten, affektgeladenen, noch wenig bekannten Situationen, die längere Aussprachen erfordern, und chronischen, schwelenden, aber bereits ziemlich klar erkannten Schwierigkeiten, die über längere Zeit hinweg nicht angegangen werden können. Zu diesen können z. B. festgefahrene Ehezerwürfnisse, irreale Berufswünsche oder die Abneigung gegenüber einer indizierten Dauermedikation gehören. In solchen Fällen kann sich zur Bearbeitung des Konflikts eine „minimale Kontakttherapie", wie sie auch genannt wird, besser bewähren als eine zeitintensive Psychotherapie. Wiederholte kurze Anstöße sind hier manchmal wirkungsvoller als ein aufreibendes „Treten am Ort". Voraussetzung ist natürlich, daß der Arzt merkt, wann doch etwas in Bewegung gerät und vermehrte Gesprächszeit erfordert. Näheres darüber wird unter 6.5 ausgeführt.

6.4.3 Mitwirkung des Pflegepersonals

Es handelt sich hier um eine Ermessensfrage. Die Psychiatrieschwester ist jedenfalls keine Arztgehilfin. Wenn die Sprechstunde aus zahlreichen Kurzgesprächen besteht, sollte die Schwester nicht durch die häufigen Telefonanrufe und Patientenbegleitungen dauernd in der Ausübung ihrer pflegerischen Hauptaufgaben unterbrochen werden. Zumindest mit den selbständigen Kranken kann sich der Arzt leicht selber arrangieren. Auf der anderen Seite empfindet das Pflegepersonal manchmal eine gut organisierte Abteilungssprechstunde so deutlich als atmosphärische Erleichterung, daß es gern zu ihrem Gelingen das Seine beiträgt.

6.5 Regelmäßiges Kurzgespräch

6.5.1 Funktion und Rahmen

Visite und vereinzelte Ad-hoc-Besprechungen gehören zu jenem Minimum an ärztlicher Dienstleistung, das die psychiatrische Institution ihren Kranken gegenüber zu gewährleisten pflegt. Am anderen Ende der Reihe nach Zeitaufwand steht die intensive Psychotherapie, die dem einzelnen Patienten mehrere dreiviertelstündige Sitzungen pro Woche einräumt und die deshalb nur für eine sehr kleine Minderzahl von Kranken in Frage kommt.

Zwischen diesen beiden Extremen, dem allgemeinverbindlichen Minimum und dem sporadisch verwirklichten Maximum, erstreckt sich eine breite Mittelzone, zu der das regelmäßige ärztliche Kurzgespräch gehört. Dank der verhältnismäßig kurzen Gesprächszeit von fünf bis fünfzehn Minuten, wie sie im einführenden Abschnitt umrissen worden ist, kann diese Gesprächsform immerhin bei einer nennenswerten Anzahl Kranker – wenn auch immer noch nicht bei ihrer Mehrzahl – zur Anwendung gelangen. Sie wird aber leider in den meisten Kliniken nicht gepflegt, weil aus psychiatriegeschichtlichen Gründen sowohl die Tradition wie die Theorie für kurzdauernde Gespräche weitgehend fehlt (Ausnahme betreffend Theorie s. Balint 1973 *E*).

Die Wirkungsmöglichkeit *kurzer Gespräche* wird allgemein unterschätzt. Dies ist schade. Es trifft nämlich nicht zu, daß die meisten Kranken „nur schon zum Auftauen aus ihrer emotionellen Erstarrung mindestens eine halbe Stunde Zeit brauchen", wie es oft von Kollegen geltend gemacht wird, die nur die Theorie und die Praxis der intensiven Psychotherapie kennen. Es ist überhaupt nicht so, daß für menschliche Begegnungen, Auseinandersetzungen und Problemlösungen die Stunde die naturgegebene Zeiteinheit darstellt. Dieses Vorurteil hat lediglich der Gebildete aus seiner Schulzeit übernommen. Wesentliches kann oft in sehr viel kürzerer Zeit geschehen.

Dies ist insbesondere dann möglich, wenn die Gespräche *mit regelmäßiger Frequenz* 1- bis 3mal pro Woche stattfinden. Die zeitliche Regelmäßigkeit hat zudem den Vorteil, daß die meisten Kranken ihr Aussprachebedürfnis ohne weiteres auf ihre Termine konzentrieren, sobald sie einmal Vertrauen gefaßt haben, daß der Arzt jene auch einhält. Sie verzichten dann von selbst darauf, beim Arzt an den übrigen Tagen zusätzliche Besprechungen zu verlangen. Sobald die regelmäßigen Kurzbesprechungen einmal angelaufen sind, werden sie meist von beiden Partnern für ihre Beziehung als entspannend erlebt.

6.5.2 Vorteile

Kurzgespräche können – unter der Bedingung, daß sie *regelmäßig* stattfinden – gegenüber längeren Gesprächen folgende Vorteile haben:

a) Der Patient fühlt sich – wegen der geringeren Dauer der Konfrontation mit seinem Konflikt und mit der Person des Therapeuten – weniger bedroht und in Frage gestellt. Das gilt z. B. oft für Schizophrene, bei denen intensive Kontakte Panik und Rückfälle auslösen können.
b) Die Kürze der Zeit kann die Konzentration auf das Wesentliche fördern. Günstigenfalls kommt rasch ein wirkungsvoller Kontakt zwischen Patient und Therapeut zustande.
c) Der Arzt gelangt weniger leicht zu dem Punkt, wo er sich vor den langdauernden, zahlreichen und unauflöslich scheinenden Problemen des Patienten entmutigt fühlt. Statt von den Konflikten überschüttet zu werden, wird er mit ihnen Schritt für Schritt konfrontiert. Das Gefühl der Überwältigung und Hilflosigkeit kann nämlich beim Therapeuten leicht zu latenter Aggressivität, Schulmeisterei oder innerer Distanzierung führen. Anders als bei der Wahl eines Medikaments hat der Arzt bei der Wahl der Gesprächsdauer nicht nur die Tragfähigkeit des Patienten, sondern auch die eigene zu berücksichtigen.

Die Befragungen von Kranken psychiatrischer (wie auch somatischer!) Kliniken ergeben mit fast monotoner Übereinstimmung, daß die Patienten die zur Verfügung stehende ärztliche Gesprächszeit als zu kurz empfinden. Vielleicht ist diese Kürze aber nicht nur eine solche der Minuten, sondern oft auch eine solche der Gefühle und des Verstehens und eine Folge *fehlender Regelmäßigkeit und Voraussehbarkeit* der Kontakte.

6.5.3 Kontraindikationen

Die Regelmäßigkeit der Gespräche kann zu einer persönlichen Bindung des Kranken an den Therapeuten führen. Dies ist dann ungünstig, wenn man den Patienten voraussichtlich in den nächsten Wochen *entlassen,* aber nicht selber ambulant weiterbehandeln wird. Es besteht dann die Gefahr, daß der Kranke entweder durch den Abbruch der therapeutischen Beziehungen enttäuscht oder daß seine Entlassung verzögert wird.

Kontraindikationen können nicht nur gegen die Einleitung, sondern auch gegen die Fortsetzung regelmäßiger Gespräche auftreten. Die wichtigste unter ihnen besteht in der *Abneigung* des Patienten gegenüber den Besprechungen. Eine solch abweisende Haltung begegnet uns etwa bei jenen feindselig-spröde an uns vorbeiblickenden schizophrenen Kranken, die sich in ihrer Beziehungsangst nicht anders als durch eine hochzerbrechliche Glasglocke zu schützen vermögen. Für die prekäre innere Situation dieser Patienten kann ein Gespräch unter vier Augen von fünf Minuten schon zuviel sein. Kürzere und schonendere Begegnungen sind ihnen gegenüber am Platze, bis sie (z.B. durch die neuroleptische Abschirmungshilfe) widerstandsfähiger geworden sind.

Man sollte also eine solche Ablehnung, weitgehend unabhängig vom Grund, den wir für sie annehmen, nicht als „Widerstand" im psychoanalytischen Sinne des Begriffs interpretieren und überwinden wollen, sondern respektieren – auch wenn man den Widerwillen des Kranken nicht völlig versteht. Es kommt sonst viel eher zum fruchtlosen Aufflammen der Psychose als zum Gewinn neuer Einsichten. – Was hier am Beispiel schizophrener Bedrohungsangst dargestellt wurde, gilt in minder prägnantem Ausmaß auch für gewisse neurotische und depressive Zustände sensitiver Menschen.

6.5.4 Indikationen und Zielsetzungen

Indikationen ergeben sich am besten aus umschriebenen pflegerischen und therapeutischen Schwierigkeiten. Niemals sollten sie sich an so vagen und umfassenden Zielen orientieren, wie es etwa „Persönlichkeitsreifung" oder „Wiedereingliederung" sind. Auch einen „Abbau des Hospitalismus" wird man kaum durch vermehrte Bindung des Patienten an einen einzelnen Mitarbeiter der Institution erreichen, besonders dann nicht, wenn dieser die ambulante Weiterbehandlung nicht persönlich wird übernehmen können.

Über die Art der Probleme, die zur Indikation führen können, vermögen *Beispiele* eher einen Eindruck zu vermitteln als Grundsätze:

a) Das ununterbrechbare, unbezogene Schimpfen einer chronisch schizophrenen Hausfrau während der Visite wird immer zerfahrener. Sie kümmert sich nicht mehr darum, daß niemand sie versteht, während die Schwestern spüren, daß im Grunde genommen ein überbordendes Mitteilungsbedürfnis aus der Kranken hervorbricht. Gleichzeitig zieht sich die Patientin auch von ihrer Mitarbeit in der geschützten Werkstätte zurück. Eine Erhöhung der neuroleptischen Dosis würde sie erfahrungsgemäß so stark dämpfen, daß sie vollends arbeitsunfähig würde. Ziel: Im regelmäßig wiederholten Kurzgespräch ist auf das Wenige einzugehen, was an den Äußerungen der Kranken verständlich bleibt; so z.B. ihre Furcht vor einer neuen Zimmernachbarin, die wir z.Z. zwar nicht wegplazieren können, über deren beängstigenden Einfluß wir aber mit unserer Patientin zu sprechen versuchen. Dadurch, daß die Kranke von uns nur auf solche Themen Antwort erhält, die wir verstehen, wird sie im verstehbaren Reden bestärkt. Auf dem Boden einiger neuer Verständnisinseln vermag sie nun auch ihre manuelle Arbeit wieder besser zu akzeptieren.
b) Ein postapoplektisch wesensveränderter Schlosser und ehemaliger Bergsteiger hat sich gedächtnismäßig gut erholt. Er leistet aber der Physiotherapeutin passiven Widerstand, weil er kritiklos seine Behinderung verbergen will. Unser Appell an seine sportliche Einstellung zum Trainieren blieb erfolglos. – Ziel: Wenn es im regelmäßigen Gespräch gelingt, durch das persön-

liche Interesse des Arztes das Selbstwertgefühl des Kranken zu stützen, läßt er sich aus seiner dissimulierenden Abwehrhaltung befreien.
c) Ein manisch-depressiver Hotelangestellter erleidet immer wieder schwere Rückfälle, weil er im Intervall jeweils seine Lithiumprophylaxe unterbricht. Er ist trotz seiner Intelligenz nicht dazu zu bringen, klar zu begründen, weshalb er dies tut. – Ziel: Die Einstellung des Patienten zu seiner Psychose, zu deren sozialen Folgen und zu den Nebenwirkungen seiner Medikation sollte gründlicher geklärt werden. Zeitlich regelmäßige und thematisch zentrierte Kurzgespräche bieten hierfür gegenüber den bisherigen Ad-hoc-Gesprächen eine neue Chance. Vielleicht gelingt es dem z.Z. urteilsfähigen Kranken dann eher, mitzuentscheiden, ob er konsequent medikamentös behandelt werden möchte oder ob er das nächste Rezidiv bewußt in Kauf nehmen und für diesen Fall zusammen mit seiner Frau auch die Modalitäten der Rehospitalisierung vorbereiten will.

6.5.5 Zur Einleitung einer Gesprächsserie

Zu Beginn sollte das *Behandlungsziel* immer mit dem Patienten besprochen und später ggf. *mit* ihm modifiziert werden, wenn sich dies als nötig erweist. Dies scheint bei Indikationen wie den ersten beiden von den drei oben stehenden Beispielen unmöglich. Ein Versuch lohnt sich gleichwohl. Er bewahrt den Patienten davor, sich in falsche oder übertriebene Erwartungen hinsichtlich des Ziels der Besprechung zu versteigen, und er verschafft dem Arzt die Gelegenheit, sich darin zu üben, scheinbar heikle Angelegenheiten Kranken gegenüber taktvoll und verständlich auszudrücken. Es ist ein psychotherapeutischer Kardinalfehler, immer mehr und anderes mit dem Patienten vorhaben zu wollen als dieser wissen soll. Zwar gilt vielleicht auch in der Psychotherapie die Regel, daß das Porzellan nur der erfindet, der Gold herstellen will. Aber vielleicht halten wir manches für Porzellan, was in Wirklichkeit bereits Gold ist.

Die zur Verfügung stehende *Sitzungsdauer* – fünf, zehn oder fünfzehn Minuten – und die Termine der Sitzungen sind mit dem Patienten ebenfalls festzulegen. Endlich sollte man seine eigenen ärztlichen Vorstellungen über die voraussichtliche *Gesamtdauer* einer derartigen Gesprächsbeziehung in der ersten bis dritten Sitzung zum Ausdruck bringen oder sogar einen zahlenmäßigen Vorschlag machen. Auch dies trägt dazu bei, daß Patient und Arzt in der Folge den Boden nicht unter den Füßen verlieren.

6.5.6 Zur Durchführung

Hat man mit dem Patienten wie soeben empfohlen über die erwähnten Rahmenbedingungen gesprochen, so wird man beim Einhalten der Sitzungszeit nicht oft ernsthaften Schwierigkeiten begegnen. Offenheit bedeutet allerdings auf diesem Gebiet für den Arzt oft den Zwang zu einer gewissen Selbstüberwindung, weil er dem Kranken ungern mitteilt, daß er für ihn nur beschränkt Zeit hat.

Ob aber während einer Konsultation das Gefühl des Zeitdrucks auf dem Patienten (und auf dem Arzt) lastet, hängt nicht so sehr von der wirklichen Konsultationsdauer ab als von der Fähigkeit des Arztes, das Wesentliche aus den Äußerungen des Kranken herauszuhören. In jedem Fall bewährt es sich, den Patienten mindestens alle drei bis sechs Sitzungen einmal zu fragen, ob er vom Ergebnis der Besprechungen befriedigt sei oder nicht, und worin ein mögliches Ergebnis seiner Meinung nach bestehe. Wenn der Kranke dann auch lediglich meint, „daß endlich einmal jemand auf das hört, was ich sage", wird der Arzt dieses Resultat nicht geringachten. Die Art und Weise der *Beendigung* regelmäßiger psychotherapeutischer Besprechungen wird in Kap. 7 darzustellen sein.

6.5.7 Emotionelle Arzt-Patient-Beziehung

Die Erfahrung zeigt, daß es bei regelmäßigen Sitzungen, auch wenn diese noch so kurz sind, zu einer ähnlichen Intensivierung und Problematisierung der Arzt-Patient-Beziehung kommt, wie sie in der „großen" Psychotherapie unter den Bezeichnungen „Übertragung", „Gegenübertragung" und „Widerstand" bekannt ist. Die Periodizität der Sitzungen führt nämlich beim Patienten dazu, daß er nun zumindest in bezug auf gewisse Themen seines Erlebens und Sprechens „von Sitzung zu Sitzung lebt": er fantasiert auch zwischen den Besprechungen vermehrt über seinen Therapeuten, weil er häufiger als früher an die – jetzt feststehende – nächste Sitzung denkt. Die Tatsache, daß der Arzt ihn regelmäßig sehen will, beweist dem Kranken ohnehin das individuelle ärztliche Interesse und hebt ihn aus der Mehrzahl seiner Mitpatienten hervor.

Es bedarf nicht der Intensität einer großen Psychotherapie, daß diese Erwartungshaltung des Kranken den Anfänger überfordert. Es ist dem letzteren deshalb zu empfehlen, sich schon bei der Indikationsstellung von einem erfahrenen Kollegen, etwa einem Oberarzt, beraten und in der Folge regelmäßig – etwa alle zwei bis vier Wochen – *supervisieren* zu lassen.

Der klinische Psychologe einer amerikanischen psychiatrischen Klinik teilte 30 chronisch schizophrene Männer einer großen Station in drei hinsichtlich Krankheitsschwere unter sich möglichst gleichartige Gruppen zu 10 Patienten ein. Zusätzlich zur gewohnten Klinikbehandlung führte er mit den Kranken der ersten Gruppe täglich während je fünf Minuten ein Gespräch unter vier Augen, mit denjenigen der zweiten Gruppe wöchentlich einmal je eines zu 25 Minuten und mit denjenigen der dritten Gruppe gar keines. Nach zwei Monaten schätzten Abteilungsarzt und Pflegepersonal die etwaigen Besserungen der Krankheitssymptome bei den Patienten. Die erste Gruppe schnitt am besten, die letzte am schlechtesten ab. Trotz der kleinen Fallzahlen betrug die Wahrscheinlichkeit, daß die gefundenen Unterschiede lediglich auf Zufall beruhten, 1:10 (Zirkle 1961/62 *K*). – Es besteht keine Gefahr, daß man die Bedeutung dieser anspruchslosen Studie überschätzt – aber vielleicht, daß man sie unterschätzt.

6.6 Intensive individuelle Psychotherapie

6.6.1 Indikation und Supervision

Der vorzusehende Zeitaufwand wurde in der einleitenden Begriffsbeschreibung angegeben. Im Gegensatz zu den Kurzgesprächen des vorangegangenen Abschnittes existieren für die großen Psychotherapien reiche Traditionen und ausführliche Theorien. Wegen ihres Zeitaufwandes werden derartige psychotherapeutische Behandlungen in den meisten Kliniken aber praktisch nur zu Ausbildungs- oder Forschungszwecken durchgeführt. Solche Verfahren exponieren den ausgewählten Kranken gegenüber Mitpatienten und Personal. Wenn nicht Neid, Eifersucht und andere schwer kontrollierbare Umgebungseinflüsse den hilfreichen Charakter der Therapie gefährden sollen, muß der Therapeut insgesamt annähernd ebensoviel Zeit für das Abteilungsteam und die anderen Bezugspersonen des Kranken einschließlich der Angehörigen sowie für die eigene Supervision aufwenden, wie für den Patienten.

Die *Indikationsstellung* sollte niemals durch den Ausbildungskandidaten allein erfolgen, sondern sie erfordert die Beurteilung durch einen erfahrenen Kliniker, der den Patienten und den Therapeuten kennt. Im Falle *klinikexterner Supervision* muß klar bleiben, daß die Verantwortung für den Patienten uneingeschränkt beim behandelnden Klinikarzt bzw. Oberarzt bleibt und nicht auf den Supervisor übergehen kann. Der belebend „subversive" Einfluß, der von auswärtigen Supervisoren auf den klinischen Routinebetrieb auszugehen pflegt, degeneriert sonst zu einem „Hick-Hack" zwischen externem und klinischem Behandlungsstil, und zwar auf dem Rücken des Patienten. Der auswärtige Supervisor überblickt lediglich die Gegenübertragung des Behandelnden, nicht die Behandlung selbst.

Schon bei der Indikationsstellung ist auch die Frage abzuklären, ob der Therapeut nach einer eventuellen Entlassung des Patienten dessen *ambulante Weiterbehandlung* übernehmen kann, und zwar mindestens während der ersten Wochen nach dem Austritt mit einer vergleichbaren Frequenz wie während des Klinikaufenthaltes. Wenn dies nicht möglich ist, muß mit einer unerwünschten Verlängerung der Hospitalisierungszeit gerechnet werden, weil sich sehr wahrscheinlich eine starke persönliche Bindung des Patienten an seinen Therapeuten (und umgekehrt!) einstellt.

6.6.2 Komplikationen

Wenn das Verhalten eines Kranken Dritten gegenüber während einer intensiven Psychotherapie ausfälliger wird, ist dies ein ernst zu nehmendes Warnsignal. Mitpatienten und Personal bringen gewöhnlich wenig Verständnis dafür auf, daß jemand, der ohnehin bereits „verwöhnt" wird, ihnen jetzt auch noch mehr Mühe macht. Es kann sich für den Patienten zwischen seiner Bindung an den

Therapeuten und seiner Isolierung von der übrigen Umgebung ein Teufelskreis einspielen, der mit ausschließlich patientenbezogenen psychotherapeutischen Mitteln allein nicht unterbrochen werden kann und der dem Kranken mehr Schaden als Nutzen bringt.

In einem ähnlichen Sinne können sich destruktive Entwicklungen anbahnen, wenn sich der Kranke in den Therapeuten verliebt. Man versteht diese Situationen in der Regel falsch, wenn man die erotischen Gefühle der Patienten als pathologische Übertragungsphänomene zu behandeln versucht (Näheres darüber vgl. 11.2.2).

Jedenfalls sollte der Therapeut *aggressive oder erotische Entwicklungen* nicht hartnäckig als „fruchtbare Auseinandersetzungen" oder „befreiende Erlebnisse" interpretieren und allein überbrücken wollen. Vielmehr wird man bei solchen Konstellationen oft nicht darum herumkommen, psychiatrisch erfahrene (evtl. pflegerische!) Kotherapeuten beizuziehen oder den Supervisor zu wechseln (Ernst 1957 *E*).

Intensive Psychotherapien können nicht nur nützen, sondern auch schaden, wie vergleichende Studien gezeigt haben (Bergin 1971 *L*, Graupe 1975 *L*). Der Grund dafür liegt bei nicht bereits psychotischen Kranken wahrscheinlich weniger in der Auslösung endogener Krankheitsphasen als in Enttäuschungsreaktionen der Patienten, bei denen zu große Hoffnungen auf Genesung und zu große Erwartungen hinsichtlich Liebe und Freundschaft geweckt worden sind.

6.6.3 Überindividuelle Bedeutung

Es wurden hier v. a. die bedenklicheren Aspekte und die Schwierigkeiten der intensiven Psychotherapie unter klinischen Verhältnissen hervorgehoben. Nachzutragen ist indessen, daß alle erwähnten Probleme auch im Rahmen regelmäßiger Kurzgespräche auftreten können, allerdings meist in milderer Form. Ausbildungstechnisch gilt deshalb, daß nichts eine so gute Vorbereitung für die „kleine" Psychotherapie ist, wie die „große". Man sollte sich auch der historischen Zusammenhänge erinnern: Die Entwicklung der psychischen Krankenbehandlung in den Institutionen, angefangen von der Verbreitung kreativer Techniken bis zur Aufwertung des pflegerischen und ärztlichen Gesprächs, wäre ohne die weltweite

Wirkung der psychotherapeutischen Pioniere in den ersten Jahrzehnten dieses Jahrhunderts in dieser Art nicht denkbar.

Was eine endogene Psychose ist, kann der Ausbildungskandidat auf keine andere Weise ebensogut erfahren wie dadurch, daß er einzelne Psychosekranke intensiv psychotherapeutisch behandelt. Ist man sich dessen einmal bewußt, verschiebt sich das erkennbare Verhältnis von Geben und Nehmen zwischen Patient und Therapeut ganz beträchtlich: es wird augenfälliger, daß der letztere vom ersteren profitiert als umgekehrt. Wenn das stimmt, wird aber auch klar, welche Verantwortung wir für den Kranken übernehmen, wenn wir uns zu einer intensiven Psychotherapie entschließen – einer Therapie, die noch sicherer als diesen Namen die Bezeichnung „intensive Ausbildung" verdient.

Es ließ sich bis heute nicht nachweisen, daß langdauernde Psychotherapien bessere und nachhaltigere Resultate erbringen als kurzdauernde. Das trifft auch für die intensive Psychotherapie von Schizophrenien zu. Für die gesamte Psychiatrie gilt vielleicht: *Der Betreuer wird durch den Betreuten sicherer bereichert als umgekehrt.* Das wird auf dem Gebiet der intensiven Psychotherapie besonders deutlich. Wer deshalb eine große Psychotherapie vorhat, ist zu derselben Umsicht verpflichtet wie derjenige, der Forschung am Menschen betreiben will – denn beides liegt nicht so weit auseinander wie unsere unterschiedlichen Absichten uns vielleicht vortäuschen. Es wäre skurril, deswegen jeweils die schriftliche „informierte Zustimmung" des Patienten zur Psychotherapie einholen zu wollen; nicht skurril ist aber der Vergleich der Bedeutung der beiden Eingriffe für den Kranken, wenn man berücksichtigt, daß die meisten therapeutischen Forschungsprojekte dem Patienten mehr Chancen als Gefahren bringen.

6.7 Paar-, Ehe-, Familien- und Systemtherapie

Vom Standpunkt des Klinikers aus sind diese Verfahren eine Fortentwicklung dessen, was er nach seiner Behauptung schon immer (aber zu wenig) getan hat: eine Fortentwicklung nämlich seiner Anamneseerhebung bei den Angehörigen und seiner beratenden und vermittelnden Gespräche mit diesen Bezugspersonen, gelegentlich auch absichtlich in Gegenwart und unter Beteiligung des Patienten. *Vom ideengeschichtlichen Standpunkt aus* stellen diese Verfahren dagegen vor allem eine Reaktion gegen die ausschließende Tendenz der klassischen psychotherapeutischen Zweierbeziehung von Patient und Therapeut dar, eine Situation, in der der Therapeut jeden Kontakt mit Angehörigen nicht nur zu vermeiden, sondern sogar zu verweigern pflegte.

In der Tat führt ein solch exklusives therapeutisches „Bündnis" nicht selten zur gemeinsamen Front gegen nahestehende Bezugspersonen, v. a. Mütter und Ehepartner. Die Intensität der dabei entstehenden Affekte erreicht manchmal diejenige einer symbiotischen Realitätsverkennung. Dies kann sich für den Patienten verhängnisvoll auswirken: Er verdirbt es vollends mit seinen Bezugspersonen (oft sind es die letzten, die er noch hat) und ist doch nicht selbständig genug, sich von ihnen zu lösen. Einer derartigen therapeutischen Fehlentwicklung vermag die systemisch orientierte Therapie infolge ihres offenen Kontaktverhaltens besser zu entgehen. *Ihre Grenzen* liegen anderswo: aus äußeren Gründen dort, wo die wichtigsten Bezugspersonen fehlen oder nicht kollaborieren; und aus inneren Gründen dort, wo der Therapeut neben dem „kranken System" den kranken Menschen nicht mehr sieht.

Der letzteren Gefahr ist die wissenschaftlich sorgfältig kontrollierte Form der angelsächsischen *Familientherapie von Schizophreniekranken* erfolgreich entgangen (praxisorientierte Zusammenfassungen enthalten Falloon 1984 *K;* Kuipers 1985 *K*). Es handelt sich bei dieser Methode um nichts anderes als um die eingehende, sachliche und beschönigungsfreie Information der belasteten Angehörigen über Diagnose, Prognose und medikamentöse sowie psychische Behandlung des Kranken und um die laufende Beratung der Familie in den krankheitsbedingten Schwierigkeiten und Krisen. Die Methode hat sich im kontrollierten Vergleich mit Kranken, deren Familien weniger stark einbezogen worden waren, in der Tat als rückfallpräventiv erwiesen.

Die Erfolge sind derart eindrucksvoll, und der humane Wert des Vorgehens ist so überzeugend, daß die Kenntnis der einschlägigen Studien zur Ausbildung und die Anwendung der empfohlenen Grundsätze zum Alltag des Psychiaters gehören sollten. Diesem Ziel kommt entgegen, daß das fernsehgebildete Publikum und mit ihm ein großer Teil der Bezugspersonen unserer Kranken den familientherapeutischen Leitideen bereits ein gewisses Vorverständnis entgegenbringt. Freilich benötigt diese Behandlungsmethode, wie jede andere Ausbildung, Erfahrung und Supervision. Der Klinikpsychiater darf sich auch nicht dadurch entmutigen lassen, daß es ihm nicht immer gelingt, den Zugang zum ausschlaggebenden Angehörigen zu finden. Erschöpfte Bezugspersonen sind (wie andere chronisch überlastete Menschen) manchmal nur schon deshalb nicht in der Lage, Aufklärung oder Rat anzunehmen, weil sie jede eigene Verhaltensänderung als Eingeständnis bisherigen schuldhaften Fehlverhaltens auffassen. In seinem Sprachstil gegenüber Angehörigen bedarf der Psychiater deshalb desselben Taktes wie gegenüber seinen Patienten und jedem Leidenden.

7 Regeln der psychiatrischen Gesprächsführung

7.1 Allgemeines

7.1.1 Voraussetzung: Umgang mit der Personensuchanlage

Der Alltag des Klinikarztes ist dadurch gekennzeichnet, daß er in unberechenbaren Zeitabständen auf Unvorhergesehenes zu reagieren hat. Seine Verfügbarkeit ist dadurch gesteigert worden, daß er durch drahtlose Personenrufanlagen jederzeit ans nächste Telefon beordert werden kann. Das hat in manchen Kliniken dazu geführt, daß die Ärzte kaum ein Gespräch mit einem Patienten mehr zu Ende führen können, weil sie vorher weggerufen werden.

Ein Kompromiß zwischen der Erreichbarkeit des Arztes für jedermann und seiner Zuverlässigkeit gegenüber dem einzelnen Kranken läßt sich dadurch erreichen, daß die Ärzte zu festgelegten, zentral bekannten Zeiten ihr Suchgerät („Piepser") einer Sekretärin überlassen.

7.1.2 Zuhören: Vortrittsregel

Oft ist zu Anfang eines Gesprächs nicht nur der Patient gegenüber dem Arzt, sondern auch der Arzt gegenüber dem Patienten voller Mitteilungsbedürfnis. In der Tat haben wir manchmal dem Kranken bestimmte Orientierungen zu vermitteln, die keinen Aufschub ertragen, soweit der Patient uns anzuhören und zu verstehen überhaupt willens und in der Lage ist. Zu solchen Informationen gehören z. B. Ankündigungen über unser diagnostisches und therapeutisches Vorgehen, wichtige Vorhalte (s. 7.2.2) oder die Übermittlung einer Nachricht von den Angehörigen.

Mit Vorstößen, die mehr Motivierung als Information meinen, sollen sich Ärzte und Pflegepersonen indessen nicht vordrängen, auch wenn ihnen das zu Sagende aus therapeutischer Besorgnis auf der Zunge brennt. Das psychiatrische Gespräch als Ganzes pflegt fruchtbarer zu verlaufen, wenn wir die Themenwahl und das Wort während der ersten Gesprächshälfte völlig dem Kranken überlassen — und zwar nicht nur beim Erstinterview, sondern bei jeder Besprechung, handle es sich nun um eine vereinzelte oder um eine regelmäßige im Sinne des vorangegangenen Kapitels.

7.1.3 Abschluß des einzelnen Gesprächs: Resümeeregel

Der Art und Weise, wie wir ein Gespräch beenden, ist um so mehr Aufmerksamkeit zu widmen, je vereinzelter es dasteht und je weniger es im Rahmen einer Gesprächsserie eingebettet ist. Man sollte sich vom Patienten nicht verabschieden, bevor man nicht zwei Dinge getan hat:

a) Man vergewissert sich, daß der Kranke über die wichtigsten *bevorstehenden Ereignisse* im Zuge seiner Abklärung und Behandlung — etwa über ein Elektrokardiogramm oder eine Abteilungsversetzung — im Bilde ist.
b) Rechtzeitig vor Ablauf der vorgesehenen Gesprächszeit versucht man, sich mit dem Patienten über mindestens *ein Ergebnis* der Besprechung zu einigen.

Dieser letzte Punkt gilt besonders für das Ad-hoc-Gespräch, wie es im vorherigen Kapitel umrissen worden ist. Dabei sollte aber keine Vollständigkeit in bezug auf alle angeschlagenen Themen angestrebt werden. Bei Patienten, die in rascher Folge zahlreiche Anliegen vorbringen, ist dies ohnehin nicht möglich. Wenn auch jeweils nur *ein* Punkt geklärt wird, bestärkt dies den Patienten doch in seiner Hoffnung, daß auch die anderen Themen grundsätzlich klärbar seien. Wer sich solche Schlußzusammenfassungen angewöhnt hat, wird die Klage seiner Kranken, daß er sie mit allem hängen lasse, was sie bewege, seltener erleben.

Das Resümierte kann oft sehr einfacher Natur sein. Genügen kann z.B. die genaue Erklärung, warum man derzeit eine Dosisreduktion des Neuroleptikums noch nicht verantworten könne, ab wann dies aber bei anhaltend guter Wirkung des Medikaments frühestens möglich sein werde. Erleichterung zu bringen vermag gelegentlich nur schon die klare Formulierung eines von uns nicht lösbaren Problems, das den Kranken bisher heimlich beschäftigte und das er jetzt erstmals zögernd andeutet – etwa seine Enttäuschung darüber, daß seine Frau ihn bisher noch nie besucht hat. Sogar die klare und vorwurfslos formulierte Feststellung einer Meinungsverschiedenheit eignet sich dazu, ein „Ergebnis" im hier gemeinten Sinn zu werden (vgl. 7.2.1).

7.2 Besondere Gesprächssituationen

7.2.1 „Konsens über den Dissens"

Was gemeint ist, sei an einem Beispiel verdeutlicht: Bevor man sich nach dem Gespräch mit der alkoholkranken Patientin von ihr verabschiedet, faßt man nochmals den Gegensatz zusammen, der sich zwischen ihr und uns ergeben hat. Er besteht darin, daß die Patientin der Überzeugung ist, das kommende Wochenende zu Hause nüchtern verbringen und dann zu uns zurückkehren zu können, während wir sicher sind, daß sie zum jetzigen Zeitpunkt noch nicht die Willenskraft aufbringen wird, sich am Sonntag abend von ihrem Mann wieder in die Klinik zurückbegleiten zu lassen. Sogar bei Wahnkranken können solche protokollartigen, wenn auch mündlich zusammengefaßten Standortbestimmungen der Konfliktentwicklung die Arzt-Patient-Beziehung manchmal verbessern (vgl. 7.3.3).

7.2.2 „Vorwurfsfreier Vorhalt"

Einer der häufigsten Fehler in der psychischen Krankenbehandlung besteht darin, daß wir dem Kranken nicht deutlich genug sagen, *warum* wir seinem Wunsch – z.B. nach Dosisreduktion des Neuroleptikums oder nach Entlassung – noch nicht entsprechen. Wir haben Hemmungen, dem Alkoholiker vorzuhalten, daß er jeweils vor der Monatsmitte seinen Lohn bereits vertrunken hatte, der depressiven Mutter, daß sie sich ertränken und ihr kleines Kind mitnehmen wollte, und dem aufgebrachten Schizophrenen, daß ihm wegen seines lauten nächtlichen Schimpfens die Wohnungskündigung droht.

Unsere Zurückhaltung, die sich von den konzilianten Umgangsformen im Verkehr mit distanziert-angepaßten Gesunden herleitet, ist verständlich. Im Verkehr mit Psychischkranken ist sie aber ungünstig. Denn es ist für den Patienten nicht schonend, sondern quälend, wenn wir ihn im Ungewissen darüber lassen, ob wir dies und jenes über ihn wissen oder ob er vor uns – und vor sich selbst – über seine Hauptprobleme hinweggehen kann. *„Vorhalt" heißt hier nicht „moralischer Vorwurf", sondern „Vorzeigen einer Wirklichkeit".* Diese Wirklichkeit betrifft meist ein selbstschädigendes Verhalten des Patienten, das seiner Einsicht derzeit nicht zugänglich ist, oder ein Interesse anderer Menschen, das zu übergehen dem Kranken auf die Dauer nicht gelingen kann.

Für uns besteht nun die Schwierigkeit darin, *deutlich und doch nicht verletzend* zu sprechen. In dieser Situation stellt man sich am besten vor, man hätte über den Kranken ein behördliches Gutachten zu verfassen, das er einzusehen berechtigt sei. Der Sprachgebrauch, der ohne zu beschönigen doch nicht unnötig kränkt und der bei aller Sachlichkeit doch die Anteilnahme nicht ausschließt, ist lernbar.

7.2.3 Der schweigende Patient

Diese Situation bedeutet völlig Verschiedenes, je nachdem ob sie im vereinzelten Versuch zum Gespräch angetroffen wird oder ob sie sich im Laufe einer regelmäßig durchgehaltenen Gesprächsfolge nach anfänglicher Äußerungsfähigkeit des Kranken entwickelt (vgl. unten 7.2.4).

Bei der katatonen oder melancholischen „Sprachlosigkeit" läßt sich im individuellen Gesprächsversuch manchmal wenigstens die Grundstimmung des Kranken – Angst, Verzweiflung, Verzückung – aus seinem Gesichtsausdruck erahnen. Anfänger vergessen leicht, daß die Kranken in diesem Zustand sie besser erfassen als sie selber die Kranken. Vor allem gelingt es dem Gesunden nicht leicht, die Begegnung in der richtigen Weise zu *beenden*. Der Kranke sollte nicht den Eindruck bekommen, wir wüßten nichts mit ihm anzufangen, weil wir uns am Schluß grußlos von ihm entfernen wie von einer Statue.

Am besten handeln wir so, wie wir uns auch sonst bei Schwerkranken zu verhalten pflegen: nämlich indem wir uns über die Behandlung genau mit den anderen Teammitgliedern absprechen — diesmal aber betont in Gegenwart des stumm mithörenden Kranken und so, daß er spürt, daß wir auch ihn mit alledem ansprechen wollen. Vielleicht läßt uns der Patient durch mimische Zeichen erkennen, was er bei dieser Begegnung fühlt, vielleicht auch nicht. Mindestens erfährt er aber auf diese Weise, was wir an ihm wahrnehmen und was wir mit ihm vorhaben. Dies trägt dazu bei, daß der Patient aus seiner eigentümlich einseitigen Isolierung eher wieder herausfindet oder daß er sich wenigstens darin nicht gefangener fühlt als nötig.

7.2.4 Der verstummende Patient

Beginnt der Patient dagegen allmählich oder plötzlich *im Laufe einer Gesprächsserie* zu verstummen, z. B. bei regelmäßigen Kurzgesprächen, ist dies wohl eher im Zusammenhang mit einer therapeutischen Beziehungskrise zu verstehen. Man gerät hier leicht in Versuchung, die Sitzungszeit zu verlängern und auf das früher schon erwähnte „Auftauen" zu hoffen. Gerade depressiv gehemmte Kranke können diesen Schritt aber als eine neue quälende Verpflichtung zum Mitmachen erleben. Eher empfiehlt es sich deshalb, die Sitzungszeit zwar nicht generell zu verkürzen, aber von Mal zu Mal flexibel zu gestalten und evtl. vor der abgemachten Maximalzeit zu beenden. Dies hat freilich in einer Weise zu geschehen, die dem Patienten nicht das Gefühl vermittelt, er habe versagt oder den Gesprächspartner enttäuscht. Gerade in diesen Fällen empfiehlt sich ein Hinweis auf den nächsten Termin. Auf diese Weise behält der Kranke einerseits die Gewähr der regelmäßigen Begegnung und andererseits darf er die Pflicht zum „Durchhalten" einer bestimmten Gesprächszeit aufgeben.

Dieses Verhalten des Therapeuten ist auch dann adäquat, wenn der Grund des Schweigens beim Patienten weniger in einer depressiven als in einer vertrotzt-ablehnenden Stimmung liegt. Man teilt dem Patienten mit, daß man seine Stimmung wahrnimmt und den Grund dafür erfahren möchte, aber auch bereit sei, das Gespräch zu beenden, wenn er es wünsche. Eine Ausdehnung der Gesprächszeit würde hier für den Patienten zwar nicht „Pflicht nach außen", wohl aber „Pflicht nach innen", nämlich Zwang zur Wahrnehmung des eigenen verstummten Gesichts mit sich bringen, die Fronten verhärten und beide Partner mit gehässigen Gefühlen aufladen.

7.2.5 Gespräch über die Diagnose

„Bin ich denn schizophren?" Diese besorgte oder empörte Frage ist nie mit ja, nie mit nein und insbesondere nie damit zu beantworten, daß wir sie überhören. Denn sie bedeutet dem Kranken manchmal ein ernstes Anliegen. Schizophren *ist* aber nicht jemand oder etwas, sondern schizophren *bedeutet* in der Fachsprache etwas. Was *wir* mit diesem Begriff beim Patienten allenfalls meinen, können wir ihm erklären, soweit unsere Darstellungs- und seine Auffassungsfähigkeit reichen. Keinesfalls dürfen wir aber versäumen abzuklären, was *er* damit meint.

Derlei Patientenfragen begegnen einem freilich meist unvorbereitet. Sie werden z.B. auf der Visite gestellt, wo alles neugierig und teilnahmsvoll die Ohren spitzt. Was wir dabei generell aussagen können ohne indiskreterweise auf den einzelnen Kranken Bezug zu nehmen, läßt sich in derselben Art formulieren, wie man es auch gegenüber den Massenmedien täte. Dem aus persönlichen Gründen anfragenden Kranken wird man indessen ein Ad-hoc-Gespräch offerieren.

Innerhalb einer solchen Konsultation kann die Antwort z.B. folgendermaßen lauten: „Als schizophren bezeichnen wir sehr verschiedenartige Veränderungen des seelischen Erlebens. Dazu gehört auch das eigenartige Gefühl, von Unbekannten mit elektrischen Strahlen belästigt zu werden, wie Sie es zur Zeit durchmachen."

Damit wird ein solches Gespräch allerdings kaum beendet sein. Den Kranken beunruhigt vielleicht die Nebenbedeutung der Unheilbarkeit, die im *populären Schizophreniebegriff* mitschwingt. Die diagnostische Frage wird dann rasch zur prognostischen und therapeutischen. Darüber mit dem Kranken zu sprechen, was *sein* verändertes Erleben bei ihm individuell und sozial bedeutet, entspricht dann wieder nichts anderem als unserem gewohnten psychotherapeutischen Alltag. – Keine erheblichen Probleme bereitet es in der Regel, einem Kranken zu erklären, was wir in seinem Fall unter einer *Manie*, einer *Depression* oder einer *Neurose* verstehen, sofern wir vom Prinzip des „Vorhaltes" (vgl. 7.2.2) den richtigen Gebrauch machen.

Schwieriger kann die Informationsaufgabe für uns werden, wenn der Patient an einer *fortschreitenden Hirnkrankheit* mit ungünstiger Prognose, etwa an einem inoperablen Hirntumor oder an einer senilen Demenz leidet. Es geht dann in besonders hohem Maße darum, so zu sprechen, daß es der Kranke nicht nur verstehen, sondern auch ertragen kann – nicht anders als sonst auch in der Medizin. Freilich sind es hier seltener die Kranken selber als ihre Angehörigen, die sich nach der Diagnose erkundigen. Fragen endlich, die zum Zwecke der Familienplanung im Zusammenhang mit Vererbung gestellt werden, erfordern eine besonders klare und uneingeschränkte Darlegung unseres derzeitigen Wissens. Sie werden in Kap. 10 behandelt.

Auch die Diagnose *Schwachsinn* kann wegen der relativen Unbeeinflußbarkeit des Leidens und wegen des besonderen Sozialprestiges der Intelligenz bei der Auskunfterteilung Mühe bereiten. Allerdings geschieht es auch hier selten, daß wir vom schwachsinnigen Patienten selber danach gefragt werden; es ist ja kaum je der Schwachsinn an sich, der den Patienten in unsere Behandlung gebracht hat, sondern z.B. sein Sexualdelikt oder sein Tobsuchtsanfall. Derartige Störungen, ihre Ursachen, Folgen und Behandlungsmöglichkeiten rücken dann ins Zentrum des Gesprächs. Die Frage nach der Intelligenz taucht eher erst dann auf, wenn wir diese Fähigkeit testmäßig untersuchen. Für diese Situation sei auf das Unterkapitel 2.3 verwiesen.

Alles in allem verlaufen solche Gespräche über die verschiedenartigsten Diagnosen gewöhnlich weniger heikel als der Unerfahrene befürchtet, v.a. dann, wenn der Auskunftgeber selbst sich darüber im klaren ist, daß Worte nicht sagen, was etwas an sich *ist*, sondern – abhängig von ihrem Gebrauch – was wir mit ihnen *meinen*. Im Falle der Schizophrenie ist es ferner nützlich zu wissen, daß die meisten Schizophrenien nicht chronischer verlaufen als die meisten Neurosen, die in den Institutionen behandelt werden (Ernst 1980 *L*). Dies gilt freilich nur dann, wenn man den Schizophreniebegriff nicht auf solche Verläufe einengt, die sich rückblickend als chronisch erweisen – eine Einschränkung, die ja auch sonst schlecht begründbar und unpraktisch ist. – Gewähren wir den Patienten wie anderen Laien so gut wie möglich Einblick in unseren fachlichen Sprachgebrauch, so erscheint die vielgeschmähte psychiatrische Etikettierung von selbst in ihren richtigen Proportionen.

An der Zürcher Universitätsklinik wurden 93 (meist chronische) schizophrene und 34 depressive Kranke, die seit mindestens vier Wochen hospitalisiert waren, über ihre Einstellung zu ihrer (unserer!) Diagnose befragt. Bei beiden Krankheitsgruppen kannten je drei Fünftel der Kranken unsere Diagnose („Schizophrenie" bzw. „Depression"). Von diesen 54 Schizophrenen waren 35 mit ihrer Diagnose intellektuell einverstanden, von den 21 Depressiven 19. Bei Fragen, die mehr die gefühlsmäßige Akzeptierung der Diagnose betrafen, lautete das Urteil weniger günstig, besonders bei den Schizophrenen. Immerhin erlebt auch bei ihnen „nur" jeder Dritte seine Diagnose als deutlich negativ, z. B. im Sinne einer Kränkung. Andererseits betrachten sich über die Hälfte aller Schizophrenen und fünf Sechstel aller Depressiven als „seelisch krank" (Zöllner 1979 *K*). – Die Frage nach der Diagnose wurde hier vom Interviewer und nicht vom Kranken aufgeworfen, was eine ungünstigere Gesprächssituation als die oben besprochene ergibt. Dennoch fällt auf, daß der Unterschied in der Akzeptierung unserer diagnostischen Begriffe zwischen den schizophrenen und den depressiven Kranken weniger ausgeprägt war als wir erwartet hatten. Hätten zudem alle behandelnden Ärzte mit allen Kranken, bei denen sich dazu Gelegenheit ergab, früher über unseren diagnostischen Sprachgebrauch gesprochen, wäre der Prozentsatz der Gekränkten heute vielleicht noch geringer. Die Voraussetzung für das Akzeptieren einer Diagnose, nämlich das Krankheitsgefühl, ist bei schizophrenen Patienten viel verbreiteter als es jene Theoretiker erwarten, die schizophrenes Leiden nicht als Krankheit, sondern nur als Sozialschaden akzeptieren.

Neuartige Informationsprobleme hat die *HIV-Diagnostik* gebracht. In der Schweiz gilt die Regel, daß der Test nur mit ausdrücklicher Zustimmung des Patienten und nur dann durchgeführt wird, wenn der Arzt den Patienten als hinreichend tragfähig für ein allfällig positives Resultat beurteilt. Von einem anderen Vorgehen verspricht man sich in Anbetracht der Ansteckungsarten keine Verminderung der Infektionsgefahr für Dritte.

7.3 *Beispiele syndrombezogenen Umgangs mit Kranken*

Unser therapeutisches Gesprächsverhalten richtet sich nicht immer nur nach allgemeinen Regeln einerseits und nach den Bedürfnissen des individuellen Kranken andererseits, sondern oft auch nach den Eigenschaften eines überindividuellen psychopathologischen Syndroms.

7.3.1 Umgang mit Depressiven: Immunität trotz Empathie

Die Unterscheidung zwischen psychogenen und endogenen Krankheitsursachen spielt für diejenigen Gesichtspunkte, von denen hier die Rede sein wird, eine untergeordnete Rolle. – Die mehr äußeren Aspekte des Suizidrisikos behandelten die Abschn. 2.4.2 und 2.4.3.

„Aufdeckende" Psychotherapie wird von depressiven Kranken häufig schlecht vertragen. Unsere Versuche der „Bewußtmachung" verborgener Ursachen verschlimmern die Depression oft und vermögen auch die spätere Rezidivgefahr nicht zu verringern. Eher entlastet es den Kranken, wenn man mit ihm gleichsam Psychopathologie treibt, indem man sich die von ihm erlebten depressiven Störungen (die sog. „Symptome" wie Körperbeschwerden, Selbstvorwürfe oder Versagensängste) immer wieder genau beschreiben läßt. Wiederholungen stören vielleicht *uns*, dem Depressiven liegen sie nahe. Wenn wir dem Patienten bei seinen Formulierungen behilflich sind, wird ihm klar, daß wir wissen, wie es ihm zumute ist, daß ein gedrücktes Befinden wie das seine offenbar bei vielen Menschen vorkommt und daß es sich demnach dabei nicht um etwas Unerhörtes handelt.

Für den schwerer Depressiven bedeutet manchmal jedes längerdauernde Gespräch eine zusätzliche Belastung. Man erkennt dies daran, daß die Mimik des Kranken sich noch mehr verdüstert oder daß er unruhig wird. Keinesfalls sollte man in dieser Situation die Gesprächszeit durchhalten, die man sich vorgenommen hat; um so genauer wird man aber die *Frequenz* der Kontakte, falls man solche mit dem Kranken vereinbart hat, einhalten. Kurze aber regelmäßige Kontakte können hilfreicher sein als lange aber unzuverlässig aufeinanderfolgende Sitzungen (vgl. das oben beim „schweigenden Patienten" empfohlene Vorgehen). Obwohl man fast nichts für den Kranken getan zu haben glaubt, kann man von ihm nach seiner Genesung hören, wie gut es ihm getan habe, daß man ihn in seiner schweren Zeit nie vergaß.

Gelingt es dagegen, einem Depressiven zu ermöglichen, daß er seinem Leid rückhaltlos Ausdruck geben kann, so ist das nicht mit der oben erwähnten, therapeutisch ungünstigen Zunahme innerer Unruhe zu verwechseln. Ein Tränenausbruch kann die Wende der Depression sein.

Dies alles ist nicht so zu verstehen, daß man auf psychogene und lebensgeschichtliche Ursachen und Hintergründe einer Depression nicht eingehen solle. Das Eingehen auf Äußerungen, *die vom Patienten kommen*, ist etwas anderes als eigenmächtiges Bohren in einer Schutzhülle, die wunde Bereiche des Kranken abdeckt. Solche Bereiche können wir mit Aussicht auf Erfolg erst dann berühren, wenn sich der Kranke bereits hinreichend erholt hat und selbst ein Bedürfnis nach der Revision seiner Haltung verspürt.

Depressive Verstimmungen sind oft ausgesprochen *ansteckend*. Das läßt sich nicht nur in den Familien, sondern auch bei den Therapeuten Depressiver beobachten. Die Erscheinung äußert sich darin, daß der Psychotherapeut das depressive Elend allen Ernstes für unabsehbar hält, weil der Kranke es als eine ausweglose Pattsituation (z. B. von Ehezerwürfnis und Scheidungsunfähigkeit) erlebt und darstellt. Daß viele Depressionen trotz ungelöster Lebensprobleme wieder abklingen, ist zwar schwer zu verstehen, aber eine Tatsache. Diese Realität kann allerdings von demjenigen fast nicht akzeptiert werden, der andere als psychodynamisch vernunftgemäße Lebensläufe nicht für möglich hält (eine gute Übersicht zum Thema dieses Abschnittes gibt Leder 1980 *G*).

Das Thema *Suizid* soll gegenüber dem depressiven Kranken nicht nur nicht gemieden werden, es gehört vielmehr zum ärztlichen Gespräch mit ihm. Suizidale Gedanken sind auch in der Gesamtbevölkerung derart verbreitet, daß man nicht zu befürchten braucht, den Patienten durch eine entsprechende Äußerung erst auf diese gefährliche Idee zu bringen. Wenn wir nicht in ängstlichem, sondern ruhig teilnehmendem Ton fragen: „Ist es Ihnen manchmal so zumute, daß Sie am liebsten nicht mehr leben möchten?", erschrecken wir den Kranken keineswegs, sondern er fühlt sich dadurch verstanden und erleichtert.

In einer epidemiologischen Fragebogenstudie bei 586 19jährigen stellungspflichtigen Männern im Kanton Zürich gaben 24% an, sich schon mindestens einmal in ihrem Leben mit Selbstmordgedanken getragen zu haben. Die Hälfte von diesen hatte schon wiederholt an solchen Gedanken gelitten und zwei Fünftel hatten schon konkrete Suizidmittel in Erwägung gezogen. 2% der Gesamtstichprobe berichteten über einen oder mehrere Selbstmordversuche (Widmer 1979 *K*).

Bei einer ähnlichen Befragung von 244 zufällig ausgewählten berufstätigen Frauen erwähnten 24% der 20- bis 44jährigen und 32% der 45- bis 65jährigen frühere Gedanken an den eigenen Suizid (Biener 1980 *K*).

Zunehmende praktische Bedeutung für die Behandlung depressiver Erkrankungen hat die *kognitive Verhaltenstherapie* erlangt. Man hat unter dem Einfluß tiefenpsychologischen Denkens lange Zeit vergessen, daß ältere Methoden und steter Zuspruch, die den Kranken in kleinen Schritten auf seine inneren Fähigkeiten und äußeren Chancen hinwiesen, durchaus erfolgreich sein können. Die depressive Realitätsverzerrung ist mit Ausnahme schwerster Zustände nicht einfach unkorrigierbar, wenn sie mit individuell sorgfältig angepaßten Gesprächsprogrammen angegangen wird. In Kombination mit Antidepressiva übertreffen die Erfolge der modernen kognitiven Verfahren diejenigen der medikamentösen Behandlung allein beträchtlich. – Eine kurze Übersicht über Literatur, Methode und kontrollierte Studien gibt Rötzer (1984 *G, K, L*).

7.3.2 Umgang mit Manischen

Es ist nicht günstig, auf mehr oder weniger gelungene Wortspiele, mit denen uns manche dieser Kranken überfallen, ebenso geistreich antworten zu wollen. Hintergründig merkt der Patient, daß wir damit wohl auf seine Krankheit, nicht aber auf sein Leiden antworten. Viel häufiger als man vermuten würde, fühlen sich dagegen manische Kranke verstanden, wenn man sie auf ihre *verborgene Resignation oder Verbitterung* anspricht (schon deshalb, weil stimmungsmäßig völlig ungetrübte, rein euphorische Manien nicht allzu häufig vorkommen).

Wegen der nervenaufreibenden Unruhe und Betriebsamkeit manischer Patienten neigt das Abteilungsteam dazu, ihnen großzügig *Ausgänge* zu gewähren: man ist sie dann los. So lange eine gewisse Kontrolle darüber besteht, daß der Kranke bei diesen Gelegenheiten seine Umgebungsbeziehungen nicht weiterhin schädigt, wie er dies vor seiner Einweisung getan hat, kann dieses Vorgehen richtig sein und dank dem Auslauf für den angetriebenen Kranken Entspannung bewirken. Kümmert sich das Personal indessen ungenügend um etwaige Folgen, sind es gewöhnlich die Kranken selbst und ihre Angehörigen, die die Konsequenzen der von der Klinik tolerierten externen manischen Entgleisungen zu tragen haben.

Unsere allgemeine und begründete Abneigung dagegen, Kranke räumlich zu *isolieren*, ist manischen Patienten gegenüber nicht immer am Platz. Innerhalb der Abteilungsgemeinschaft leben sie in einer unausgesetzten und oft quälenden Reizüberflutung und schaffen sich und anderen dauernd Reibungen und Zwischenfälle. Manche lassen sich deshalb freiwillig, andere unter Protest, in ein Zimmer bringen und wenn nötig einschließen. Sie verweilen dort eine Zeitlang abgeschirmt von Auseinandersetzungen, sollen aber doch in Hörverbindung mit dem Personal bleiben. Günstigenfalls obliegen sie dabei einer Einzelbeschäftigung. Dies kann für sie erträglicher sein als eine weitere Steigerung der *dämpfenden Medikation*, welche von ihnen oft als quälende „Einpanzerung" erlebt wird.

Entscheidend für unsere Beziehung zum Kranken bleibt die Art und Weise, wie wir ihm gegenüber ein solches Vorgehen begründen. Was oben allgemein über den psychiatrischen „Vorhalt" gesagt wurde, ist hier besonders wichtig. Der Kranke hat nicht nur ein Recht darauf, die Gründe unserer Maßnahmen zu erfahren, es bedeutet dies für ihn und uns auch die einzige Chance einer auf Wahrhaftigkeit gründenden therapeutischen Auseinandersetzung.

Der *Rededrang* der Manischen erscheint überwältigend. Er ist aber bei weitem nicht immer unerschöpfbar. Wer sich auf der Visite vom Manischen nicht lediglich in die Flucht schlagen lassen will, kann gelegentlich einen paradoxen Versuch anstellen: Wir bitten den Patienten in ein Zimmer und teilen ihm mit, daß wir ihm endlich einmal drei Minuten lang ungestört zuhören möchten. Dies tun wir dann aufmerksam, ohne ihn auch nur ein einziges Mal zu unterbrechen; wir sprechen überhaupt nicht, es sei denn, er erteile uns das Wort. Drei Minuten erweisen sich dabei überraschenderweise als ganz außerordentlich lang – auch für einen mittelschwer manisch Kranken und auch für uns. Weil der Patient – wie die meisten Menschen – vielleicht noch nie im Leben von jemandem während voller drei Minuten ununterbrochen angehört worden ist, kann dies eine gewisse Wirkung bei ihm zeitigen, die den Rahmen der Aussprache manchmal überdauert. Man kann es sogar erleben, daß dem Kranken der ideenflüchtige Atem ausgeht und daß er uns schon nach einer Minute eine sachliche Frage stellt.

Kommt es beim manischen Kranken tatsächlich zur Beendigung des Redeflusses, so kann man versuchen, mit der eigenen Äußerung noch einige Sekunden – vielleicht sogar viele – zuzuwarten. Der mittelschwer Manischkranke ist gewohnt, daß jeder seiner Gesprächspartner sofort losredet, sobald er selber innehält. Erstmals das Gegenteil zu erleben hilft ihm seinerseits etwas an sich zu halten.

Das heißt nun nicht, daß Einzelgespräche mit Manischen immer ihr natürliches Ende finden. Wenn der Kranke uns zum Beispiel wegen eines bestimmten Anliegens um eine Unterredung gebeten hat, kann es leicht geschehen, daß er wegen seiner Ideenflucht nie zur Sache kommt. Wir sollten in dieser Situation nicht warten, bis unsere Ungeduld in die eigene unwillkürliche Motorik durchbricht, so daß wir uns aus unserer zurückgelehnten Lage im Stuhl aufrichten und die Hände auf die Knie stemmen. Vielmehr dürfen wir den Patienten schon frühzeitig einmal unterbrechen und ihn darauf aufmerksam machen, wie viele Minuten wir noch für ihn Zeit haben.

Auf unsere oben empfohlene Gewohnheit, am Ende der Konsultation ein Gesprächsergebnis zusammenzufassen, müssen wir beim manischen Patienten nicht selten verzichten, weil er uns gar nicht zu Wort kommen läßt. Es empfiehlt sich in diesen Fällen, ihm einen nächsten Termin (nicht unbedingt schon am nächsten Tag) für eine weitere kurze Besprechung in Aussicht zu stellen, etwa mit der Bemerkung: „Ich werde am nächsten Dienstag wieder mit Ihnen sprechen." Eine solche Verabschiedung gelingt freilich nur dann im angemessen freundlichen Ton, wenn wir uns vorher nicht so lange vom Kranken haben zurückhalten lassen, bis wir innerlich mit allen Fasern von ihm wegstreben.

7.3.3 Umgang mit Wahnkranken

Man lehrt uns mit Recht, daß wir weder versuchen sollen, den Kranken die Wahnideen auszureden, noch ihnen unseren Glauben an dieselben vorzuheucheln. Nun versucht aber ein Wahnkranker oft inständig, uns davon zu überzeugen, daß nicht der Arzt, sondern die Polizei für seinen Fall zuständig sei – z.B. wenn er sich von einer Clique Krimineller mit Radar bestrahlt fühlt. In diesen

Fällen ist es nicht aussichtslos, zum „Konsens über den Dissens" zu gelangen (vgl. 7.2.1), etwa in der Weise, daß wir den Hauptinhalt des Wahns resümieren und dem Kranken wahrheitsgemäß zugestehen, daß es für ihn sehr schwer sein müsse, wenn eine derart wichtige Angelegenheit für niemanden außer ihm selbst, nicht einmal für seinen jetzigen Gesprächspartner, der Wirklichkeit entspreche. Das sei, so werden wir beifügen, eine Erfahrung, die uns im beruflichen Alltag immer wieder beschäftige. Um diese Erscheinung wenigstens etwas besser zu verstehen, seien wir dem Patienten für eine möglichst detaillierte Schilderung darüber dankbar, was ihn überhaupt zur Annahme der von ihm vertretenen Wirklichkeit geführt habe. – Solche genauen Schilderungen geben uns die Möglichkeit nicht etwa zur Auflösung des Wahns, aber zum „Säen von Zweifeln", wie es Bierre (1912 E) damals mit Erfolg angewendet hat (!). Diese wären für den Kranken natürlich unerträglich – und würden deshalb von ihm nicht zugelassen –, wenn er nicht am persönlichen Interesse seines Gesprächspartners einen Halt oder einen Gegenwert fände.

Ein langjähriger, diagnostisch gesicherter und für die Vormundschaftsbehörde begutachteter Paranoiakranker Manfred Bleulers erlebte den ersten Zweifel an seinem Komplottwahn bei der Lektüre der gutachterlichen Schlußfolgerungen des Autors. Anläßlich einer Vorlesung, für die sich der Patient zur Verfügung gestellt hatte, erklärte er den Studenten zur Überraschung des Dozenten, daß an seiner bisherigen Auffassung des Komplotts etwas nicht stimmen könne, wo doch sogar der Professor sie als Wahn betrachte. Im Laufe einer längeren Entwicklung heilte die Paranoia vollständig und dauerhaft aus. – Wahrscheinlich vermochte der Patient nur deshalb in dieser Weise zu zweifeln, weil er von seiten des Gutachters weder Herablassung noch ausweichende Antworten, sondern teilnehmendes Interesse und klare Darstellung der Fakten erlebt hatte (Marianne Bleuler 1978 E).

7.3.4 Umgang mit Suchtkranken

Im Gegensatz zu fast allen anderen psychisch Kranken muß der Suchtkranke willentlich Handlungen vollbringen (z.B. das Glas ergreifen, die Tabletten kaufen), um sich zuzuführen, was ihn krank macht. Dies wirft ihm die Umgebung, die unter ihm zu leiden hat, vor. Deshalb verbirgt der Süchtige seine Konsumhandlungen so gut wie möglich. Die Folge davon ist, daß er in einer dauernden *Mißtrauensatmosphäre* lebt.

Unter ihr leidet der Suchtkranke auch in der Institution. Er beschwört uns, ihm doch endlich Vertrauen zu schenken; ohne *Vertrauensbeweise* könne er nicht gesund werden. Diese Argumentationsweise hat etwas Bestechendes, so daß ihr der Anfänger leicht erliegt. Erfahrungsgemäß ist es aber ungünstig, sich emotionell zu Vertrauensbeweisen (z. B. Ausgang, frühzeitige Auswärtsarbeit) erpressen zu lassen. Faktisch handelt es sich dabei um Versuchungssituationen, in die wir den Kranken bringen. Auf der anderen Seite tut man dem Suchtkranken unrecht, wenn man ihn innerlich der Raffinesse oder der Heuchelei bezichtigt. Vielmehr darf man ihm ruhig zugestehen, daß man ihm seinen aufrichtigen guten Willen glaubt. Man wird ihm aber gleichzeitig versichern, daß seine geschwächte Durchhaltefähigkeit sich unmöglich jetzt schon erholt haben könne.

Für das Pflegepersonal – und für den Suchtkranken selber ohnehin – ist das anhaltende verzweifelte *Feilschen* um die Liberalisierung des Behandlungsregimes außerordentlich aufreibend. Unter dem Leugnen, dem Stoffschmuggel und den dauernden Rückfällen leidet unser Wohlwollen dem Patienten gegenüber stärker als unter den Symptomen und Rückfällen anderer „*wirklich*" Kranker. Dies ist v. a. dann der Fall, wenn wir eine süchtige *Wesensveränderung* als Charaktermangel verkennen und wenn wir noch nicht akzeptieren können, daß *Rückfälle* zum Wesen der Sucht gehören. Hinzu kommt der Anschein der prognostischen Hoffnungslosigkeit, weil wir immer nur diejenigen Suchtkranken sehen, die wieder zu uns kommen und nicht die anderen, die nach zahlreichen Rückfällen – soweit sie diese überleben – jahrzehntelang sozial integriert bleiben. Man findet solch relativ günstige Verläufe bei systematischen Nachuntersuchungen viel häufiger, als es der Kliniker erwartet (vgl. die unten referierte Literatur).

So spielt viel Unsicherheit und Emotion in die Behandlung Suchtkranker hinein. Zur Vermeidung der unzähligen unerfreulichen Kontroversen, wie sie sich sonst typischerweise zwischen allen Beteiligten und dem Suchtkranken wiederholen, empfiehlt es sich, nach Abschluß der Eintrittsuntersuchungen dem Patienten einen *schriftlichen Behandlungsplan* vorzulegen, ihn allenfalls unterschreiben zu lassen und ihn in der Folge auch konsequent einzuhalten (vgl. auch die „pflegerischen Prioritäten", Abschn. 3.4.2).

Freilich bestreiten Suchtkranke, daß es sie heile, wenn sie lediglich ihre Zeit in einer Klinik absitzen. Tatsächlich ist ihnen gegenüber auch der Anschein zu vermeiden, als vermöchte irgend eine äußere Maßnahme sie zu *heilen,* wo dies doch ausschließlich aufgrund ihrer eigenen Abstinenz möglich ist. Ein einigermaßen überzeugendes therapeutisches Verhältnis ist mit keinem Kranken möglich, wenn man ihm gegenüber die eigene therapeutische Macht übertreibt. Liegt freilich bereits eine suchtbedingte *Wesensänderung* vor, kann sie unter der erzwungenen Abstinenz in der Klinik innerhalb von Wochen bis Monaten in spektakulärem Ausmaß zurückgehen. Das kann und soll man dem Süchtigen mitteilen. Gerade sehr therapeutisch eingestellte Klinikmitarbeiter verlangen aber vom Kranken und von sich selber nichts weniger als die rasche Heilung durch Einsicht. Sie unterschätzen dabei den Wert der körperlichen Entgiftung und der Atempause in den zerstörerisch gewordenen sozialen Beziehungen.

Eine der sorgfältigsten Verlaufsstudien an hospitalisierten Alkoholkranken stammt von Vaillant (1983 *K*). Nach 8 Jahren waren 27% seiner 106 Probanden gestorben. Von den Überlebenden waren indessen 39% seit Jahren abstinent geworden, weitere 6% tranken seit Jahren in sozial unauffälligem Ausmaß Alkohol und nur 55% waren (noch oder wieder) Alkoholiker. Bei ambulanten Stichproben sind die Resultate noch günstiger.

Von 160 Troxikomanen (hauptsächlich Schmerz- und Schlafmittelsüchtigen ohne „modern" Drogensüchtige) mit einem Altersmittel von 48 Jahren lebten nach durchschnittlich 19 Jahren noch 91. Von diesen war knapp ein Drittel voll invalidisiert, aber knapp die Hälfte erwies sich als voll arbeitsfähig – auch wenn nur ein Zehntel völlig suchtfrei lebte (Uchtenhagen 1980 *K*).

Von 100 erstmals hospitalisierten Heroinsüchtigen waren nach 20 Jahren 25 gestorben. 35 waren seit mindestens neun Jahren nie mehr im Zusammenhang mit der Sucht sozial aufgefallen und größtenteils drogenfrei geblieben (Vaillant 1973 *K*). Einen vergleichbaren Anteil sozial Stabilisierter fand Ladewig (1987 *K*) nach 6 Jahren in seiner Stichprobe von Opiatabhängigen. Schon innerhalb von 2 Jahren läßt sich ein günstiger Trend nachweisen (Uchtenhagen 1985 *K*).

Resignierter Pessimismus wird also durch die kontrollierte Erfahrung nicht gestützt.

7.3.5 Umgang mit Schwachsinnigen

So gut wie man etwa mit Kindern im vorschulpflichtigen Alter *sachliche Gespräche* führen kann, ist dies auch mit Schwachsinnigen möglich. Beide Personengruppen schätzen es, auf adäquate Weise ernst genommen zu werden. Ein sachlich-erwachsener Gesprächston ist nicht nur höflicher, sondern auch adäquater als eine jovial-herablassende Unterhaltung. Zu einfachen Gesprächsthemen (Wetter, Essen, Beschäftigung, persönliche Umgebung) kann sich ein Imbeziller genauso adäquat äußern wie ein normaler Intelligenter, sofern wir ihm nicht von Anfang an im Ton unter seinem Niveau begegnen.

Erethische (chronisch aufgeregte) Schwachsinnige stören die ärztliche Visite manchmal dadurch erheblich, daß sie, ähnlich wie Manische, unaufhörlich redend oder auch, wie gewisse Paranoide, stumm andrängend den Arzt trabantenhaft auf Schritt und Tritt körpernah begleiten. Man kann dann manchmal nicht umhin, die Hilfe der Schwester in Anspruch zu nehmen, um den aufgeregten oder neugierigen Patienten abzulenken oder wegzuführen. Sofern der Patient Gesprochenes auffassen kann, ist es indessen nicht nur eleganter, sondern auch verhaltenstherapeutisch richtiger, ihm zu versprechen, daß man ihn *am Schluß der Visite speziell aufsuchen* werde, wenn er sich bis dahin gedulde. Dieses Vorgehen führt viel häufiger zum Erfolg als man angesichts des Schweregrades des vorliegenden Schwachsinns (oder in anderen Fällen der Manie) denken würde. Daß man das Versprochene nicht vergessen darf, ist selbstverständlich.

Sorgfältige Beachtung verdient die Gestaltung von *Auslauf und Beschäftigung* der schwachsinnigen Patienten. Zu häufig werden die ergotherapeutischen Möglichkeiten für diese bildnerisch oder musikalisch oft erstaunlich begabten Menschen vergessen, weil sie oft nicht „gruppenfähig" und in unserem Sinne nicht einmal gesprächsfähig sind. Gelegentlich lohnen sich auch sorgfältig ausgearbeitete *verhaltenstherapeutische Programme*. Wer damit keine große Erfahrung hat, hüte sich aber vor allzu konsequentem Durchziehen eines Programms. Die Affekte, die sich durch erfolglose Bemühungen beim Personal anstauen, führen leicht zum *Furor paedagogicus* und unter dem Titel der „operanten Konditionierung" faktisch zu Bestrafungsexzessen, wie sie aus der Geschichte der Psychiatrie erethischen Kranken gegenüber bekannt sind. Bei schwachsinnigen wie bei anderen Patienten kann sich so eine Eskalation anbahnen, die zu übertriebenem Restraint („jeweiliges Ruhigstellen") oder Kontaktentzug (Isolation als „time out") führen kann.

8 Körperliche Behandlungsverfahren

Wie in Kap. 6 über das psychiatrische Gespräch, so steht auch hier nicht die Systematik der anerkannten Methoden im Vordergrund der Darstellung. Die psychiatrischen und psychopharmakologischen Lehrbücher enthalten über die Einzelheiten des technischen Vorgehens sowie über wichtige Gefahren und Kontraindikationen (z.B. bei Schwangerschaft) alles Notwendige. Im folgenden dagegen geht es teils um Grundsätze, teils um Alltagsprobleme, die oft der Aufmerksamkeit entgehen. Obwohl vieles auch für die ambulante Praxis gilt, stehen in diesem Kapitel die klinischen Situationen im Zentrum des Gesichtsfeldes.

„Psychochirurgische" Hirnoperationen kommen dort in Frage, wo schwerste Leidenszustände nicht anders gemildert werden können. Wegen ihrer seltenen Indikation werden sie aber in diesem Buch nicht besprochen.

8.1 Grundsätze bei der Verordnung von Psychopharmaka

8.1.1 Indikation und Zurückhaltung

Es ist ein *Kunstfehler*, manische, anhaltend schwer suizidale und viele schizophrene Kranke mit Psychotherapie allein behandeln zu wollen. Neuroleptika und Antidepressiva erleichtern vielen schizophrenen und affektkranken Kranken ihr Leben über weite Strecken. Sie vermögen ihnen psychiatrische Hospitalisierungen ganz zu ersparen oder erheblich zu verkürzen und irreversible soziale Katastrophen hinauszuschieben oder zu verhindern. Sie tragen auch oft entscheidend dazu bei, daß unzugänglich gewordene Kranke mit ihren Angehörigen und Betreuern wieder Beziehungen aufnehmen können.

Psychopharmakologische Behandlungen sind aber *eingreifende Verfahren.* Angenehm empfundene Medikamente (wie Schlafmittel und Tranquilizer) können zur Abhängigkeit oder wenigstens zur Gewöhnung führen. Mittel mit unangenehmen Nebenwirkungen dagegen (v. a. die meisten Neuroleptika) werden von den Patienten nicht selten so ungern eingenommen, daß sich ihre kurmäßige Verabreichung erst nach Abwägen aller Vor- und Nachteile für den Kranken einerseits und für seine Umgebungspersonen andererseits rechtfertigen läßt. Seltene gefährliche (z. B. Agranulozytose, malignes neuroleptisches Syndrom) oder irreversible Schädigungen (z. B. Spätdyskinesien) verpflichten uns zur Zurückhaltung in unseren Verordnungsgewohnheiten auch dort, wo der Kranke das Medikament schätzt.

Schwestern und Pfleger haben unter unruhigen Kranken ungleich mehr zu leiden als der Arzt. Dieser pflegt deshalb dem Wunsch seiner Teammitglieder nach stärkerer Dämpfung von störenden Kranken nach Möglichkeit zu entsprechen. Es gibt keine allgemeingültige Regel, welche besagt, nach wieviel Tagen eine Dosisverringerung angemessen ist; um so wichtiger ist es, an der klaren Regelung der Verantwortlichkeit festzuhalten: *Nicht das Team als Ganzes ist verantwortlich für die Folgen einer eventuellen Übermedikation, sondern allein dasjenige Teammitglied mit der längsten und gründlichsten naturwissenschaftlichen und pharmakologischen Ausbildung, also der Arzt.*

1974 wurden 80% der 2100 Neuaufnahmen einer deutschen Universitätsklinik psychopharmakologisch behandelt (Grohmann 1980 *K*). 1973 waren es bei einer Stichprobe von 200 Aufgenommenen der eigenen Klinik innerhalb der ersten Behandlungswoche 75% (LaRoche 1975 *K*). In derselben Klinik befanden sich an einem Stichtag des Jahres 1976 164 chronisch Kranke (= 35% des Gesamtbestands), die seit über zwei Jahren (Median 10 Jahre) ununterbrochen hier hospitalisiert gewesen waren. Von ihnen erhielten 74% fest verordnete Psychopharmaka. Unter den Schizophrenen waren es fast 100% (Steiner 1976 *K*). Diese Raten haben sich bis heute nicht verändert.

Weltweit werden die meisten psychiatrischen Klinikpatienten und unter ihnen fast alle schizophrenen Kranken heute psychopharmakologisch behandelt. Man kann auch anders formulieren: In psychiatrische Kliniken gelangen heute vorwiegend nur noch solche psychotische Kranke, die u. a. auch psychopharmakologisch behandlungsbedürftig sind. Das verleiht diesem Gebiet ein gewaltiges Gewicht, besonderes wenn die folgenden Befunde bedacht werden:

Mit 100 seit einer Woche und mit 91 seit über zwei Jahren hospitalisierten neuroleptisch behandelten Kranken der Zürcher Psychiatrischen Universitätsklinik besprach ein teamfremder Interviewer die Frage: „Haben Sie das Gefühl, dieses Medikament helfe Ihnen etwas?" In beiden Gruppen antworteten 45−50% der Kranken dem Interviewer zustimmend, 18−20% ablehnend und der Rest indifferent oder ambivalent. Ebenfalls bei beiden Krankengruppen erwies sich die Einstellung der Patienten zu ihrem Medikament als wesentlich schlechter als die Einstellung zu ihrem behandelnden Arzt. − In der ersterwähnten Studie wurden auch die behandelnden Ärzte der kürzlich eingetretenen Kranken gebeten, die Einstellung ihrer Patienten zum Neuroleptikum zu schätzen, aber ohne zusätzliches Interview, lediglich aufgrund der bisherigen üblichen Kontakte mit den Patienten. Verglichen mit den Resultaten, die der Interviewer bei den Patienten erhoben hatte, schätzten die verordnenden Ärzte bei 60% dieser Kranken deren Meinung über das Medikament als positiv und nur bei 8% als negativ ein (LaRoche 1975 *K*, Steiner 1976 *K*). − Diese Untersuchungen zeigen wie viele andere, daß eine erhebliche Minderzahl der Kranken die neuroleptische Behandlung nicht als Hilfe, sondern als Zumutung erlebt, daß dies über Jahre hinweg so bleibt und daß die behandelnden Ärzte dazu neigen, die Ablehnung der Patienten zu unterschätzen.

8.1.2 Information des Patienten

Soweit die Auffassungsfähigkeit des Kranken reicht, darf er nicht im Ungewissen darüber bleiben, was für ein Medikament er bekommt (Markenname), warum er es bekommt (Indikation) und welche unangenehmen Empfindungen er evtl. davon verspüren wird (Nebenwirkungen).

Natürlich riskiert man bei der *Nennung des Präparats* Einwände wie „das habe ich ja schon jahrelang nehmen müssen und es hat mir bloß geschadet" oder „ich habe aber in der Zeitung gelesen, daß Todesfälle damit passiert sind". Statt solche Widerstände und Erfahrungen zu scheuen, sollten wir es begrüßen, wenn sie sich am Anfang der Behandlung melden, wo wir die beste Gelegenheit haben, ihnen durch Erklären (oder durch Nachgeben!) zu begegnen.

Besonders dort, wo man dem Patienten empfehlen muß, unangenehme Haupt- oder Nebenwirkungen des Medikaments in Kauf zu nehmen, tun wir gut daran, ihn über die *Gründe unseres Insistierens* vollständig aufzuklären. Wenn der Kranke in maniformer Seligkeit stundenlang singt, predigt und betet, sollen wir nicht sagen: „Ich gebe Ihnen jetzt etwas, was Ihnen gut tut, weil es Sie angenehm entspannt" – wo wir doch von früheren Phasen dieses Patienten her wissen, daß er die neuroleptische Dämpfung als eine widerwärtige Beengung erlebt. Besser äußern wir uns nach dem Grundsatz des unverhüllten Vorhalts (vgl. 7.2.2) so klar wie nötig und so taktvoll wie möglich. Wir erklären dem Kranken etwa: „Wir möchten jetzt eine Behandlung mit Haldolinjektionen beginnen. Ich weiß, daß dies für Sie, so wie Sie sich jetzt fühlen, eher unangenehm ist. Aber Ihre Mitpatienten und die Pfleger halten es nicht mehr aus, daß Sie dauernd laut reden. Wir wissen, daß Sie sich alle Mühe geben, sich zurückzuhalten. Aber ohne medikamentöse Beruhigung ist Ihnen dies jetzt nicht möglich."

Im Bestreben, das Vertrauen des Patienten in das verordnete Mittel nicht zu erschüttern, gerät der Anfänger leicht in Versuchung, dessen unangenehme *Nebenwirkungen* im Gespräch zu übergehen. Er erreicht damit das Gegenteil des Gewünschten. Wenn der depressive Kranke am ersten Tag der antidepressiven Medikation an Mundtrockenheit zu leiden beginnt, wird er, falls er nicht vorher auf diese Begleiterscheinungen vorbereitet worden ist, befürchten, durch das Präparat eine zusätzliche Schädigung zu erleiden. Wurden ihm die Nebenwirkungen dagegen vorausgesagt, wird er sie – zu Recht – als Anzeichen des Wirkungseintritts auffassen und akzeptieren oder sich wenigstens offen beim Arzt darüber aussprechen.

Auch über die sog. *Anlaufzeit*, d.h. über den um drei bis zehn Tage verzögerten Wirkungseintritt vieler Antidepressiva, sind die Kranken am Anfang der Medikation zu informieren, wenn sie nicht schon am zweiten oder dritten Tag enttäuscht reagieren sollen. Daß bei den Neuroleptika nicht nur auf die Möglichkeit und die Behandelbarkeit der neurodysleptischen Krampferscheinungen hinzuweisen ist, die sonst sehr beängstigend erlebt werden, sondern auch auf die möglichen Libido- und Potenzstörungen sowie auf deren Reversibilität, sollte sich von selbst verstehen.

Von den oben (unter 8.1.1) erwähnten 100 seit einer Woche hospitalisierten und neuroleptisch behandelten Kranken erinnerten sich auf eine entsprechende Frage nur 7,5% – 27% (je nach Strenge des Beurteilungskriteriums), jemals vom verordnenden Arzt etwas über solche Nebenwirkungen gehört zu haben. Auch bei der Gruppe der 91 chronisch Kranken war dies nur in 10 – 20% der Fall – und dies, obwohl 45% von allen 91 Patienten über störende Nebenwirkungen klagten (LaRoche 1975 *K*, Steiner 1976 *K*). Ähnlich unbefriedigend lauten die Befunde von Geller (1982) aus einer amerikanischen Klinik.

Zweifellos erinnern sich nicht alle Kranken nachträglich an alle ärztlichen Informationen, die ihnen tatsächlich gegeben worden sind. Oft handelt es sich auch um ein Nicht-wissenwollen, das der gefühlsmäßigen Ablehnung des Medikaments oder des Arztes entspringt. Wir wissen aber auch aus der täglichen Beobachtung, daß solche Informationen am Anfang der Behandlung oft unterlassen werden, weil der psychisch Schwerkranke zuwenig diskussionsfähig erscheint. Später wird diese Aufklärung dann versäumt, weil sie gegenüber unseren übrigen Verpflichtungen nie mehr einen so hohen Dringlichkeitsgrad erreicht, daß sie „heute noch" durchgeführt werden müßte. Das Resultat ist, daß in dieser Hinsicht schlicht nichts geschieht.

8.1.3 Keine heimliche Verabreichung

Unter keinen Umständen darf der behandelnde Arzt geruch- und geschmacklose Psychopharmaka den Kranken *ohne ihr Wissen* ins Essen geben lassen, etwa um gewalttätige Auseinandersetzungen anläßlich der Medikamentenverabreichung zu vermeiden. Diese Praktik ist nicht nur ethisch fragwürdig; sie wird überdies von den betroffenen Kranken oder von deren Mitpatienten doch über kurz oder lang an der Wirkung des Medikaments erkannt.

Das heimliche Vorgehen hat weit über den Einzelfall hinaus ungünstige Auswirkungen auf die therapeutische Atmosphäre der Klinik. Wir können dann nämlich den mißtrauischen Kranken, die das Personal verdächtigen, daß es ihnen in die Suppe heimlich Medikamente mische, nicht mehr ruhig und sicher begegnen. Dort wo seltene Ausnahmen vom Heimlichkeitsverbot in gewissen Extremfällen für Schwerkranke doch als geringstes Übel erscheinen, sollte deshalb der Chefarzt nach Prüfung aller Umstände die persönliche Verantwortung dafür übernehmen.

8.1.4 Mitbestimmung des Patienten

Grundsätzlich *fällt der Patient den Entscheid*, ob er überhaupt medikamentös behandelt werden will oder nicht. Im Idealfall bleibt uns nur die Aufgabe, ihn aufgrund unserer Fachkenntnisse zu beraten. Viele Kranke verfügen bereits über positive und negative Behandlungserfahrungen, die bei der Wahl und Dosierung des Medikaments nach Möglichkeit zu berücksichtigen sind.

Diesem Idealfall kommen diejenigen Kranken nahe, die den Überblick über ihre Situation wahren können und unter deren Verhaltensstörungen ihre Umgebung nicht unzumutbar leidet, so daß sie wirklich frei bestimmen können. Dies gilt z. B. für viele Depressive, deren Realitätsbezug nicht durch Wahnideen verzerrt ist. Sie selber entscheiden – man kann sogar sagen: *der Entscheid ist ihnen zuzumuten* –, ob sie für ihr Leiden eine antidepressive Medikation in Anspruch nehmen möchten oder nicht. Ein Mensch kann seine Depression als Lebenskonflikt durch rein psychische Mittel der Lebenshilfe lösen wollen oder als eine Art Prüfung oder Schicksalsschlag ohne Behandlung hinnehmen. Er kann aber sein Leiden auch ganz anders, nämlich wie eine Krankheit erleben und mit körperlichen Mitteln lindern wollen. Hierzu kann er sich entschließen, weil er die leibliche Natur seines Leidens spürt, oder ganz einfach deshalb, weil die Last für seine Tragkraft zu schwer geworden ist. Wir haben uns in diesen Fällen lediglich zu fragen, wieweit wir dem Kranken bei solchen Erwägungen völlig freie Hand lassen oder wieweit wir ihm aufgrund unserer größeren Erfahrung in der einen oder anderen Richtung mit Argumenten behilflich sein wollen; allenfalls auch, um ihn von der alleinigen Verantwortung zu entlasten.

Am anderen Ende der Reihe, die sich zwischen echter Entscheidungsfreiheit und offensichtlicher Entscheidungsunfreiheit erstreckt, stehen *zwei Arten von Schwerkranken*. Die einen können wegen ihrer krankheitsbedingten Suizidtendenz, Hoffnungslosigkeit oder Entschlußhemmung, z.B. infolge eines Versündigungs- oder Verfolgungswahns, keiner aussichtsreichen Hilfsmöglichkeit zustimmen. Es wäre zynisch, sie auf ihre „mündige Entscheidungsfreiheit" zu verweisen und ihnen damit automatisch die Behandlung vorzuenthalten. Bei der anderen Art von Schwerkranken, z. B. bei manchen manischen, zwingt nicht so sehr das Leiden des Patienten selber als dasjenige seiner Umgebungspersonen zur Medikation als dem zur Zeit mildesten und relativ zumutbarsten Eingriff in einen unerträglichen Zustand. Es sei nochmals wiederholt, daß dieses letztere Motiv dem Kranken gegenüber offen ausgesprochen werden soll, wo es ins Gewicht fällt. Aber auch das andere Motiv zur Durchführung der Behandlung soll dem momentan widerstrebenden manischen Kranken deutlich mitgeteilt werden: daß es nämlich darum geht, die verheerende soziale Prognose seines Leidens zu verbessern.

Nun kommt es freilich nicht ganz selten vor, daß der Kranke in der eben beschriebenen Situation das Mittel *rundweg ablehnt*. Die Fälle, bei denen hierauf eine gewaltsame Injektion angesichts der Gesamtsituation als das relativ schonendste Vorgehen erscheint (z. B. im Vergleich mit unbeschränktem Leidenlassen oder langfristiger Isolierung), werden im Abschnitt über die Gewaltanwendung (12.2.3) besprochen. Wo es aber irgend angeht, *gibt man nach* und verhandelt anderntags aufs neue. Selten wird man es dem Patienten und seinen Bezugspersonen gegenüber verantworten können, den Kranken wegen seiner Behandlungsverweigerung bequemerweise einfach zu entlassen. Immerhin können Platznot und Kostenbewußtsein doch einmal dazu zwingen, dem unabsehbaren Verbleib behandlungsunwilliger Kranker, die für ihre Umgebung zu Hause keine allzu unerträgliche Belastung bedeuten oder die in ihrer alleinstehenden Lebensweise zur Not zurechtkommen, auf diese Weise ein Ende zu setzen.

In einer amerikanischen Klinik wurden auf einer Abteilung mit 40 Betten und durchschnittlich 19 Zugängen pro Monat während dreier Monate 72 Episoden von Medikamentenverweigerung bei 23 Patienten fortlaufend beobachtet. Nur fünf schizophrene und affektpsychotische Kranke beriefen sich derart konsequent auf ihr (dort gesetzlich geregeltes) Verweigerungsrecht gegenüber der Medikation, daß daraus für den Krankheitsverlauf bzw. die Hospitalisierungsdauer deutlich faßbare Nachteile entstanden. Zwei von diesen Kranken wurden schließlich entlassen. Für die restlichen drei wurden vormundschaftliche Vertreter bestellt, die die Medikation gegen den Willen der Kranken erlaubten. Um der Injektion zu entgehen, akzeptierten zwei von den drei Kranken jetzt die Tabletteneinnahme, die ihren Zustand prompt besserte. Beim dritten führte ein katatoner Zustand mit Nahrungsverweigerung zur (gesetzlich erlaubten) *notfallmäßigen* Injektion des Neuroleptikums. Trotz rascher Besserung seiner Psychose verweigerte der Kranke weiterhin die Tabletten, akzeptierte von nun an aber die Injektionen (Appelbaum 1980a *K*, 1980b *E*).

Vorübergehende Verweigerung der Medikation hat meist keine nennenswerten Folgen und sollte dem Kranken gegenüber zwar bedauert, aber nicht dramatisiert werden. Konsequente und langdauernde Verweigerung bringt dagegen für die Klinik die Versuchung mit sich, das Problem einfach durch Entlassung zu lösen. Einzuräumen ist, daß die Entlassung in manchen Fällen der einzig richtige Weg sein kann: nur aufwendige katamnestische Studien vermöchten diese Frage besser zu klären. Wo Entlassungen nicht zu verantworten sind, können Injektionen gegen den Willen des Kranken das geringste Übel bedeuten. – Bei entsprechender Gesetzgebung taucht am Horizont die Gefahr neuer, je nachdem schwerfälliger oder aber unpersönlicher Routineverfahren auf (vgl. Gutheil 1980 *G*, *E* und Kap. 11).

8.1.5 Rolle des Pflegepersonals

Es wurde oben betont, daß der Arzt für die Medikation die uneingeschränkte Verantwortung zu tragen hat. Das heißt nun nicht, daß Schwestern und Pfleger auf diesem Gebiete zu schweigen hätten. Ob und was die von ihm verordnete Medikation genützt hat, erfährt der Arzt zum großen Teil aus den Berichten des Pflegepersonals. Und im Falle des Mißerfolgs sind Schwestern und Pfleger neben dem Kranken so häufig die hauptsächlichsten Leidtragenden, daß ihrer Stimme Gewicht zukommt.

Deshalb ist es falsch, wenn das Pflegepersonal den Patienten mit seinen *psychopharmakologischen Fragen* routinemäßig an den Arzt verweist. Ausgebildete Psychiatrieschwestern und -pfleger sind heute durchaus in der Lage, einfache Fragen der Patienten über Namen, Dosierung, Haupt- und Nebenwirkungen eines Psychopharmakons zutreffend zu beantworten. In neun von zehn Fällen werden ihre Angaben mit denjenigen des Arztes übereinstimmen. Und im zehnten Fall ist es weniger schlimm, eine Unstimmigkeit dem Patienten gegenüber nachträglich zu bereinigen, als auf der Abteilung um die Psychopharmakologie herum eine geheimnisumwitterte Atmosphäre zu züchten.

Dieser letztere Punkt ist um so bedeutsamer, als es in der Klinik zwar der Arzt ist, der verordnet, aber die Schwester, die das Medikament gibt. Sie erlebt die Genugtuung, wenn das Mittel hilft und ihre Beziehung zum Kranken belebt, aber auch alle Mühsal, wenn der Kranke sich gegen die Einnahme sträubt. Die soeben referierte Studie hat übrigens mit vielen anderen Untersuchungen gezeigt, daß die Einstellung der Kranken zur Medikation eng mit ihrer Beziehung zu den verabreichenden Pflegepersonen zusammenhängt.

Freilich sollte es zwischen Schwester und Patient nicht zum Gezänk um die Medikamenteneinnahme kommen. Bevor die Lage sich derart zuspitzt, soll die Schwester dem Kranken nachgeben und seine Weigerung dem Arzt mitteilen. Auf Notfälle, bei denen nicht zugewartet werden kann, wird unter 12.2 eingegangen. Wenn sich die Schwester als reine Abgabeinstanz fühlt, gerät sie sehr bald in eine peinliche Lage. Sie soll das Mittel nicht bloß geben, sondern auch vertreten können. Dies kann sie nur, wenn die Indikation zwar vom Arzt entschieden, aber im Team besprochen worden ist.

8.2 Spezielle psychopharmakologische Probleme

8.2.1 Karenztage bei Behandlungsbeginn

Es bewährt sich, aufgenommene Kranke in der Regel nicht schon am ersten Tag neuroleptisch oder antidepressiv zu behandeln. Bei nicht erregten Schizophrenen soll wenn möglich mindestens der Ablauf des ersten, bei Depressiven derjenige des zweiten vollen stationären Behandlungstages abgewertet werden. Hinfällig wird diese Regel natürlich bei Kranken, die bereits vor der Hospitalisierung auf eine notwendige und inzwischen offensichtlich bewährte Medikation eingestellt worden sind. Ein Absetzversuch bedarf einer gründlicheren Vorbereitung als sie innerhalb der ersten drei Kliniktage möglich ist (vgl. unten).

Die *Gründe* für die Empfehlung von Karenztagen sind die folgenden: Die Hospitalisierung wirkt nicht selten schon an sich beruhigend und entspannend. Dies mag den Außenstehenden paradox anmuten. Tatsache ist indessen, daß sich eine Medikation zusätzlich zur psychischen Behandlung in den ersten Kliniktagen oft noch nicht aufdrängt. Verschlimmern sich dann die Symptome an einem der folgenden Tage wieder, so sind nun Patient, Pflegepersonal und Arzt von der Notwendigkeit der medikamentösen Behandlung nachhaltiger überzeugt als wenn die Verordnung am Anfang bei allen Beteiligten einen überstürzten Eindruck hinterließ. Im letzteren Falle wird man nämlich die Frage nicht los, ob der Zustand sich nicht am Ende ohne pharmakologisches Zutun von selbst gebessert hätte.

Lebt der Kranke in diesem unsicheren Gefühl, so ist die Wahrscheinlichkeit groß, daß er über kurz oder lang das Medikament ablehnt. Es bedarf dann einer erneuten Verschlechterung infolge der Behandlungsverweigerung, damit ein zweiter Behandlungsanlauf unternommen wird. Alles in allem geht so mehr Zeit verloren als man durch die anfängliche Sofortbehandlung gewonnen hat. Ein solch unangenehmes Hin und Her kann man dem Kranken ersparen, wenn man schon die erste Verordnung hinreichend hat heranreifen lassen.

Selbstverständlich kommt es auch vor, daß sich die Krankheitserscheinungen schon am Eintrittstag als derart quälend oder störend erweisen, daß man zum Eingreifen gezwungen ist. Zu diesem frühen Zeitpunkt fehlen einem manchmal allerdings noch gewisse somatische oder anamnestische Unterlagen für die Wahl des bestgeeigneten Neuroleptikums. Man kann sich dann vorerst mit einem rasch und v. a. *kurz wirkenden Präparat,* z. B. mit Promazin (Prazine) behelfen.

8.2.2 Vermeidung der Übermedikation von Neuroleptika

„Übermedikation" kann dreierlei heißen: Überdosierung, übermäßige Kombination verschiedener Substanzen oder übertrieben häufige Verabreichung pro Tag. Alle drei Fehler kommen häufig vor.

Wir beschränken uns bei diesem Thema auf die Neuroleptika, denn Tranquilizer spielen in der stationären Behandlung eine geringere Rolle, und auf Schlafmittel wird unter 8.2.8 zurückzukommen sein. Bei den Antidepressiva ist die Grenzzone zwischen den therapeutischen und den toxischen Dosen meist schmaler als bei den Neuroleptika, so daß die Versuchung zur Überdosierung der ersteren gering ist.

Bei den Neuroleptika aber wirkt sich ihre besondere Eigenschaft aus: sie mildern nämlich nicht nur und nicht immer das erlebte Leiden des Kranken, sondern manchmal in erster Linie die Verhaltensstörungen, unter denen die *Umgebung* leidet. Neuroleptika sind nicht nur Therapeutika, sie haben auch eine *Restraintkomponente*. Diese Komponente ist an sich durchaus legitim. Denn bei Psychosen ist es die Regel und nicht die Ausnahme, daß auch andere Menschen als der Patient ein schutzwürdiges Interesse an der Verringerung der Krankheitsfolgen haben. Gerade diese emotionell komplizierte Situation macht es dem Arzt aber zur Pflicht, erstens die mehrseitige Interessenlage klar zu überblicken und zweitens dafür Sorge zu tragen, daß dem Kranken nicht mehr, nicht mehr verschiedene und nicht länger Neuroleptika verabreicht werden als nötig.

Im allgemeinen droht eine Überdosierung weniger zu Beginn als im *späteren Verlauf* der Behandlung. Bei schweren psychotischen Zuständen soll man das Neuroleptikum in der Klinik nicht zögernd über Wochen „einschleichen", sondern gleich *in den ersten Tagen hoch dosieren*. Man gelangt so rascher und für den Kranken schonender zum Ziel. Das einschleichende Verfahren legt den Trugschluß nahe, der Kranke „brauche" die schließlich ermittelte hohe Dosis von nun an, weil die vorherige Erfahrung ja gezeigt habe, daß die kleinere Dosis nicht genüge. Dementgegen ist festzuhalten: Die kleine Dosis, die sich der bisher unbehandelten floriden Psychose gegenüber als ungenügend erwies, kann später als Erhaltungsdosis für die Weiterbehandlung der neuroleptisch bereits kompensierten Psychose vollauf genügen.

Als *Faustregel* kann etwa gelten: Wenn ein hochdosiertes Neuroleptikum während ein bis zwei Wochen befriedigend antipsychotisch gewirkt hat, sollte es in kleinen wöchentlichen Schritten auf eine mittlere und dann auf eine niedrige Tagesdosis *reduziert* werden. – Nicht nur Dosiserhöhungen, auch Dosisreduktionen sollten dem Patienten angekündigt werden. Es gibt behandlungserfahrene chronisch Kranke, die bestimmte Mindestdosen nicht unterschreiten wollen und die, wenn man ihre umfangreichen Krankengeschichten daraufhin prüft, gute Gründe dafür haben.

8.2.3 Depotneuroleptika

Wegen ihrer langen Wirkungsdauer müssen sie nur alle ein bis drei Wochen injiziert oder per os (Penfluridol) eingenommen werden. Dieser Vorteil ist so groß, daß ärztlicherseits manchmal vergessen wird, wie wichtig gerade bei dieser Darreichungsform die Mitwirkung des Kranken ist. Es hat wenig Sinn, auf die Entlassung hin eine Depotmedikation bei einem Kranken einzuleiten, der dieser Maßnahme nur widerwillig zustimmt und der zur ambulanten Fortsetzung der Behandlung aller Voraussicht nach nicht mehr erscheinen wird.

Unnötig hohe Erhaltungsdosen machen die Kranken apathisch und subdepressiv („pharmakogene Invalidisierung"). Sehr oft erweist sich bei guter antipsychotischer Wirkung der Normaldosis deren Hälfte oder Viertel als durchaus genügend: Die Chancen der Dosisreduktion sind bei solchen Langzeitbehandlungen immer wieder abzutasten und dürfen nicht verpaßt werden.

8.2.4 Polypragmasie

Im vorliegenden Zusammenhang bedeutet dieser Begriff die Verabreichung von mehr verschiedenartigen Psychopharmaka als nützlich sind. Die Polypragmasie kommt dadurch zustande, daß der Arzt ein unbefriedigend wirkendes Neuroleptikum nicht durch ein anderes *ersetzt,* sondern mit einem anderen *ergänzt.* Wirkt die Kombination dann befriedigend, so wagt er nicht mehr, die erste Substanz wegzulassen. Wirkt sie nicht sofort befriedigend, so wird die Zusammensetzung oft schon wieder geändert, bevor die zu erwartende Umstellungszeit voll abgelaufen ist (Grohmann 1980 *K*). Eine gelegentliche spätere Verschlechterung des Zustandsbildes kann zu weiteren kumulativen Verschreibungen führen. Sie „bewähren" und verewigen sich alle.

Wenn dann in der Folge niemand mehr etwas am mühsam etablierten Gleichgewicht zu ändern wagt, ist die Gefahr groß, daß der Kranke mehr verschiedene Substanzen einnimmt als er braucht. Dies ist schon deshalb bedenklich, weil unter kombinierten Medikationen mehr Komplikationen auftreten als unter einfachen. Das gilt auch für die Kombination von Neuroleptika und Antidepressiva.

Ins Gebiet der Polypragmasie gehört auch die unkritische Verordnung von *Antiparkinsonmitteln*. Daß durch diese Substanzen Spätdyskinesien verschlimmert werden können, ist bekannt. Auf manche Antiparkinsonmittel können die Kranken süchtig werden. Gelegentlich werden solche Stoffe sogar in der Drogenszene gehandelt. Gerade weil die Zusatzmedikation die unangenehmen Nebenwirkungen der Neuroleptika behebt, ermöglicht sie bedenklich hohe Langzeitdosen derselben. Je höher dadurch die Gesamtmenge der über lange Zeit eingenommenen Neuroleptika beim einzelnen Kranken wird, desto größer wird wahrscheinlich die Gefahr, daß bei ihm Spätdyskinesien auftreten. Als Fazit alles Gesagten ergeben sich die beiden *Regeln:*

a) Antiparkinsonmittel sollen nicht prophylaktisch, sondern erst dann gegeben werden, wenn tatsächlich Parkinsonismus oder neurodysleptische Symptome auftreten und nicht durch Dosisreduktion des Neuroleptikums zu beheben sind. Ausnahmen betreffen Kranke, deren Tendenz zu Dyskinesien wir von früheren Behandlungserfahrungen her bereits kennen.
b) Man soll bei einer Reduktion der Neuroleptischen Dosis versuchen, nunmehr ohne Antiparkinsonmittel auszukommen.

8.2.5 Absetzversuche bei schizophrenen Kranken

Dieser Schritt erfolgt häufiger ambulant als während des Klinikaufenthaltes. In jedem Fall benötigt er eine sorgfältige Vorbereitung, wenn es sich nicht um einen Patienten mit bekannter guter Spontanprognose seiner kurzen psychotischen Episoden handelt. In der Regel sind aber vor einem Absetzversuch in der Klinik der Patient, das Pflegepersonal, die Angehörigen und die Krankengeschichte zu konsultieren. Die Beendigung der Medikation pflegt beim Patienten und bei den Umgebungspersonen eine ängstliche Erwartungsspannung auszulösen, die sich ungünstig auswirkt, wenn sie nicht im therapeutischen Gespräch aufgefangen wird. Kontrollierte Absetzversuche bei chronisch schizophrenen Kranken haben in der Tat gezeigt, daß sich zwar durch den Wegfall der neuroleptischen Dämpfung das Befinden der Patienten zuerst oft bessert, daß aber nach einigen Wochen bis Monaten mit Rückfällen in die Psychose zu rechnen ist (Angst 1980 *L*). Es kann allerdings besser sein, einen solchen Rückfall nach allseitiger vorbereitender Orientierung der Betroffenen in Kauf zu nehmen als eine neuroleptische Medikation aufrechtzuerhalten, die vielleicht doch unnötig geworden ist. Der Entscheid ist eine Ermessensfrage, deren Beantwortung davon abhängt, was für Folgen ein Rückfall bei *diesem* Patienten haben kann.

Schrittweises Absetzen ist schonender als plötzliches. Dies gilt besonders, wenn zusätzliche Antiparkinsonmittel gegeben wurden. Deren Wirkungsdauer ist bekanntlich kürzer als diejenige der meisten Neuroleptika, so daß es nach dem gleichzeitigen Absetzen beider Stoffe zu extrapyramidalen Neben- bzw. Nachwirkungen kommen kann. – Niemals sollte ein kurzfristig erfolgreicher Absetzversuch vom Arzt als Grund zur Beendigung des therapeutischen Kontakts aufgefaßt werden. Im Gegenteil: die Rückfallgefahr ist jetzt größer als vorher. Auf die Probleme des Abschlusses einer ambulanten Medikation wird in Kap. 9 näher einzugehen sein.

8.2.6 Tagesverteilung

Die Wirkungsdauer der meisten Neuroleptika überschreitet bei weitem 24 Stunden. Dennoch werden diese Substanzen weltweit nach dem medizinhistorischen Schema „dreimal täglich" verordnet. Eine unnötige Belastung von Patient und Pflegepersonal ist die Folge.

In vier psychiatrischen Kliniken Israels wurden die Verordnungsgewohnheiten der Ärzte durch Pharmazeuten untersucht. Pharmakologisch nicht begründbare Substanzkombinationen waren an der Tagesordnung. Die irrationalen Verschreibungsmuster differierten zwischen den einzelnen Kliniken und Abteilungen gemäß lokalen Gewohnheitsbildungen. Präparate mit tagesüberdauernder Wirkung wurden in der Regel unnötigerweise auf mehrere Tagesdosen verteilt gegeben (Yosselson-Superstine 1979 *E*). Die gleichen Tendenzen ließen sich auch in einer deutschen psychiatrischen Universitätsklinik (Grohmann 1980 *K*) und in zwei englischen Kliniken nachweisen (Michel 1981 *K*).

8.2.7 Notfallsedierung

Eine medikamentöse Beruhigung wird dort nötig, wo Gespräch und Beschäftigung dem Erregten keine Entspannung bringen.

148 Körperliche Behandlungsverfahren

Wenn das Leiden des Patienten und die Gefährdung der Umgebung erheblich sind, gilt hier für kleine Zeiträume, was bei der antipsychotischen Behandlung Schwerkranker (8.2.2) für größere Zeiträume empfohlen wurde: Man soll nicht „einschleichen", sondern rasch zu hohen Dosen übergehen. Die Gesamtmenge der verbrauchten Sedativa und die Belastung des Kranken werden größer, wenn man zu Beginn zögernd dosiert.

Bei katatonen Erregungszuständen kann auch heute noch das rasch wirkende Morphium-Scopolamin angewendet werden (Einzeldosis: Morphium 10 mg + Scopolamin 0,5 bis 1 mg i. m.). Freilich gilt es in vielen Kliniken als veraltet. Wegen der atemdepressorischen Wirkung des Morphiums kommt es bei allen körperlich erheblich Kranken, v. a. bei allen akut-exogenen Reaktionstypen (z. B. bei Vergiftungen, Infektionen und Verletzungen des Gehirns) nicht in Betracht. In solchen Fällen ist eine neuroleptische Sedierung, etwa mit Promazin, vorzuziehen. Auch hier noch hat man die Gefahr der Erregungsfolgen gegen diejenige der Sedierungsfolgen (einschließlich der Sturzgefahr im hinfälligen Zustand) abzuwägen.

Die allmählich einsetzende Beruhigung und Entspannung unter der medikamentösen Notfallsedierung bietet dem Arzt die unersetzliche Gelegenheit, doch noch mit dem Patienten zu einem persönlichen Kontakt zu kommen, vorausgesetzt daß er bis zum Wirkungseintritt beim Kranken anwesend bleibt.

8.2.8 Suchtgefährdung durch Psychopharmaka

Sie ist um so größer, je angenehmer die Globalwirkung und je geringfügiger die unangenehmen Nebenwirkungen eines Psychopharmakons sind. Bei Neuroleptika kann die Suchtgefährdung in der Praxis meist vernachlässigt werden. Dies gilt weitgehend auch für die klassischen Antidepressiva − allerdings dann nicht unbedingt, wenn sie über sehr lange Zeit hinweg eingenommen worden sind (Massachusetts 1980 *E*). Chronische Abhängigkeit von Antidepressiva wegen chronischer Depression ist aber keine Sucht. Die Problematik der Antiparkinsonmittel wurde bereits oben erwähnt. Tranquilizer spielen in der Klinikpsychiatrie eine untergeordnete Rolle, so daß auf ihre Besprechung hier verzichtet wird. Amphetamine und verwandte Anregungsmittel wird man wegen ihrer Suchtgefährlichkeit in der Klinik selten verordnen, v. a. nicht zur Behandlung der Fettsucht. Bei antidepressivarefraktären chronischen adynamischen Depressionen können sie gelegentlich hilfreich sein. Sie pflegen in solchen Fällen auch nicht zur Toleranzentwicklung und Dosissteigerung zu führen.

Grundsätzlich „in Reserve" und nicht „fest" soll man *Schlafmittel* verordnen, soweit sie nicht ganz zu vermeiden sind. Man suggeriert dem Patienten sonst, daß er sie *braucht*, statt daß sie für ihn einfach die Nacht *erleichtern*. Es ist deshalb in der Regel richtiger, daß er das Mittel jeweils *verlangen* muß, als daß die Schwester es ihm unaufgefordert bringt.

Zusätzliche Suchtgefährdungen ergeben sich naturgemäß bei der *medikamentösen Behandlung Suchtkranker*. Geheilte Deliranten hängen oft an ihrem *Clomethiazol* (Hemineurin), das abgesehen von seiner delirlösenden Wirkung ein Schlafmittel und damit ein Suchtmittel ist. Unangenehme entzugsartige Erscheinungen, die nach Abklingen des Delirs übrigbleiben können, sollten nicht mit Clomethiazol behandelt werden.

Dasselbe gilt für Entzugserscheinungen überhaupt, solange sie nicht manifest deliranten Charakter tragen. Viel zu früh werden fragliche prädelirante Symptome wie etwa nächtliches Schwitzen und ängstliche Verstimmung als beginnendes Delir diagnostiziert und mit Hemineurin behandelt – womit wahrscheinlich eher eine Hemineurinabhängigkeit erzeugt als ein Delir verhindert wird. Unbedenklicher wirken in allen solchen Fällen Chlordiazepoxyd (Librium) in hohen Dosen (weil kaum je suchterzeugend) oder ein Neuroleptikum wie etwa Thoridazin (Melleril). Geradezu gefährlich ist Clomethiazol wegen seiner atemdepressorischen Wirkung dann, wenn es berauscht Eingewiesenen „als Reserve" verordnet und der Zeitpunkt der Verabreichung dem Pflegepersonal überlassen wird – auf die Gefahr hin, daß diese Verabreichung dann schon in einem viel zu frühen Zeitpunkt, noch während der alkoholischen Hirnvergiftung, erfolgt.

Es ist in diesem Zusammenhang auch daran zu erinnern, daß erhebliche Entzugserscheinungen bei reinen Alkoholikern, die *nicht gleichzeitig Schlafmittel* einzunehmen pflegen, selten auftreten – im Gegensatz zu Schlaf- und Betäubungsmittelsüchtigen. Erfolgreich abstinent lebende ehemalige Alkoholkranke werfen dem Kliniker manchmal mit Recht vor, daß er ihrem Drängen nach Schlafmitteln widerstandslos nachgegeben und damit die in der Hospitalisierung liegende Entgiftungs- und Umstimmungschance illusorisch gemacht habe.

8.2.9 Zur Phasenprophylaxe mit Lithiumpräparaten[1]

Unter dieser Langzeitmedikation treten manische, depressive und schizoaffektive Phasen in einem hohen Prozentsatz der Fälle wesentlich gemildert oder überhaupt nicht mehr in Erscheinung. Da die Behandlung unter periodischen Blutspiegelkontrollen stattfindet, stellt sich das Problem der chronischen Überdosierung nicht in derselben Art wie bei den Neuroleptika. Hingegen hat man hier in anderer Weise als bei den Neuroleptika auf *akute Überdosierungserscheinungen* gefaßt zu sein. Sie kündigen sich u. a. durch Magen-Darm-Symptome an und können zu gefährlichen (internistisch hospitalisierungsbedürftigen!) Gleichgewichts-, Sprach- und schließlich Bewußtseinsstörungen führen.

Die Ursache für eine solche Vergiftung muß keineswegs in einer zu großen Lithiumzufuhr, sondern sie kann ebensogut in einer zu geringen Lithiumausscheidung oder in einem gestörten Gleichgewicht mit dem Natriumhaushalt liegen. Eine solche Situation kann schon durch eine banale Fieberkrankheit mit starkem Schwitzen entstehen. Patienten und Angehörige sind deshalb zu instruieren, daß die Lithiumeinnahme bei jeder körperlichen Erkrankung sofort zu stoppen und der Arzt zu benachrichtigen ist. Eine kurzfristige Unterbrechung der Lithiumeinnahme stellt ihre prophylaktische Wirkung nicht in Frage.

Daß im übrigen vor einer so eingreifenden Langzeitmedikation alle Beteiligten über die Prognose der unbehandelten und der behandelten Psychose, über die kurzfristigen und die langfristigen Nebenwirkungen und Komplikationsmöglichkeiten und über die Kontrollbedürftigkeit des Behandlungsverlaufs ausführlich aufzuklären sind, braucht hier nicht besonders begründet zu werden.

---

[1] Auf alternative Medikamente (z. B. Carbamazepin) wird hier nicht eingegangen.

8.3 Weitere körperliche Behandlungsverfahren

8.3.1 Antiepileptika

„Gewöhnliche" – auch schwere – Epilepsien führen selten zu so gravierenden Verhaltensstörungen, daß es zu einer psychiatrischen Hospitalisierung kommt. Dieses Buch enthält deshalb kein Epilepsiekapitel. Hingegen sind einige Problemsituationen bei Anfallskranken darzustellen.

Wenn ein Epilepsiekranker, *der bereits unter Antiepileptika steht*, hospitalisierungsbedürftig wird, denkt der Psychiater ohne weiteres an Verstimmungen und Dämmerzustände, allenfalls auch noch an eine sog. paranoide epileptische Psychose, zu wenig aber an eine (meist chronische oder subakute) Vergiftung mit Antiepileptika. Diese läßt sich aus Dysarthrie, Ataxie, Nystagmus und evtl. Diplopie sowie Blutspiegeluntersuchungen und EEG erkennen und durch Dosiserniedrigung und Neueinstellung beheben.

Wenn umgekehrt bei einem unklaren Zustandsbild in der psychiatrischen Klinik ein *epileptischer Anfall* auftritt, so handelt es sich heute viel wahrscheinlicher um einen Entzugsanfall bei einem Suchtkranken als um die Erstmanifestation einer eigentlichen Epilepsie. Zum Ausschluß anderer Ursachen wird man sofort neurologisch untersuchen und 24–48 Stunden nach dem Anfall ein EEG anfertigen. Je weniger klinische und EEG-Indizien für einen nachhaltigen Hirnschaden sprechen und je weniger typisch epileptische Veränderungen das EEG zeigt, um so wahrscheinlicher wird der Entzugsanfall und um so unwahrscheinlicher ein chronisch epileptisches Leiden.

Eine antiepileptische Behandlung ist nur vorzusehen, wenn die Anfälle nach Abschluß des Entzugs andauern. Wird dagegen der Entzugsanfall als „Epilepsie" verkannt und behandelt, kommt es zu einer chaotischen therapeutischen Situation: Der Süchtige wird, weil er die Antiepileptika unregelmäßig einnimmt, neue Entziehungsanfälle provozieren, die ihrerseits die Fehldiagnose zementieren.

8.3.2 Elektroschock

Diese Behandlungsmethode wird in Narkose und medikamentöser Muskelerschlaffung durchgeführt und ist deshalb schmerzlos. In bezug auf lebensbedrohliche Zwischenfälle ist sie nicht gefährlicher als die Behandlung mit den gängigen Antidepressiva. Dennoch wird sie aus irrationalen Gründen in vielen Ländern heute sehr viel seltener angewendet als es einer vernünftigen Indikationspraxis entsprechen würde. In der Öffentlichkeit wird die Elektroschockbehandlung – z. T. schon wegen ihres Namens – unter der unzutreffenden Vorstellung abgelehnt, daß sie qualvoll und persönlichkeitszerstörend sei. Am Personal der psychiatrischen Kliniken bestätigt sich die massenpsychologische Regel, daß verbreitete und affektbetonte öffentliche Meinungen auch dann übernommen werden, wenn sie durch die eigene persönliche und berufliche Erfahrung keineswegs gestützt werden.

Unter den Ärzten verfügen nur wenige über Zeit und Motivation, sich aus der Fachliteratur eine eigene Meinung zu erarbeiten, die fundiert genug ist, um wenn nötig dem öffentlichen Vorurteil standzuhalten. Schließlich ist das Behandlungsverfahren für den Arzt auch noch mühsam; er muß mit Patienten und Bezugspersonen eingehend sprechen oder sogar korrespondieren, und er muß den Narkosedienst organisieren, statt daß er einfach ein weiteres Antidepressivum verschreibt. So beschließt er, die an sich indizierte Behandlung zu unterlassen. Wo Zeitströmung und Bequemlichkeit zusammenwirken, erfordert der Widerstand gegen ein Vorurteil besondere Hartnäckigkeit.

Die relativ häufigste *Indikation zur Elektroschockbehandlung* ist spätestens dann gegeben, wenn eine schwere quälende Depression endogenen, v. a. wahnhaften Gepräges sich durch zwei verschiedene, evtl. durch Tropfinfusion verabreichte Antidepressiva innerhalb von je drei Wochen nicht wesentlich mildern ließ. Andere seltene Indikationen sind die lebensgefährliche Katatonie (mit Fieber und Austrocknung) und langwierige katatone Stuporen (qualvolle Sprech- und Bewegungshemmungen auf wahnhaftem Hintergrund).

Zur *Technik* geben die Lehrbücher die nötigen Anweisungen. Das allmähliche Erwachen aus der Narkose bietet günstige Voraussetzungen für die Intensivierung des therapeutischen Kontakts mit Arzt und Pflegepersonal, sofern sich die Betreuer hierfür die nötige Zeit nehmen.

Die *gesetzlichen Bestimmungen* über Information und Zustimmung des Patienten und/oder seines Stellvertreters sind einzuhalten. Wer sich aber bei diesen Bezugspersonen nicht für die Behandlung einsetzt, wenn der wahnhaft depressive Kranke ihr nicht zustimmt (und wegen seiner psychotisch begründeten Hoffnungslosigkeit auch gar nicht zustimmen kann), macht es sich leicht und überläßt den Kranken seinem Leiden.

Über die *Technik*, die *Wirksamkeit*, die *Kontraindikationen* (zu denen das Alter nicht gehört) und die *Nebenwirkungen* geben die Sammelreferate Auskunft (C. Ernst 1982 *L;* Janicak 1985 *L;* Sauer 1987 *L*). Besonders sorgfältig sind die *Gedächtnisstörungen* untersucht worden. In der Regel sind die Gedächtnisleistungen nach erfolgreichen Behandlungen besser als vorher, was auf der Besserung der depressiven Leistungshemmung beruht. Bei einer Minderzahl der Behandelten konnten mnestische Störungen bisher mit differenzierten Testverfahren bis zu drei Monaten nach Behandlungsende wahrscheinlich gemacht werden, nach sechs Monaten kaum mehr (z.B. Weeks 1980 *K, L*). Dennoch dürfen Klagen über subjektiv länger dauernde Erinnerungsstörungen, wie sie bis zu ⅕ der Behandelten auf entsprechende Befragung angeben, nicht bagatellisiert werden, auch wenn die Beschwerden nicht sicher von depressiven Klagen zu unterscheiden sind. Dagegen sind „Persönlichkeitsveränderungen", die auch nur entfernt diesen Namen verdienen, nie beschrieben worden.

Wie beurteilen die Patienten selbst die Elektroschockbehandlung? Über entsprechende Befragungen berichten Freeman (1980 *K*), Hughes (1981 *K*), Kalayam (1981 *K*) und Kerr (1982 *K*).

Das übereinstimmende Resultat lautet, daß die meisten Kranken die Behandlung rückblickend als hilfreich beurteilen und sie im Bedarfsfall trotz der Nebenwirkungen erneut akzeptieren würden. Die beiden letzteren Arbeiten verglichen die Urteile der Behandelten mit denjenigen von Bezugspersonen sowohl dieser wie anderer, unbehandelter Kranker; die Studie von Kalayam außerdem noch mit den Urteilen von Zufallsrepräsentanten der Allgemeinbevölkerung. Es ergab sich, daß die Bewertungen generell um so positiver ausfielen, je mehr die Befragten über persönliche Erfahrung mit Elektroschockbehandlung verfügten.

Als unerwarteter Nebenbefund ergab sich, daß die Elektroschockbehandlung in der Allgemeinbevölkerung einen bedeutend weniger schlechten Ruf genießt als in den Medien. Der Grund ist klar: Die Medien benötigen im Überlebenskampf Sensation. Der Durchschnittsbürger weiß das und nimmt an den entsprechenden dramatischen Informationen automatisch einen Abzug vor. Dies fällt ihm um so leichter, als er – ungleich dem Politiker – keine Rücksicht auf die Medien zu nehmen braucht.

Zusammenfassend sind im konkreten Fall gegeneinander abzuwägen: Wahrscheinlichkeit monatelangen (manchmal jahrelangen, gelegentlich lebensbedrohlichen) Leidens auf der einen Seite; Möglichkeit mehrmonatiger Gedächtnisstörungen auf der anderen Seite. In rund ⅓ der zurückhaltend indizierten (und damit prognostisch besonders hartnäckigen) Fälle hilft auch die Elektroschockbehandlung nicht. Eine Regionsklinik mit Aufnahmepflicht für Schwerstkranke und 1000 Aufnahmen im Jahr, die grundsätzlich keine Elektroschockbehandlung durchführt, wird jährlich einem runden Dutzend schwerstleidenden Kranken mindestens temporär eine wesentliche Erleichterung *vorenthalten*.

8.3.3 Physiotherapie und leiborientierte Therapie

Eine Übersicht über die *physiotherapeutischen Anwendungen* innerhalb der Psychiatrie gibt Maurer 1979 L. Der therapeutische Zugang zu depressiv kommunikationsgehemmten, organneurotisch verspannten oder hypochondrisch eingeengten Patienten findet sich nicht selten besser über das Leiberlebnis als über das Gesprächserlebnis der Kranken. Vom aktivierenden Gesamtkonzept der Klinik her wird man motorisch anregenden Verfahren wie Gymnastik und Bewegungstherapie zunächst den Vorrang geben. In manchen Fällen führen aber „passive" Methoden wie Bäder, Massagen oder Packungen eher zum Ziel einer therapeutischen Beziehung. Wo derartige relativ aufwendige Bemühungen innerhalb angemessener Frist aber nichts helfen, sollten sie nicht über viele Wochen weitergeführt werden.

Für die Physiotherapie gilt dasselbe wir für alle anderen zentralen Dienste der Klinik: die Anmeldungen sollten nicht schriftlich, sondern *mündlich* erfolgen. Nur so können die betreffenden Fachleute ihre Rückfragen und Vorschläge anbringen – Äußerungen, von denen die Nichtspezialisten (hier Arzt und Pflegepersonal) einiges lernen können.

70 neurosekranke Frauen, die 20 Jahre zuvor psychiatrisch hospitalisiert gewesen waren, erinnerten sich der damaligen medikamentösen Beruhigung (vor der Ära der Antidepressiva) meist sehr kritisch und des ärztlichen Gesprächs mit sehr unterschiedlichen Empfindungen, der Physiotherapie jedoch in allen Fällen, wo diese zur Anwendung gekommen war, dankbar (Ernst 1964 *E*).

Die Indikation zur *leiborientierten Therapie* erstreckt sich — spezielle Ausbildung des Therapeuten vorausgesetzt — auch auf das Gebiet der *Psychosen* (Scharfetter u. Benedetti 1978 *G;* Scharfetter u. Reinhard 1987 *E*). Der Begriff *Geistes*krankheit läßt leicht vergessen, wie schwer das *Leiberleben* bei diesen Erkrankungen meist gestört ist. Und dies nicht etwa bloß im Sinne der „Somatisierung" von Konflikten, die „in Wirklichkeit" seelisch sind, sondern im Sinne echter Krankheitserscheinungen, die zum Wesen des Leidens selbst gehören. Dies gilt schon für den „Druck auf der Brust" oder die „bleierne Schwere" der Depressiven. In besonderem Maße gilt es für katatone Körpergefühlsstörungen wie etwa das „Atmenmüssen" (weil die eigenen autonomen Körperfunktionen als unzuverlässig, fremd oder abgestorben erlebt werden) oder gewisse Stuporen (weil der als zerbrechlich erlebte Körper durch jede Regung zerstört werden könnte).

Die Anwendung entsprechender Übungen, z. B. des Atmens oder des Greifens, erfordert viel Einfühlung und Erfahrung. Leibtherapie hilft nur auf der Basis einer vorsichtig aufgebauten persönlichen Beziehung. Ohne eine solche kann sie zur Plage, gelegentlich zur Gefahr (Raptus, Suizid, sexuelle Durchbruchshandlung) für den Patienten werden. Leibtherapeutische Verfahren ersetzen weder verbale Psychotherapie noch Pharmakotherapie. Sie können aber in Fällen, wo diese Mittel nur verzögert oder gar nicht wirken, psychotischen Kranken entscheidend helfen.

9 Teilzeitliche und ambulante Behandlung an der psychiatrischen Klinik

Zwei Sachverhalte werden durch zahlreiche Studien belegt: erstens, daß teilzeitliche und ambulante Institutionen die klinische Behandlung *nicht zu ersetzen* vermögen; zweitens, daß ein Teil der psychisch Kranken keineswegs nur unter stationären, sondern auch unter ambulanten Behandlungsverhältnissen *chronifiziert* (Ernst 1986 *L;* zusätzlich: Schwartz 1980 *K;* Moore 1981 *K;* Brown 1985 *L;* Böker 1986 *K*). Beide Sachverhalte werden den sog. „alternativen" Versorgungseinrichtungen neuerdings als Versagen zur Last gelegt. Das ist völlig verfehlt. Die „komplementären" Behandlungsangebote, wie sie auch genannt werden, erreichen Entscheidendes für die Lebensqualität zahlloser Kranker und deren Bezugspersonen — bloß nicht für *dieselben* Kranken wie diejenigen in den Kliniken; oder teilweise wohl für dieselben *Kranken*, aber nicht zu denselben *Zeiträumen* der Krankheitsverläufe (nämlich nicht während der Phasen schwerer Krankheit).

Die Mehrzahl der sozialpsychiatrischen *Übergangseinrichtungen* wie Nachtkliniken, Wohnheime, Tageskliniken und geschützte Werkstätten werden zweckmäßigerweise gemeindenah, dezentralisiert und räumlich unabhängig von Kliniken betrieben. Wo dies zutrifft, ist ihre Arbeit nicht Gegenstand dieses Buches. Andererseits pflegen Kliniken in städtischen Bereichen den selbständigeren unter ihren Kranken entsprechende Möglichkeiten der Teilzeitbetreuung anzubieten. Von solchen Behandlungsarrangements ist in den folgenden beiden Unterkapiteln die Rede. — In den anschließenden Ausführungen über die *ambulante Behandlung* beschränken wir uns auf die Weiterbehandlung der ehemaligen Klinikpatienten, ohne auf die zusätzlichen Aufgaben klinikunabhängiger Ambulatorien einzugehen.

9.1 Nachtklinikregime

9.1.1 Definition

Der Patient verbringt den Tag bei einer Erwerbstätigkeit oder bei einer anderen Beschäftigung auswärts, die Nacht dagegen in der Klinik, sei es innerhalb einer speziellen Nachtklinikstation oder auf seiner gewohnten Abteilung. Er nimmt das Frühstück und evtl. auch das Abendessen in der Klinik ein, wo er auch psychotherapeutisch, evtl. gruppentherapeutisch und medikamentös behandelt wird.

9.1.2 Wiedereingliederungshilfe oder Asylgestaltung?

Das Nachtklinikregime bzw. die Auswärtsarbeit wird in der Regel als *Übergangslösung* im Hinblick auf die baldige Entlassung des Patienten geplant. Nicht selten erweist es sich aber nach geraumer Zeit, daß der Kranke auch nach mehreren Anläufen *nicht zum Austritt zu bewegen ist*. Dies hat nicht immer nur psychopathologische, sondern oft durchaus normal verstehbare Gründe. Es ist schwierig, für unbemittelte, behinderte oder auffällige Kranke Wohnmöglichkeiten zu finden, die ebenso annehmbar sind wie die dem Patienten vertraute Klinik, wenn diese einigermaßen wohnlich eingerichtet ist.

Unter dem Druck unserer Platznot sind wir nur allzu leicht geneigt, die Annehmlichkeiten des „freien" Lebens im Sinne eigener Wunschvorstellungen zu überschätzen. Der klinikerfahrene Patient dagegen verzichtet lieber auf die einsame „Selbständigkeit", die ihn in einem trostlosen Mietzimmer erwartet. Wir charakterisieren die ganze Interessenlage daher nur schlecht, wenn wir in diesen Fällen von Hospitalismus sprechen (vgl. auch 3.5.5).

9.1.3 Vorbereitung von Wohngruppen

Es handelt sich dabei um eine Art der Entlassungsvorbereitung, die in Fällen wie den soeben erwähnten doch noch zum Ziele führen kann. Drei oder vier sorgfältig ausgewählte chronisch Kranke leben in der Klinik während mehrerer Monate in eigenen Räumen zusammen. Unter der Anleitung einer Schwester oder einer Sozialarbeiterin lernen sie miteinander haushalten. Insbesondere gewöhnen sie sich daran, ihre Arbeiten (Einkaufen, Kochen, Putzen) untereinander aufzuteilen. Nach der Umsiedelung in eine klinikexterne Wohnung werden sie wenn möglich von derselben Klinikangestellten weiterbetreut.

9.1.4 Arztkontakt

Allerlei Abhaltungen hindern den Arzt, den früh wegfahrenden, spät heimkehrenden Patienten auch nur alle Wochen regelmäßig zu sehen, wenn sich nicht beide Teile gewissenhaft an ihre Abmachungen halten. Unzulässig ist es, wenn der Pfleger dem Patienten alle 14 Tage sein ärztlich verordnetes Depotneuroleptikum injiziert, ohne daß der Arzt den Patienten jeweils vorher gesehen hat. Weder Arzt noch Pfleger werden nämlich bei dieser Praxis die Verantwortung für psychopharmakologische Komplikationen und für versäumte Dosisreduktionen übernehmen können, aber am Ende haftet doch der Arzt für die Folgen seiner Verordnung.

9.2 Tagesklinikregime

9.2.1 Definition

Der Patient verbringt die Nacht zu Hause allein oder bei seinen Angehörigen, den Tag dagegen in den Räumen der Institution, in der geschützten Werkstätte und bei therapeutischen Veranstaltungen. Den Hin- und Herweg unternimmt er selbständig oder in Begleitung von Angehörigen, Mitpatienten oder Mitarbeitern der Institution.

9.2.2 Probleme

Daß eine Klinik für Kranke ihrer näheren Region tagesklinische Betreuungsmöglichkeiten bereitstellt, ist naheliegend und zweckmäßig, besonders für einzelne ihrer entlassenen Patienten. Gelegentlich kann freilich auch hier die Tendenz mancher Kranker, trotz des auf Rehabilitation ausgerichteten Programms im Übergangsregime zu verharren, zur Überlastung der Tagesklinikplätze führen. Andererseits ermöglicht dieses Arrangement doch die Freigabe eines Klinikbettes und unterstützt mindestens die Fähigkeit des Kranken, selbständig zu wohnen.

Obwohl die Präsenzzeit der Tagesklinikpatienten den gewöhnlichen Präsenzzeiten der Ärzte besser entspricht als diejenige der Nachtklinikpatienten, bedarf der Arztkontakt – schon im Hinblick auf die Kontrolle einer etwaigen Medikation – der genauen Vereinbarung. Nur zu leicht erweist es sich sonst eines Tages, z. B. anläßlich eines Zwischenfalls, daß sich schon seit geraumer Zeit für diesen Patienten kein Arzt mehr zuständig fühlt.

9.3 Ambulante Weiterbehandlung

In den staatlichen psychiatrischen Institutionen Dänemarks befanden sich von den rund 4 Millionen über 14jährigen Einwohnern an einem Stichtag des Jahres 1977 2,6‰ in stationärer, 0,4‰ in tagesklinischer und 0,8‰ in ambulanter Behandlung. Als „ambulant behandelt" wurde gezählt, wer während einer Stichwoche mindestens eine Konsultation aufgesucht hatte. (Die seltener als einmal wöchentlich erscheinenden Patienten wurden also nicht vollständig erfaßt, andererseits wurden vereinzelt konsultierende Patienten, die zufällig während der Stichwoche im Ambulatorium erschienen, als Behandlungen gezählt.) *Von den ambulant psychiatrisch Behandelten aller staatlichen Institutionen waren 74% ehemalige Klinikpatienten.* Nur 8% waren von Allgemeinpraktikern überwiesen worden (Kastrup 1980 *K*).

Die Erhebung zeigt die große quantitative Bedeutung, die der ambulanten Weiterbehandlung von ausgetretenen Klinikpatienten zukommt. Daß diese sich in den staatlichen Ambulatorien derart häufen, hängt u. a. wohl damit zusammen, daß es unter ihnen mehr zu psychopharmakologischen, psychotherapeutisch unterstützten Langzeitbehandlungen kommt als unter den noch nie Hospitalisierten. Diese letzteren neigen eher zu Kurzberatungen als zu länger dauernden Psychotherapien. – Über Familientherapie s. 6.7.

9.3.1 *Überweisen oder Behalten*

Wenn der Patient vor der Hospitalisierung in *hausärztlicher oder privater nervenärztlicher Behandlung* gestanden hat, wird man ihn nach telefonischer Vereinbarung und mit schriftlichem Arztbericht wieder dorthin zurückweisen, solange der vorbehandelnde Arzt keinen anderen Wunsch äußert.

Abweichungen von dieser Regel sind fast immer fehlerhaft. Sie passieren leicht dann, wenn der behandelnde Klinikarzt sich besonders für den Patienten interessiert und „mehr" für ihn tun will als er dem vorbehandelnden Arzt zutraut. Er überschätzt dabei gewöhnlich die eigene therapeutische Macht und unterschätzt dafür die psychotherapeutischen und behandlungsökonomischen Vorteile, die eine lebendige Beziehung zum Hausarzt für den Kranken und ggf. auch für dessen Familie mit sich bringt. Keine Institution vermag jene Gewähr der *personellen Behandlungskonstanz* zu bieten, die beim niedergelassenen Arzt selbstverständlich ist. Ausnahmen von der Rückweisungsregel kommen deshalb praktisch nur auf ausdrücklichen Wunsch des Patienten in Frage. Sie sind dem vorbehandelnden Arzt kollegialerweise mitzuteilen.

Nun kennen freilich viele Klinikpatienten keinen Hausarzt, der bereit ist, ihre Nachbehandlung zu übernehmen. Bei entfernt wohnenden Kranken gehört es in diesem Fall zur Entlassungsvorbereitung, rechtzeitig mit der geeignetsten Weiterbehandlungsstelle in Verbindung zu treten. Für in der Nähe wohnende Patienten ist es besonders günstig, wenn der mit dem Fall bereits vertraute *Klinikarzt* die Nachbehandlung selber übernehmen kann, sofern die Organisation der Klinik dies zuläßt. Auch für die Aus- und Weiterbildung des Klinikarztes hat diese naheliegende Lösung große Vorteile.

9.3.2 *Gesprächsrahmen*

Die ersten Wochen und Monate nach der Entlassung bringen für viele Ausgetretene besonders belastende Erfahrungen mit sich. Die Patienten kehren meist wieder in diejenige Umgebung zurück, in welcher sie erkrankt sind. Oft ist es während des Klinikaufenthalts nicht gelungen, ihre Lebensverhältnisse erheblich zu verbessern und ihre Hauptkonflikte zu lösen. In dieser Situation reagieren die Entlassenen so häufig depressiv, daß man in der Klinikpsychiatrie geradezu von „Wiedereingliederungsdepression" spricht.

Suizide traten während der ersten drei Monate nach der Entlassung aus der Zürcher Psychiatrischen Klinik 1960–1979 häufiger auf als während aller späteren Dreimonatsperioden. Dies traf besonders für kurze Hospitalisierungen von weniger als einem Monat und für Suchtkranke zu (Ernst 1980 *K*).

Es empfiehlt sich deshalb, die *Frequenz* der Konsultationen am Anfang der Nachbehandlung hoch anzusetzen. Sah man den Patienten in der Klinik, abgesehen von der täglichen Visite, bisher im Rahmen regelmäßiger ärztlicher Kurzgespräche wöchentlich einmal während einer Viertelstunde unter vier Augen, so wird man ihn jetzt z. B. zweimal pro Woche bestellen. Auch die *Dauer* der Konsultationen wird man gegenüber der klinischen Gepflogenheit eher verlängern. Den Patienten, der eigens von weit her zu uns gefahren ist, werden wir nicht schon nach fünf Minuten wieder nach Hause schicken.

Dennoch gelten die Überlegungen zur Konsultationsdauer, die in Kap. 6 angestellt worden sind, grundsätzlich auch für die ambulante Weiterbehandlung. Die 45-Minuten-Sitzung ist, wie schon unter 6.5.1 ausgeführt, keine naturgegebene Zeiteinheit für hilfreiche Gespräche. Psychiatrische Ambulatorien, die darauf Gewicht legen, ihre ärztlichen Ausbildungskandidaten im Hinblick auf deren künftige Aufgabe in der psychotherapeutischen Versorgung einer Region realitätsnah auszubilden, wenden bewußt die „Viertelstundenkonsultation" für solche Kranke an, die der Arzt bereits gut kennt. Hat der nachbehandelnde Arzt den Kranken in der Klinik selber behandelt, ist diese Kenntnis gewährleistet.

Michael Balint, der sich um die psychotherapeutische Ausbildung und Aktivierung der Allgemeinpraktiker außerordentliche Verdienste erworben hat, ist mit zunehmender eigener Erfahrung dazu übergegangen, für die Problempatienten des Hausarztes das „Sechsminutengespräch" zu empfehlen, zu praktizieren und zu supervisieren (in E. Balint 1973 *G, E*). Ein Internist berichtet aus seiner Praxis über ermutigende Erfahrungen mit der „20-Minuten-Stunde" (Castelnuovo-Tedesco 1965 *E*, 1970 *E*).

9.3.3 Neuroleptika

In der Regel ist der Kranke, der in der Klinik bereit war, ein Psychopharmakon weiterhin einzunehmen, zum Zeitpunkt der Entlassung bereits auf ein solches eingestellt.

Bei der ambulanten Weiterbehandlung mit einem Neuroleptikum handelt es sich nun darum, die antipsychotische Wirkung und die Nebenwirkungen zu kontrollieren, mit den Bezugspersonen in Kontakt zu bleiben, soweit der Patient dies gestattet, und periodisch die oben bereits besprochenen Reduktions- und Absetzversuche zu unternehmen. Die letzteren Maßnahmen wird man noch vorsichtiger durchführen als während des Klinikaufenthalts, weil ein Rückfall für den Kranken zu Hause schwerwiegendere soziale Folgen mit sich bringt als in der Klinik.

Andererseits darf man nicht vergessen, daß *sichtbare* Nebenwirkungen wie Steifheit und Verlangsamung, die als Überdosierungsfolgen häufig vorkommen, dem Patienten auch insofern schaden, als er ihretwegen zu Hause und am Arbeitsplatz kränker erscheint als es sein müßte. Kollaborationsfähigen Patienten sollte man die Chance geben, bei der Dosierung selber mitzuwirken. Wenn sie auf eine hinreichend niedrige Erhaltungsdosis eingestellt sind, lernen manche von ihnen, in Krisensituationen die Tagesdosis selbständig zu steigern und sich schon vor der vereinbarten Konsultation wieder beim Arzt zu melden.

9.3.4 Antidepressiva

Hier bereitet v. a. die Abschätzung des Zeitpunkts Schwierigkeiten, da das Mittel nach Abklingen der depressiven Phase „ausgeschlichen" werden kann. Im Idealfall ist dieser Moment daran erkennbar, daß der Patient spontan über den Wegfall sog. *Residualsymptome* berichtet. Man hört dann etwa vom Patienten, daß er sich erst jetzt wieder ganz gesund fühle: Nachdem er unter dem Antidepressivum seit Wochen oder Monaten bereits ein weitgehend unauffälliges soziales Leben habe führen können, seien jetzt auch seine Schlafstörungen wieder ganz behoben, er nehme schon das Morgenessen mit Vergnügen ein, und er arbeite müheloser als noch vor kurzem. − Das plötzliche Verschwinden solcher Restsymptome ist ein Zeichen dafür, daß die antidepressive Medikation in einigen Reduktionsschritten abgesetzt werden kann. Sie soll aber nicht schlagartig abgebrochen werden, weil sonst – mindestens nach langem Gebrauch – Entzugserscheinungen (Übelkeit, Schwitzen, Speichelfluß, selten einmal ein Verwirrungszustand) auftreten können.

Leider häufen sich unter den ehemaligen Kranken der psychiatrischen Kliniken *chronische* und flach wellenförmige Depressionen, die keine klaren Phasengrenzen erkennen lassen und die auf lange Sicht hinaus keine überzeugenden Vollremissionen erreichen. Bei ihnen gibt es für Dosierungsreduktionen und Ausschleichversuche kaum andere Anhaltspunkte als körperliche Nebenwirkungen, Komplikationen und die Wünsche, welche die Kranken selbst im Gespräch äußern.

Damit man nicht ganz im zeitlich Unverbindlichen flottiert, sollte man sich schon zu Anfang der ambulanten Weiterbehandlung zusammen mit dem Patienten ein minimales *Behandlungskonzept* erarbeiten. Dieses nimmt etwa zur Frage Stellung, ob man die Behandlung als eine *Krisenüberbrückung* von einigen Wochen, als eine *Fokalbehandlung* von einigen Monaten oder (bei manchen chronisch Kranken oder Abhängigen) als eine *Zustandserleichterung* von unbeschränkter Dauer auffaßt. Auch wenn man einen solchen Behandlungsplan später gelegentlich einmal revidieren muß, vermittelt er doch sowohl dem Patienten wie dem Arzt eine gewisse Stütze.

9.3.5 Verschreibungstechnik

Im Gegensatz zur Zeit seines Klinikaufenthalts verwaltet der Patient in der ambulanten Nachbehandlung seine Medikamente selber, soweit sich nicht Angehörige an der Verabreichung beteiligen. Dementsprechend wirkt die Verschreibungstechnik des Arztes jetzt viel direkter auf den Patienten ein als während seiner Hospitalisierung. Mißverständnisse und Aufmerksamkeitsstörungen sind auch unter Gesunden allgegenwärtig. Es ist deshalb zu raten, dem Kranken alle Verordnungen möglichst detailliert *schriftlich* zu überreichen. Er faßt dies nicht als Schulmeisterei, sondern als Gewissenhaftigkeit auf.

Man soll auch nicht möglichst große, sondern möglichst *kleine Packungen* verschreiben. Damit dokumentiert man, daß eine Erhaltungsdosis nichts unabsehbar lange Gültiges ist, daß man den Patienten ohnehin bald wieder sehen will und daß man im Sinne hat, flexibel zu dosieren. Denselben Tendenzen verleiht man auch dadurch Nachdruck, daß man nicht ohne zwingende Gründe „Nachschubrezepte" verschickt, ohne den Kranken gesehen oder wenigstens mit ihm die nächste Konsultation vereinbart zu haben. Die Griffnähe großer Medikamentvorräte bedeutet im Moment der suizidalen Anwandlung für manchen Kranken eine Gefahr. Der handschriftliche Vermerk des Arztes auf der Antidepressivapackung „für Kinder gefährlich" trägt vielleicht dazu bei, daß das Medikament sorgfältiger verwahrt wird.

Wenn eine Erhaltungsdosis befriedigend und stabil wirkt und der Patient kein erhebliches Aussprachebedürfnis bekundet, kann der *Abstand zwischen den Konsultationen* vergrößert werden, etwa auf 14tägliche oder monatliche Intervalle. Regelmäßige Abstände sind solchen „nach Bedarf" in der Regel vorzuziehen. Letztere entspringen oft verkappten Beendigungswünschen von beiden Seiten, Tendenzen, die man besser offen und mit den nötigen Konsequenzen (Ausschleichen der Medikation) besprechen sollte.

9.3.6 Fahrtauglichkeit

Nicht selten stellt sich dem Arzt die Frage, von welchem Moment an er dem psychopharmakologisch behandelten Kranken das Führen eines Motorfahrzeuges „erlauben" soll; genauer: wie lange er jede eigene Mitschuld an einem eventuellen Verkehrsunfall dadurch ausschließen will, daß er den Patienten ausdrücklich vor dem Fahren warnt. Die hier vertretene Faustregel lautet: Wer seit drei Wochen psychosefrei und ohne erhebliche Nebenwirkungen auf eine konstante Erhaltungsdosis eines Psychopharmakons eingestellt ist, darf fahren, sofern nicht frühere manifeste Tendenzen der Verkehrsgefährdung dem entgegenstehen. Wesentliche Um- und Neueinstellungen bedeuten den Neubeginn der dreiwöchigen Karenzzeit. Stärker einschränkende Regelungen werden erfahrungsgemäß nicht eingehalten.

Dieselbe Empfehlung eignet sich auch für die Erlaubnis zum *Baden* im See und im tiefen Schwimmbad. An sich harmlose Schwindelzustände, z. B. infolge Blutdruckschwankungen, können im tiefen Wasser lebensgefährlich werden.

9.3.7 Ambulante Betreuung durch das Pflegepersonal

Diese Funktion wird von Schwestern und Pflegern bis heute nur vereinzelt übernommen. Sachlich sind ihr Grenzen gesetzt, wo die medikamentöse Behandlung ohnehin den Arzt erfordert und die Heranziehung weiterer Betreuer deshalb zu Doppelspurigkeiten führen würde. Wo dieses Bedenken aber wegfällt (wie z. B. bei Suchtkranken oder bei nichtpsychotischen Jugendlichen) und wo der Patient zu seiner Schwester oder zu seinem Pfleger ein persönlicheres Verhältnis entwickelt hat als zum Arzt, ist grundsätzlich nicht einzusehen, wieso der Patient die Person seines Vertrauens nicht weiterhin regelmäßig oder unregelmäßig aufsuchen soll. Praktisch ergeben sich freilich Schwierigkeiten, weil die Schwester während ihrer Arbeitszeit den stationären Kranken zur Verfügung zu stehen hat und weil die Frage der finanziellen Verrechnung auf diesem Gebiet meist nicht gelöst ist. Daß außerdem bei Pflegepersonen eine Supervision ebenso nötig ist wie bei Ärzten, versteht sich von selbst. „Schwarzbehandlungen" enden oft in intimen Gefühlsbindungen mit schädlichen Folgen für beide Teile.

. Hilfreich kann es in gewissen Fällen sein, wenn erfahrene Pflegepersonen bei rückfallgefährdeten, den vereinbarten Konsultationen unabgemeldet fernbleibenden Kranken, die sie persönlich gut kennen, *Hausbesuche* abstatten. Das Verfahren ist aber aufwendig. Zudem hat der die Nachbehandlung leitende Arzt die Verantwortung dafür zu übernehmen, daß er damit nicht in die Domäne eines Hausarztes übergreift, daß er den großen Aufwand an Pflegezeit verantworten kann und daß das grundsätzliche Recht des urteilsfähigen Kranken auf Ablehnung von Behandlungskontakten nicht mißachtet wird. Dieses Recht ist nicht nur in der Klinik, sondern auch in der Ambulanz zu würdigen. Für Mitarbeiter psychiatrischer Institutionen ist allerdings das Erleben der häuslichen Verhältnisse psychisch Schwerkranker von unschätzbarem Wert.

9.3.8 Wiedereinweisung in die psychiatrische Klinik

Bei Rückfällen, die zur Hospitalisierungsbedürftigkeit führen, ist es keineswegs immer der weiterbehandelnde Arzt des Ambulatoriums, der die Einweisung veranlaßt. Besonders bei akuten Verschlechterungen haben oft Haus-, Spital- und Notfallärzte einzuspringen. Kommt man aber als Ambulatoriumsarzt in die Lage, den Patienten von der Sprechstunde weg in die Klinik einweisen zu müssen, so ergeben sich u. a. gewisse Chancen, wie sie jeder gezielten Krisenintervention innewohnen. So ist es z. B. günstig, wenn man den Kranken persönlich in die Klinik begleiten kann. Dies ist wegen der übrigen eigenen Verpflichtungen und bei erheblicher Entfernung der Klinik nicht immer möglich. Hingegen lohnt es sich, den Kranken im Laufe der nächsten Tage in der Klinik zu besuchen – besonders wenn der Patient dem Arzt die Hospitalisierung übel nimmt. Allein schon die Möglichkeit, daß beide Parteien ihren Standpunkt nochmals aussprechen können, vermag dem Kranken eine gewisse Erleichterung zu bringen, ebenso wie dem Arzt, der sich nicht gern in der Rolle des bloß Machtausübenden sieht. Ist ein solcher Besuch für den einweisenden Arzt zu zeitraubend, so schätzt der Patient einen freundlichen Brief mit den Genesungswünschen des Arztes.

In einer dänischen Region führte der Ausbau der ambulanten psychiatrischen Versorgung *nicht* zu einer Abnahme der Anzahl der klinisch behandelten Kranken. Trotz der Zunahme der ambulanten Behandlungen sank der Prozentsatz derjenigen Poliklinikpatienten, die später psychiatrisch hospitalisiert wurden, nicht (Kastrup 1976, 1980 *K*). – Es gelingt uns offenbar nicht, die krisenüberbrückende Funktion der stationären psychiatrischen Behandlung durch die üblichen ambulanten und teilzeitlichen Institutionen zu ersetzen. (Weitere Literatur hierzu vgl. Einleitung zu Kap. 9.)

9.3.9 Formloser Abbruch der ambulanten Weiterbehandlung durch den Patienten

Der Behandlungsabbruch kommt oft dadurch zustande, daß der Patient der vereinbarten Konsultation ohne Abmeldung fernbleibt, daß er sich nach den Ferien des Arztes nicht mehr meldet oder daß er einen Arztwechsel zum Anlaß für den Abbruch der Konsultationen nimmt. Der Arzt, der sich für den Kranken eingesetzt hat, fühlt sich durch dessen stummes Wegbleiben gekränkt und ist geneigt, ihm deswegen eine ungünstige Prognose zu stellen. Letzteres ist sachlich nicht begründbar.

Auch der gesunde Durchschnittsbürger verfügt oft nicht über die Disziplin, sich auch dort abzumelden, wo er dies nicht unter Androhung von Sanktionen tun muß. Und das Bedürfnis, endlich einmal frei von Spritzen, Tabletten und Kontrollen zu sein, frei auch von Psychotherapie und von jeder „goldenen Kette der Befürsorgung", ist etwas menschlich derart Nachfühlbares, daß wir es zu respektieren haben. Mancher Kranke nimmt eines Tages lieber den künftigen Rückfall mitsamt der erneuten Hospitalisierung in Kauf, als daß er sich weiterhin täglich durch seine Tablette und wöchentlich durch seine Konsultation daran erinnern läßt, daß er krank ist. Ein gewisses Maß an Unvernunft und Undank ist dem Kranken ebenso zuzubilligen wie in analoger Situation dem Gesunden.

Auch bei psychiatrischen Poliklinikpatienten, die vorher nicht psychiatrisch hospitalisiert gewesen waren, kommt formloser Behandlungsabbruch ungemein häufig vor. Von 1722 in einer psychiatrischen Universitätspoliklinik erstmals gesehenen Patienten kam es (nur!) bei 184 zu einer eigentlichen psychiatrisch-psychotherapeutischen Behandlung, die mehr bedeutete als Untersuchung, Konsil, Begutachtung, behördliche Maßnahme oder psychopharmakologische Therapie. 93 von ihnen beendeten die Behandlung (nach mindestens fünf Sitzungen) im Einvernehmen mit dem Arzt, 91 (also etwa gleich viele) vorzeitig ohne jede Vereinbarung. Unter den formlos Abbrechenden häuften sich Jüngere, Süchtige und Patienten mit sexuellen Problemen, unter den einvernehmlich Beendigenden Patienten mit Angstsymptomen und Depressive. Die soziale Schicht spielte dabei keine Rolle (Wälti 1980 *K*).

9.3.10 Vorbereitete Beendigung der ambulanten Weiterbehandlung

Dort wo der Patient bereit ist, mit uns über die Beendigung der Behandlung zu sprechen, werden wir uns an die folgenden *Regeln* halten:

a) Zeichnet sich ein Behandlungsende deswegen ab, *weil der Arzt die Institution verlassen wird,* so ist dieser Termin dem Patienten

mehrere Wochen vorher bekanntzugeben. Es ist mit ihm zu besprechen, ob eine Übergabe an einen anderen Therapeuten möglich und erwünscht ist oder nicht.
b) Im Falle einer *psychopharmakologischen Behandlung* sollte diejenige Konsultation, bei welcher die letzte Restdosis des Psychopharmakons abgesetzt wird, nicht die letzte sein. Auch wenn der Patient kein Bedürfnis nach Psychotherapie ohne Medikation erkennen läßt, sollte ihm nochmals Gelegenheit gegeben werden zu berichten, wie er den medikamentfreien Zustand erlebt. Er sollte merken, daß der Arzt sich nicht nur für seine pharmakologische Behandlung interessiert, sondern für ihn selbst. 14 Tage nach der letzten Konsultation soll er nochmals telefonisch über sein Befinden Bescheid geben; er soll wissen, daß er auch künftig wieder anrufen kann.
c) Ähnlich wie beim Einzelgespräch im kleinen empfiehlt es sich hier im großen, mit dem Patienten eine abschließende *Beurteilung des Behandlungsergebnisses* zu diskutieren. „Ergebnis" muß nicht heißen „Erfolg". Dank zu äußern kann für den Kranken weniger entlastend sein als Kritik üben zu können. Die Feststellung man habe psychotherapeutische Hilfe empfangen, setzt das Eingeständnis voraus, man sei seelisch nicht im Gleichgewicht gewesen. Ein solches Eingeständnis bedeutet aber z. B. für das prekäre Selbstwertgefühl derjenigen Kranken, die wir in der Klinik sehen, oft schon eine Überforderung.

Noch im Rückblick nach 20 Jahren hielten die meisten von 120 poliklinisch und 70 klinisch behandelten Neurosekranken daran fest, daß ihre seinerzeitige Behandlungs- bzw. Hospitalisierungsbedürftigkeit die Folge von körperlichen Störungen, von Überarbeitung oder von ausschließlich äußeren widrigen oder ungerechten Lebensumständen gewesen sei. Sie verharrten in der Regel zeitlebens in einer Einstellung der Selbstrechtfertigung vor sich und anderen. Bei einzelnen psychotherapeutisch Behandelten unter ihnen kam es allerdings zu eindrucksvollen Ausnahmen von dieser Regel (Ernst 1959 *K*, 1964 *K*).

9.3.11 Ambulante Zwangsbehandlung

„Ambulant" scheint „freiwillig" einzuschließen. In der Tat schleppt niemand den Patienten ins Ambulatorium. Er erscheint aber dort oft nur unter dem mehr oder weniger deutlichen Druck von Angehörigen zur Konsultation und bleibt aus, wenn solche Einflüsse wegfallen. Man versteht die Stimmungen und die Reaktionen mancher Kranker schlecht, wenn man diesen Hintergrund übersieht. Außerhalb von strafrechtlichen Maßnahmen (z.B. 9.4.3) werden indessen psychisch Kranke selten sofort rehospitalisiert, wenn sie der ambulanten Kontrolle fernbleiben. Von dieser Regel gibt es neuerdings Ausnahmen.

Geller (1986 *E*) hat in einem Ambulatorium in Massachusetts 3 manisch-depressive Patienten behandelt, die nach zahlreichen Hospitalisierungen infolge psychotischer Gewalttätigkeit und anderer maniformer Entgleisungen bereits einen erheblichen sozialen Abstieg durchgemacht hatten. Im Intervall lehnten diese Kranken gleichwohl die konsequente medikamentöse Rückfallprophylaxe ab. Der Arzt eröffnete ihnen nun, daß er sie im Anschluß an den ersten unentschuldigt versäumten Konsultationstermin zwangsweise rehospitalisieren werde. Er berief sich dabei auf sein Recht zur Einweisung wegen Gefährdung Dritter, wobei er sich auf die Vorgeschichte stützte. Es gelang in der Folge, 2 dieser 3 Patienten jahrelang außerhalb der Klinik zu halten und bei allen dreien ihre sozialen Verhältnisse und ihre Lebensqualität entscheidend zu bessern.

Dieses Vorgehen vermag zwar klinische Langzeitaufenthalte (und entsprechenden Zwang) zu verhindern. Der Autor ist sich aber der Tragweite seines Handelns bewußt. Als Grundlage für dasselbe fordert er präzisere gesetzliche Bestimmungen. (Diese könnten hierfür z.B. diejenige Rekursinstanz einschalten, die auch für bereits erfolgte Zwangshospitalisierungen zuständig ist.)

9.4 Einige spezielle ambulant anwendbare Behandlungsverfahren

9.4.1 Schlafentzug bei Depression

Über die Technik der vollständigen und der partiellen Schlafentzugsbehandlung nach Schulte (vgl. Finke u. Schulte 1970) geben die Lehrbücher Auskunft. Eine gute Zusammenfassung aller praktischen Gesichtspunkte bringen Kuhs u. Tölle (1986 *L*). Hier geht es v. a. darum, die Vorzüge dieser sympathischen Behandlungsmethode in Erinnerung zu rufen. Ihre Indikation wird leicht verpaßt, weil es (etwas weniger ausgeprägt, aber im Prinzip ähnlich wie bei der Elektroschockbehandlung) für den Arzt bequemer ist, ein weiteres Antidepressivum zu verschreiben, als mit dem Patienten und seinen Angehörigen (oder in der Klinik: mit der Nachtschwester) zusammen ein praktikables Nachtprogramm zu organisieren.

Voraussetzung für das Verfahren ist die *Kollaborationsfähigkeit* des Patienten. Dadurch wird die Indikation auf leichte bis mittelschwere Depressionen beschränkt. Es ist dies auch der Grund, warum diese Methode hier bei der ambulanten und nicht bei der stationären Behandlung besprochen wird. Wahnhafte, agitierte und schwer gehemmte Kranke, wie sie sich in der Klinik häufen, können für dieses Verfahren nicht gewonnen werden. Bei Kombination mit hirnorganischen Krankheiten ist die Methode ungeeignet, nicht aber bei depressiven Zuständen Schizophreniekranker. Eine bereits bestehende *antidepressive Medikation* bedeutet weder eine Einschränkung der Indikation noch ist es nötig, sie wegzulassen oder zu reduzieren.

Die stimmungsaufhellende Wirkung wird oft schon während der durchwachten Nacht spürbar und hält dann für ein bis zwei Tage an, gelegentlich auch für länger. In günstigen Fällen führt das Erlebnis, *selbst etwas gegen seine Depression tun zu können*, beim Kranken zum Anreiz, das Verfahren mehrmals zu wiederholen. Auch in der Zwischenzeit wirkt die Hoffnung auf weitere Erfolge dem Gefühl der Machtlosigkeit des Depressiven entgegen. Bei Wiederholung erschöpft sich die Wirkung nicht, sondern scheint sich eher zu verstärken (Holsboer 1986 *K*).

Noch ungeklärt ist die Frage, ob Schlafentzüge durch die Synchronisierung der beim Depressiven auseinandergefallenen biologischen Tagesrhythmen oder durch unspezifischen Streß wirken und wieweit die Begegnung mit der (bisher nie erlebten) Nacht und der eigenen Leistung mitspielt. Offen bleibt auch noch, ob durch diesen Eingriff tatsächlich endogen depressive Phasen verkürzt werden können. Außer Zweifel steht dagegen, daß die Methode kurzfristig effektvoll sein kann. Die Wirkung ist für den Arzt gelegentlich höchst eindrucksvoll.

9.4.2 Alkoholvergällung

Diese stützenden Verfahren mit Disulfiram (Antabus) oder Calciumcarbimid (Dipsan) sind mit dem Trinkversuch in der Klinik einzuleiten. Trotzdem werden sie im Rahmen der ambulanten Behandlung besprochen, weil sie den Alkoholkranken zu Hause bei seiner gewohnten Lebensführung schützen sollen.

Es eilt in der Klinik nicht mit der Einleitung der Medikation. Der Versuch lohnt sich erst, wenn die Bereitschaft des Alkoholkranken, sich stützen zu lassen, bis gegen das Ende seines Klinikaufenthalts anhält und wenn mittlerweile auch die maßgebenden Umgebungspersonen zur Mithilfe bei der Behandlung gewonnen werden konnten. Schließlich darf der Antabusschutz nicht ohne positiven Ablauf eines *Alkoholtrinkversuchs* eingeleitet werden. Über dessen Zweck und über die Komplikationsmöglichkeiten ist der Patient vorher aufzuklären. Nimmt die Reaktion selten einmal gefährliche Formen an – etwa durch Kollaps, Atemnot oder Lungenödem – und muß deshalb medikamentös oder durch Reanimation eingegriffen werden, beweist dies, daß die Kur für diesen Patienten zu gefährlich ist und folglich unterbleiben muß. Umgekehrt soll bei ungefährlichen wenn auch unangenehmen Reaktionen – die ja erwünscht sind – nicht vorschnell medikamentös behandelt werden.

Das meist verwendete Präparat für Vergällungskuren ist *Disulfiram* (Antabus). Seine Wirkungsweise wird hier als bekannt vorausgesetzt. Unter den *Kontraindikationen* figurieren alle erheblichen körperlichen Krankheiten, insbesondere alle Hirnkrankheiten inkl. Alkoholepilepsie. Hinzu kommt wegen der keimschädigenden Wirkung der Aldehydvergiftung die Schwangerschaft. Patientinnen im schwangerschaftsfähigen Alter sind nur ausnahmsweise zu behandeln und dann anzuweisen, die Medikation bei jeder Möglichkeit einer Schwangerschaft sofort abzusetzen.

Suchtrückfälle, die zur Hospitalisierung führen, bilden beim Alkoholiker manchmal den motivierenden Anstoß für eine Antabuskur. Gelangt man nach normal verlaufenem Trinkversuch tatsächlich zur Einstellung auf die tägliche Erhaltungsdosis (meist 0,25 g), so ist der Patient auch noch darüber aufzuklären, daß von nun an Chloralhydrat, Paraldehyd und Salatessig unangenehme Reaktionen bei ihm auslösen können. In der Folge kommt nun alles darauf an, daß der Alkoholkranke die Kontrolle derjenigen *Vertrauensperson*, die ihm täglich das Medikament verabreicht, auf die Dauer akzeptiert. Besser als nahe Angehörige werden in dieser Rolle oft Außenstehende vom Patienten ertragen, wenn sie als sympathisch aber neutral erlebt werden. In Frage kommen also etwa Personalchefs oder Fachleute der Fürsorgestellen für Alkoholgefährdete, sofern der Patient ein gutes Verhältnis zu ihnen hat. Ohne die Mithilfe solcher Vermittler bedeutet die tägliche Tabletteneinnahme – über Monate hinweg – für den Suchtkranken eine fast übermenschliche Willensanstrengung, der man keine großen Chancen geben kann.

Die Vertrauensperson spielt eine um so bedeutendere Rolle, als gelegentlich nicht mehr der Patient, sondern nur noch sie es ist, die den Kontakt mit dem Arzt bzw. der Institution aufrechterhält und die geplagten Angehörigen von dieser für sie zwiespältigen Aufgabe entlastet.

Es ist üblich, dem Patienten bei der Einleitung der Kur einen sog. *Antabusausweis* mitzugeben, der bei einer etwaigen, unerwartet heftigen Reaktion den zugezogenen Arzt über die Ursache des Zwischenfalls orientiert.

Meist beenden Antabuspatienten ihre Vergällungskur früher oder später von sich aus und ohne Mitwirkung und Mitwissen des Arztes. Kaum je bleiben sie darüber hinaus in einer psychotherapeutischen Behandlung. Alles in allem kommt der Arzt überhaupt selten in die Lage, bei der Heilung einer Sucht maßgebend mitzuwirken, aber häufig in diejenige, dem Süchtigen so lange über seine Rückfälle hinwegzuhelfen, bis dieser doch noch eine längere Periode der Sozialisierung seiner Sucht und ein erträgliches Leben für sich und seine Nächsten erreicht (vgl. 7.3.4). Wir haben keinen Grund, diese Art unserer Hilfeleistung geringzuschätzen.

9.4.3 Reversible „chemische Kastration" mit Antiandrogenen

Es handelt sich dabei um eine seltene Indikation. Wegen ihrer großen Bedeutung für die betroffenen Patienten sei sie hier gleichwohl besprochen. Sie ist fast ausschließlich bei Männern gegeben, die wegen wiederholter und gefährlicher Sexualdelikte langfristigen freiheitsentziehenden Maßnahmen nur auf dem Wege über eine solche Behandlung entgehen können und denen mit ausschließlich psycho- und sozialtherapeutischen Maßnahmen nicht zu helfen ist. Je nach dem Gewicht der zu verhindernden Rückfalltat muß sich die triebdämpfende Wirkung der Behandlung zuerst über Wochen bis Monate unter stationären Verhältnissen (Klinik, Gefängnis) stabilisieren, bis die ambulante Weiterbehandlung verantwortet wird.

Das heute am häufigsten verwendete Präparat ist Cyproteronacetat (Androcur). Weil die Wirkung der Medikation in die Triebsphäre eingreift, kommt die Behandlung nur im Einverständnis mit dem Patienten in Frage. Zuvor ist dieser über Wirkung und Nebenwirkungen (u. a. Gynäkomastie in bis zu 20% der Fälle), aber auch über die Reversibilität des Effekts aufzuklären.

Daß eine solche Zustimmung meist nur unter dem Druck des drohenden straf- oder maßnahmenrechtlichen Freiheitsentzugs erfolgt, liegt in der Natur der Situation und verpflichtet uns zu einer besonders aufmerksamen psychischen Begleitung. Diese erweist sich oft als unerwartet ergiebig. Manche Sexualdeviante vermögen sich erst unter der medikamentösen Triebentlastung *über ihre sexuellen Empfindungen auszusprechen*. Sie sind dankbar für solche Aussprachemöglichkeiten. Es ist unsere Aufgabe, ihnen solche anzubieten und das Gespräch nicht bloß auf Fragen nach der triebdämpfenden Wirkung des Präparates einzuengen.

Die deliktvermindernde Wirkung der Behandlung ist um so unzuverlässiger, je weniger eindeutig der deliktverursachende Antrieb orgasmusgerichtet war und je eher andere psychische Veränderungen – etwa bei hirnkranken, schwachsinnigen oder schizophrenen Patienten – gleichzeitig bestehen. Wahnhaft begründete Gewalttätigkeit Schizophrener, auch solche gegen Frauen oder solche mit sexualsymbolischem Gepräge, wird praktisch nie gemildert.

Bevor die stationäre androgene Behandlung eines hospitalisierten oder strafgefangenen gefährlichen Sexualgewalttäters ambulant weitergeführt wird, ist mit dem Patienten eine genaue *Vereinbarung* über die Behandlungsmodalitäten, am besten in schriftlicher Form zu treffen. Dieses vertragsähnliche Papier hält insbebesondere fest, was der Arzt zu unternehmen hat, wenn der Patient den periodischen Injektionen fernbleibt. Ist z. B. der Arzt in einem solchen Fall zur Meldung an die zuständige Strafvollzugsbehörde verpflichtet, so muß dies dem Patienten von vornherein klar mitgeteilt werden. – Einen antiandrogenen Eingriff, den wir als unverhältnismäßig empfinden (z. B. bei einem notorisch harmlosen Exhibitionisten) werden wir von vornherein nicht übernehmen.

10 Information und Diskretion

Information und Diskretion bezeichnen zwei gegensätzlich gerichtete Zielvorstellungen, zwischen denen sich das tägliche Handeln bewegt. Nicht nur Recht und Pflicht, sondern auch Brauch und Takt regeln dabei das Vorgehen im einzelnen.

10.1 Handhabung der Diskretion

10.1.1 Geheimnisrecht des Patienten

Grundsätzlich dürfen wir niemandem etwas über unsere Wahrnehmungen am Kranken mitteilen, auch nicht Angehörigen und Betreuern. Die bloße Tatsache der Hospitalisierung ist gegenüber Personen, die noch nichts von ihr wissen, als Geheimnis zu betrachten.

Beide Regeln erfahren aber im Interesse des Kranken Einschränkungen durch die Notwendigkeit der Behandlung und Betreuung. Den nächsten Angehörigen und Bezugspersonen ist über die Krankheit, die Prognose und unsere Behandlung soviel mitzuteilen, wie es der Patient vermutlich bei erhaltener Urteilsfähigkeit in bezug auf seine wahren Interessen wünschen würde. Es ist klar, daß intime Einzelheiten z. B. aus seiner erotischen Vorgeschichte nicht hierher gehören, wohl aber diejenigen psychopathologischen Besonderheiten, die zum Verständnis seiner Hospitalisierungs- oder Nachbehandlungsbedürftigkeit nötig sind. Dazwischen erstreckt sich ein breiter Spielraum des Ermessens, der viele nicht kodifizierbare Erfolgs- und Fehlermöglichkeiten birgt.

10.1.2 Verbotene Angehörigenkontakte

An die auswärts verheirateten Kinder der verwitweten Frau, die zur Entzugsbehandlung ihrer Schlafmittelsucht freiwillig eingetreten ist, dürfen wir uns nicht ohne Zustimmung der Patientin wenden – auch wenn die Auskünfte der Kinder für unser Verständnis der Kranken ausschlaggebend wären. Wird dieselbe Frau aber ein andermal wegen eines Suizidversuchs in wesensverändertem Zustand zu uns eingewiesen und erweist es sich, daß die Nachbetreuung durch die Angehörigen im Interesse der Rückfallverhütung unerläßlich sein wird, haben wir die Kinder auch gegen den Willen der urteilsgeschwächten Kranken zu benachrichtigen. Es geht auch nicht an, solche Patienten gleichsam hinter dem Rücken ihrer Angehörigen zu „versenken" und den Angehörigen wie der Kranken selbst unter anderem die Möglichkeit einer Entlassung gegen Verzichtschein vorzuenthalten. Fragt schließlich die ehrlich besorgte Freundin der Patientin telefonisch an, ob diese tatsächlich in der Klinik sei, so ist unter höflichem Hinweis auf die Schweigepflicht die Auskunft zu unterlassen. Die Anfragende darf lediglich in allgemeiner Form an nächste Angehörige verwiesen werden.

10.1.3 Diskretionsanspruch der Bezugspersonen

Wesentliches hierüber wurde schon im Abschnitt über den Verkehr mit auswärtigen Bezugspersonen in Kap. 3 festgehalten. Nicht nur die Kranken, sondern auch die ihnen Nahestehenden müssen sich darauf verlassen können, daß bei uns bleibt, was sie uns an Tatsachen und Gefühlen anvertraut haben. Wir haben uns darüber zu vergewissern, was von den zu unserer Kenntnis gelangten Verhaltensstörungen des Kranken wir diesem im therapeutischen Gespräch „vorhalten" dürfen und was nicht (vgl. hierzu Abschn. 7.2.2).

10.1.4 Recht des Kranken auf Einsicht in die eigene Krankengeschichte

Wo dieses gesetzliche Recht besteht, erstreckt es sich selbstverständlich nicht auf diejenigen Bestandteile der psychiatrischen

Krankengeschichte, über die andere Personen – Angehörige, Bezugspersonen, Mitpatienten – geheimnisberechtigt sind. Es wird sich auch nicht auf die Auskünfte von Drittpersonen über den Patienten beziehen. Die Auskunftgeber konnten ja nicht mit einer Preisgabe ihrer Mitteilung rechnen. Alle entsprechenden Passagen der fotokopierten Krankenblätter sind deshalb vor der Einsichtgabe an den Patienten abzudecken. Analoges gilt auch für die Einträge des Pflegepersonals. Maßgebend sind freilich die lokalen gesetzlichen Vorschriften.

Ein besonderes Problem betrifft das persönliche Recht des Klinikangestellten in bezug auf seine Einträge in die Krankengeschichte. Es handelt sich hier manchenorts um ein rechtlich noch ungeregeltes Gebiet. Gut geführte psychiatrische Krankengeschichten sind derart persönliche Erzeugnisse, daß ihren Autoren wohl nicht alle Rechte in bezug auf ihre Verwendung abgesprochen werden können. Insbesondere sollten Ärzte, Schwestern und Pfleger nicht damit rechnen müssen, daß *alle* ihre Einträge ohne ihre Zustimmung dem betreffenden Patienten vorgelegt werden. Denn sie geben in ihren Krankenblättern ihre subjektiven Eindrücke wieder, drücken sich als Anfänger naiv aus oder äußern Eindrücke, die nachträglich peinlich wirken oder zumindest ein sehr persönliches Gepräge tragen.

Außerdem bringt es die Notwendigkeit der *Aus- und Weiterbildung* für den Klinikangestellten mit sich, daß nicht nur seine mündlichen, sondern auch seine schriftlichen Angaben vom erfahrenen Kollegen kontrolliert und zu Supervisionszwecken eingesehen werden müssen. Informationsgehalt und Ausbildungswert der Einträge schwinden aber, wenn der Verfasser damit rechnen muß, daß sie auch vom Kranken eingesehen werden können. Ärzte und Pflegepersonen sollten sich unbedingt im psychiatrischen Formulieren und Beurteilen üben können, ohne spätere Bloßstellungen oder gar Sanktionen befürchten zu müssen. Die kantonal-zürcherische Krankenhausverordnung löst das Problem zufriedenstellend, indem sie „persönliche Notizen" der Medizinalpersonen dem Einsichtsrecht des Patienten entzieht.

Selbstverständlich bezieht sich alles Gesagte nur auf die Originalkrankengeschichten und nicht auf ärztliche Zeugnisse und Gutachten, die über den unmittelbaren Behandlungszweck hinaus für den Patienten *rechtliche Folgen* zeitigen: Hier ist gegen sein Einsichtsrecht nichts einzuwenden, denn bei der Abfassung wurde mit demselben gerechnet. (Bei Gutachten gilt allerdings meist die auftraggebende Behörde als verfügungsberechtigt und nicht der Verfasser.) Auch im Zivil- oder Strafprozeß muß der Patient die Möglichkeit besitzen, den Arzt gegenüber dem Richter von der Schweigepflicht zu entbinden und damit auch selber in alle Teile der Krankengeschichte Einblick zu bekommen, über die er geheimnisberechtigt ist.

In der psychiatrischen Abteilung eines Allgemeinkrankenhauses erhielten alle Patienten von einem bestimmten Stichtag an versuchsweise ihre Krankengeschichten zur Einsicht. Von 88 befragten Kranken und 19 Teammitgliedern äußerten sich die meisten hierüber befriedigt. Immerhin fühlten sich 32% der Kranken wegen des Gelesenen deprimiert und 51% beunruhigt. 58% der Teammitglieder gaben an, daß sie vom Versuchsbeginn an auf Einträge beunruhigenden oder intimen Charakters, und 26%, daß sie auf Erwähnung einer Psychosendiagnose verzichtet hätten. Der Vergleich von je 25 Krankengeschichten aus der Versuchsperiode und aus dem vorangegangenen Zeitraum ergab indessen bemerkenswerterweise als Hauptbefund einen Anstieg der Einträge über störendes Verhalten der Patienten auf der Abteilung um das Doppelte (Stein 1979 *K*).

Im Kanton Zürich, der seit 1981 für die Einsichtgabe vom Patienten eine Gebühr für die Umtriebe (Sortierung der einsehbaren von den nicht einsehbaren Bestandteilen der Krankengeschichte, Fotokopien etc.) einzieht, verlangen weit weniger als 1% aller Patienten während oder nach ihrer Hospitalisierung diesen Einblick. Im Unterschied zur referierten experimentellen Situation sind dabei keine Nachteile für Patienten, Klinikangestellte oder den Informationsgehalt der Krankengeschichten sichtbar geworden. Letzteres dürfte sich ändern, wenn die Einsichtsbegehren häufiger würden.

10.2 Informationsaufgaben

10.2.1 Auskünfte an Patienten und Angehörige durch das Pflegepersonal

Klinikinterne Bräuche und Traditionen bestimmen, worüber Schwestern und Pfleger Auskunft geben sollen und worüber nur die Ärzte. Diagnosen und Medikamentwirkungen gehören oft zur ausschließlichen Domäne der letzteren. Wenn diese Einschränkung rigoros verstanden wird, ist sie unzweckmäßig. Eine solche Regelung verleiht diesen Themen gegenüber anderen, ebenso wichtigen (z. B. Verlauf, Verhalten, Zugänglichkeit, Arbeitsfähigkeit), nach außen hin ein einseitiges Gewicht. Es ist deshalb eher in Kauf zu nehmen, daß einmal einem Pfleger oder einer Schwester eine Fehlinformation unterläuft, als daß die ganze pflegerische Belegschaft Auskünfte, zu denen sie fachlich befähigt ist, bloß aus hierarchischen Gründen vermeidet. Der routinemäßige Verweis an den Arzt wirkt servil.

Freilich schließt die richtig verstandene Fähigkeit der Auskunfterteilung auch die Fähigkeit ein, das Mitgeteilte mit dem Anfragenden diskutieren zu können. Wer also bereit ist zu informieren, muß sich auch zutrauen, Gegenfragen beantworten und die Tragweite seiner Äußerungen abschätzen zu können. Dieses Gefühl für die eigene Auskunfts- und Diskussionsfähigkeit kann das Pflegepersonal aber nur dann entwickeln, wenn ihm hierzu auch Gelegenheit eingeräumt wird.

10.2.2 Vererbung und Familienplanung

Die Vererbungsforschung hat bisher nur wenige und seltene Hirnkrankheiten gefunden, die bei den Trägern ihrer Erbanlagen früher oder später annähernd sicher ausbrechen. Zu diesen Hirnkrankheiten gehört z. B. die Chorea Huntington. Bei psychischen Krankheiten ohne eindeutige hirnanatomische Veränderungen wie bei den Schizophrenien und den Affektpsychosen ist die Rolle der Vererbung eine andere. Sie bedeutet hier nicht unentrinnbares Schicksal, sondern erhöhte *Gefährdung*. Kinder entsprechend erkrankter Patienten erkranken häufiger an einer ähnlichen Störung als die Kinder Gesunder, und zwar auch dann, wenn sie als Adoptivkinder nicht bei ihren leiblichen Eltern aufgewachsen sind. Aber eineiige (also erbgleiche) Zwillinge solcher Psychosekranker bleiben ungefähr in der Hälfte der Fälle frei von der Psychose. Man kann diese beiden Befunde nur so erklären, daß zu den gefährdenden Erbanlagen noch andere Einwirkungen kommen müssen, welche die Erkrankungswahrscheinlichkeit steigern oder senken. Über die Natur dieser Einwirkungen wissen wir noch wenig.

In dieser Weise etwa sind ratsuchende Patienten und Angehörige über den *derzeitigen Stand unseres Wissens* aufzuklären, wenn sie uns danach fragen. Solche Fragen werden aber in der Regel nicht aus wissenschaftlichem Interesse gestellt, sondern aus Sorge um die eigene Erkrankungswahrscheinlichkeit oder diejenige naher Verwandter, insbesondere eigener Kinder. Man denke an die familiären und sozialen Folgen der Psychose eines Kindes, deren Risiko in Kauf zu nehmen ein richtig Beratener vielleicht abgelehnt hätte. Eine sorgfältige Beratung ist auch deshalb heute besonders angezeigt, weil einerseits die nationalsozialistischen Entstellungen der Vererbungswissenschaft in der Bevölkerung immer noch nachwirken und weil andererseits die Massenmedien die Erbbedingungen psychischer Störungen gegenüber ihren sozialen Bedingungen herunterspielen. – Dies wird sich allerdings in Zukunft mit den verfeinerten molekularbiologischen Methoden zur *Identifikation genetischer Risikoträger* ändern. Vorläufig stehen diese Möglichkeiten aber erst auf den Gebieten der Chorea Huntington und, innerhalb gewisser Bevölkerungsisolate, der Affektpsychosen vor der Tür.

Erfahrungsgemäß sind dem Arzt *exakte Zahlenangaben* auf diesem Gebiet eher unangenehm. Man kann aber den Prozentzahlen, welche Risiken ausdrücken, nicht ausweichen. Der Anfragende will in der Regel die Größe einer Gefährdung erfahren. Er hat z. B. Anspruch auf die Mitteilung, daß die Wahrscheinlichkeit, an Schizophrenie zu erkranken, für Kinder aus der Ehe eines Gesunden mit einem an Schizophrenie erkrankten Partner etwa 12% beträgt im Vergleich zu rund 1% in der Gesamtbevölkerung.

Freilich sollen wir in einer Beratung nie „nackte" Zahlen von uns geben. Die *Bedeutung* einer Prozentzahl wird von verschiedenen Ratsuchenden außerordentlich unterschiedlich erlebt. Je nach seiner Einstellung und Situation wird sie dem einen als eine große Gefahr erscheinen, die er um jeden Preis vermeiden will, dem anderen als ein kleines Risiko, das ihn zu keinen kontrazeptiven Maßnahmen veranlaßt. Eben dieses individuelle Gewicht der Zahl ist mit dem Betroffenen herauszuarbeiten. Es ist überhaupt damit zu rechnen, daß viele Menschen nicht wissen, was statistische Werte aussagen und was nicht. Deshalb soll man betonen, daß z. B. die oben erwähnten 12% bei der Untersuchung einer sehr großen Zahl von Familien gefunden wurde und daß in einer *einzelnen* Fünfkin-

derfamilie eines schizophrenen Elternteils sehr wohl alle Kinder gesund bleiben oder auch die Mehrzahl krank werden können.
Derartige Beratungen können manchmal stattfinden, ohne daß eine Diagnose genannt wird. Dem Ratsuchenden kann es u. U. genügen, über das Risiko „einer solchen" Krankheit, wie er sie in seiner Familie erlebt hat, unterrichtet zu werden. Dies ist in denjenigen Fällen von Bedeutung, wo der Erkrankte noch lebt und uns nicht von der Schweigepflicht entbunden hat. In seltenen Fällen kann es zur subtilen Rechtsgüterabwägung zwischen dem Diskretionsrecht des Kranken und dem Informationsrecht des Angehörigen kommen – eine Abwägung, die der Klinikarzt in heiklen Fällen nicht ohne Beratung durch einen juristischen Sachverständigen seiner vorgesetzten Behörde vornehmen sollte.

10.2.3 Meldungen über Patienten an vorgesetzte Behörde und Polizei

Gewöhnlich schreiben Gesetze, Verordnungen und Reglemente vor, welche gefährlichen *Infektionskrankheiten* (z. B. offene Tuberkulose), *Verbrechen* (z. B. gegen Leib und Leben) und außergewöhnliche *Todesfälle* (z. B. Suizid) wir ungeachtet unserer Diskretionspflicht der zuständigen Behörde melden müssen oder dürfen. Hinzu kommen Fälle großer *Gefahren*, deren Meldefähigkeit zwar nicht gesetzlich geregelt ist, die aber doch so erheblich sind, daß sie ggf. schwerer wiegen als die Pflicht zur Diskretion. Allerdings darf das Geheimnis nicht nach eigenem Gutdünken offenbart werden, sondern der Fall ist zunächst ohne Namensnennung der vorgesetzten Behörde mit dem Antrag auf Entbindung von der Schweigepflicht darzulegen.
Ein solches Vorgehen kann sich z. B. aufdrängen, wenn ein demnächst entlassungsfähiger aber rückfallgefährdeter psychisch Kranker mit bekannten gewalttätigen Tendenzen zu Hause Waffen aufbewahrt oder wenn gefährdete Kinder psychotischer Eltern des vormundschaftlichen Beistands bedürfen. Entbindet uns die vorgesetzte Behörde von der Schweigepflicht, sind wir zur Meldung an die Polizei oder die zuständige Instanz ermächtigt. Entbindet sie uns nicht, haben wir im Schadenfall rückblickend wenigstens nicht leichtfertig geschwiegen.

Damit derartige Meldungen nach einigermaßen einheitlichen Gesichtspunkten erfolgen, werden sie gewöhnlich vom Chefarzt vorgenommen. Die zugrundeliegenden rechtlichen Vorschriften sollten aber auch seinen Mitarbeitern bekannt sein. Daß der betroffene Patient über eine solche erfolgte Meldung orientiert wird, entspricht einer Anstandspflicht. Anderseits kann ihn unsere bloße Ankündigung daß wir uns von der Schweigepflicht entbinden lassen werden, dazu bewegen, seine Waffe der Polizei anonym zustellen zu lassen oder sein Einverständnis zur behördlichen Befürsorgung seiner Kinder zu geben.

10.2.4 Stellungnahme zu Beschwerden

Kranke und Bezugspersonen können sich bei der vorgesetzten Behörde über Mitarbeiter oder Einrichtungen der Klinik beschweren. Keinesfalls sind die Klinikangestellten in dieser Situation automatisch von der Schweigepflicht entbunden. Der Kranke rechnete vielleicht auch gar nicht damit, daß auf eine Rückfrage der Aufsichtsbehörde hin über ihn ausgesagt wird, sondern wollte sich einfach Luft machen. Mit dieser Begründung ersuchen wir also die anfragende Behörde zuerst, uns die nötige Entbindungserklärung des Kranken zu verschaffen, falls dieser bereits entlassen ist. Nur in gravierenden Extremfällen (z.B. bei Verbrechen) kann die Behörde die Klinik über den Kopf des Betroffenen hinweg direkt von der Schweigepflicht entbinden.

Wenn eine Stellungnahme zustandekommt, so ist dreierlei zu beachten:

a) Auf keinen Fall läßt sich die Klinikleitung die Gelegenheit entgehen, *wirkliche Mißstände* an der Klinik (bauliche und Einrichtungsmängel, Personalmangel) als solche zu kennzeichnen, und zwar unter Hinweis auf ihre früheren Vorstöße und Eingaben in diesen Angelegenheiten. Wo die letzteren bisher wirkungslos geblieben sind, können Beschwerdebeantwortungen den einen oder anderen Stein ins Rollen bringen.

b) Handelt es sich dagegen um *wahnhafte, manische oder schwachsinnige Querelen*, sollten wir sie nicht ins Lächerliche ziehen. Mit Recht erwartet der Anfrager vom psychiatrisch geschulten Klinikangestellten mehr. Rechtlich ist es zwar nicht unsere Sa-

che, die Formulierung der Beschwerdebeantwortung vorwegzunehmen. Dennoch ist die Aufsichtsbehörde froh, einen Hinweis zu erhalten, wie die objektiv unsinnige Beschwerde am ehesten abzuweisen sei, ohne daß der offensichtlich kranke Beschwerdeführer dadurch unnötig gedemütigt wird. Dies erreichen wir gerade *nicht* dadurch, daß dem Kranken von höchster Stelle Vertrauen zu uns gepredigt wird. Eher führt der Hinweis auf eine außerklinische Weiterbehandlungs- oder Beratungsstelle zum Ziel, wo dies realistisch ist. Es kommt dann sogar vor, daß sich nach einer fairen Beschwerdeabweisung das Verhältnis des Kranken zum Klinikteam in scheinbar paradoxer Weise bessert.
c) Tatsächliche Fehler von Klinikangestellten gibt man besser zu früh als zu spät zu, und besser auf einer hierarchisch zu hohen als zu tiefen Ebene.

10.2.5 Hausinterne Disziplinarbeschwerden

Wenn ein Patient dem Arzt mitteilt: „Schwester X hat mir eine Ohrfeige gegeben", oder der Schwester: „Ich habe meinen behandelnden Dr. Y seit einer Woche nicht mehr gesehen", so sind das Disziplinarbeschwerden. Sie behaupten unkorrektes Verhalten von Klinikmitarbeitern, das abgeklärt werden muß. Die Antwort des Angesprochenen lautet aber nicht: „Ich werde eine Abklärung veranlassen" sondern: „Wünschen Sie, daß ich mit Schwester X (oder Dr. Y) darüber spreche?" Nicht selten verneint der Beschwerdeführer diese Frage, und er hat dazu auch ein Recht: sei es im ungünstigen Fall, weil er Repressalien oder ungerechte Erledigung befürchtet, sei es im günstigen Fall, weil seine Angabe nicht stimmt.

Bejaht der Beschwerdeführer dagegen unsere Frage, so wird es bis zu einem gewissen Grad von unserem Ermessen abhängen, ob es im folgenden mehr zu einem Schlichtungsversuch durch Gespräche oder mehr zu einem Disziplinarverfahren mit Protokollen und Briefen kommt. Die Beschwerdeführer haben gewöhnlich einen feinen Sinn dafür – und auch ein gewisses Recht darauf –, diese Verlaufsalternativen durch die Wahl ihrer ersten Beschwerdeinstanz zu steuern.

Wenn nun aber die Schwester oder der Chefarzt mit Dr. Y über den Vorwurf des Patienten spricht, wird dieses Gespräch in jedem Fall zunächst unter vier Augen erfolgen. Sofortige Konfrontationen setzen die Parteien – denn das sind sie – einem (je nachdem ungleichen!) Druck aus. Sie verstärken auch die Tendenz der Konfrontierten zur Wahrung des Gesichts und führen via Gegenklagen eher zur Verlängerung als zur Abkürzung des Verfahrens.

Unfair kann es bei klaren Beschwerden sein, den Kranken aufzufordern, „sich selber zuerst nochmals mit Schwester X oder Dr. Y auseinanderzusetzen" – bloß weil man selber nicht recht weiß, wie man reagieren soll. Angemessen mag diese Antwortvariante lediglich in denjenigen Fällen erscheinen, wo die Klage Geringfügiges betrifft oder wo sie in ihrem Gewicht unklar bleibt: „Schwester X kommandiert mich immer herum" oder: „Dr. Y hat nie Zeit für mich". („Immer" und „nie" sind bei allen menschlichen Auseinandersetzungen Indikatoren einer Uferlosigkeit, die der Kanalisation bedarf.)

10.3 Öffentlichkeitsarbeit

10.3.1 Regionale Nahwirkung

Ein Fest mit Patienten, Angehörigen und Quartier- bzw. Dorfbewohnern gehört zu den wirksamsten Mitteln, das Mißtrauen der näheren Umgebung abzubauen – aber es erfordert einen großen Arbeitsaufwand und ist ohne Einsatz von Freizeit kaum durchführbar. „Tage der offenen Tür" sind nur bedingt zu empfehlen, weil geschlossene Abteilungen doch geschlossen bleiben. Das Argument Kranker gegen Besichtigungen („Wir sind keine Zootiere") ist ernst zu nehmen. – Der Beschäftigung von freiwilligen Laienhelfern kommt eine beträchtliche Ausstrahlungskraft zu. Aber nur dann im günstigen Sinn, wenn die zuständigen Ärzte, Pflegepersonen oder Sozialarbeiter der Klinik für Einführung und Supervision der Helfer die nötige Zeit aufwenden.

10.3.2 Patient und Massenmedien

Statements von Patienten sind unmittelbarer publikumswirksam als solche von Klinikmitarbeitern. Sie ergeben insgesamt aber ein wenig repräsentatives Bild, weil die Schwerkranken nicht zu Wort kommen.

Schwierigkeiten bereiten uns Medienfachleute, wenn sie bitten, ihnen *Patienten für Interviews* zu vermitteln. Persönlich wollen wir uns mit ihrem Anliegen nämlich nicht an die Kranken wenden. Deren Auswahl, die Frage ihrer Urteilsfähigkeit und die Berücksichtigung des berechtigten Diskretionsanspruchs ihrer Angehörigen schaffen für uns unlösbare Probleme, sobald wir gleichzeitig im Interesse der Kranken und in demjenigen der Medien handeln sollen.

Eine Kompromißlösung besteht darin, daß es dem Medienvertreter ermöglicht wird, ein Inserat (z. B. in der Hauszeitung) aufzugeben oder einen Anschlag in der Klinik anzubringen. Die Bekanntmachung hat zu versichern, daß die Mitwirkung des Kranken nur im Einverständnis mit seinen nächsten Angehörigen erfolgt. So läßt sich wenigstens vermeiden, daß nachträglich Konflikte zwischen dem Patienten und seinen Angehörigen ausbrechen. Nicht einwandfrei ist das Verfahren insofern, als es die Urteilsfähigkeit des Kranken nicht überprüft. Andererseits erscheint das Recht des Bürgers auf ungeschmälerten Zugang zu den Massenmedien auch (und vielleicht gerade) dann schützenswert, wenn jener psychisch krank ist. Der typisch psychiatrische (aber keineswegs *nur* psychiatrische) Konflikt zwischen den Bedürfnissen, dem Patienten Freiheit und demjenigen, ihm Schutz zu gewähren, artikuliert sich hier besonders deutlich.

10.3.3 Klinikmitarbeiter und Massenmedien

Jeder Mitarbeiter fordert die Öffentlichkeitsarbeit, wenige unterziehen sich ihr. Meldet der Medienschaffende sein Interesse an, sieht der Klinikangestellte seinem Besuch mit gemischten Gefühlen entgegen. Er ahnt, daß die beiden Gesprächspartner nicht unbedingt auf das selbe hinauswollen: der Klinikmitarbeiter will Lob, der Journalist News.

Damit günstigenfalls beide Teile zu ihrem Recht kommen, hat es sich bewährt, vom Reporter, Journalisten oder Fernsehfachmann Erklärungen etwa folgenden Inhalts unterschreiben zu lassen:

„Der Unterzeichnete verpflichtet sich, keine Patienten zu filmen, auch nicht von hinten oder von weitem. Äußerungen von Klinikmitarbeitern wird er unter deren Namen nur dann abdrucken, wenn diese den schriftlichen Wortlaut ihrer Aussage durch ihre Unterschrift bestätigt haben. Dagegen braucht der Unterzeichnete seine übrigen Kommentare oder Aufnahmen vor der Publikation oder Sendung keinem Klinikmitarbeiter zu zeigen."

Weitgehend, aber nicht völlig machtlos ist die Klinik gegenüber Verleumdungen durch (meist ehemalige) Patienten in der Presse. Verleumdung entbindet nicht von der Schweigepflicht. Keine Diskretionsverletzung bedeutet indessen ein Leserbrief der Klinik des Inhalts, daß der Patient die Klinik nicht von der Schweigepflicht entbunden habe und daß der Klinik deshalb ihr gesetzlich garantiertes Gegendarstellungsrecht vorenthalten worden sei. Durch dieses Vorgehen wird beim Publikum dem Verdacht entgegengewirkt, daß die Klinik etwas zu vertuschen habe.

10.3.4 Geeignete Themen

Im Verkehr mit den Medien werden wir bei jeder Gelegenheit versuchen, diejenigen Probleme zur Sprache zu bringen, die am wichtigsten, am aussichtsreichsten oder in der Öffentlichkeit am stiefmütterlichsten behandelt erscheinen. Also etwa: Alterskrankenpflege zu Hause; Versorgung der chronisch Kranken; Belastung der Angehörigen durch die Psychose; entlassungsfähige Kranke auf Zimmer- und Arbeitssuche; Selbsthilfegruppen; Psychopharmaka und Elektroschock (vgl. 8); Nutzen der Alkoholverteuerung (Ernst 1979 *L*). Grundsätzliches zur Gestaltung der Öffentlichkeitsarbeit findet sich bei Cording-Tömmel (1986 *G*).

10.4 Schreibarbeiten von Arzt und Pflegepersonal

Die meisten Ausführungen dieses Unterkapitels beziehen sich auf die Ärzte. Was Schwestern und Pfleger in die Behandlungsblätter auf den Stationen und in die Arbeitsberichte der Aktivitätsgruppen eintragen, gewinnt aber mit zunehmender Ausbildung des Personals an Bedeutung und Qualität. Dies bezieht sich v. a. auf die laufenden Einträge über das Verhalten der Patienten und das Handeln des Pflegepersonals.

10.4.1 Führung der Krankengeschichte

Die meisten Kliniken verwenden formularartige Vordrucke für die obligaten Bestandteile ihrer Krankengeschichten, also z.B. für körperliche und psychopathologische Befunde und für gewisse Merkmale von Vorgeschichte und Behandlungsverlauf. Keine Klinik begnügt sich aber hiermit. Das Begriffsrepertoire von Vordrucken praktikablen Umfangs kann der Vielfalt des individuell Bedeutsamen und therapeutisch Entscheidenden niemals gerecht werden. Für die Gestaltung dieser „freien" Bestandteile der psychiatrischen Krankengeschichte gelten die folgenden Regeln:

a) Jeder Eintrag hat einen unterstrichenen *Titel*, z.B. „Heutiges Befinden", „Angaben der Ehefrau zur Vorgeschichte", „Zwischenfall auf der Abteilung". Die Übersichtlichkeit und Lesbarkeit der Krankengeschichte gewinnt dadurch enorm. Überflüssig sind solche Titel nur bei den täglichen Verhaltensschilderungen, die das Pflegepersonal in die Behandlungsblätter auf der Station einträgt, soweit nicht auf besondere Themen aufmerksam zu machen ist.
b) Alle Feststellungen sind *nach Quellen zu trennen*, und die Quellen sind genau, wenn nötig mit ihrer ausführlichen Adresse, zu bezeichnen. Wenn man nicht weiß, ob die Beschreibung eines Konflikts von der Patientin, von ihrem Ehemann oder vom Arzt stammt, ist die Darstellung wertlos.
c) Besser als abstrakte psychologische oder soziale Begriffe sind *illustrierende Beschreibungen*, weil die ersteren fast nichts über das praktische Gewicht des Gemeinten aussagen. Daß die Großmutter „pflegebedürftig" geworden ist, heißt nicht viel, wohl aber, daß der betagte Großvater jede Nacht mehrmals aufstehen mußte, um sie wieder ins Bett zu bringen. Daß ein Schulkind „schüchtern" ist, mag stimmen; mehr bedeutet, daß das Mädchen keine Schulkameradinnen mehr nach Hause

bringt, weil es sich des trunksüchtigen Vaters schämt. „Aggressiv" ist ein Wort, das überhaupt nichts Brauchbares aussagt, weil man nicht erfährt, ob der Betreffende schimpfte oder das Messer zückte.

d) Sozial störendes Verhalten sollte *weder beschönigt noch verurteilt* werden. Es ist nicht bloß eine „Auseinandersetzung", wenn der Vater den schizophren predigenden Sohn ins Gesicht schlägt. Trägt der Arzt aber in die Krankengeschichte ein, daß der Schlag „brutal" geführt worden sei (und nicht etwa „verzweifelt"), so ist diese Behauptung zu belegen. Sie wirkt sonst (oder ist) unangebracht moralisierend.

e) In fast allen Krankengeschichten wird das *Gesunde am Patienten* vergessen. Dabei kann es von erheblicher prognostischer Bedeutung sein, daß eine involutionsdepressive Witwe früher imstande gewesen ist, zu Hause unter großem persönlichem Einsatz ihren krebskranken Mann zu Tode zu pflegen. Peinlich ist es, wenn derlei *Stärken psychiatrisierend in Schwächen umfunktioniert* werden: „Die neurotische Aggressionshemmung der Patientin zeigte sich auch in ihrer masochistischen Haltung den Ansprüchen des narzißtischen Ehemannes gegenüber."

10.4.2 Arztberichte

Die Rechtsprechung scheint anzunehmen, daß der Patient den vorbehandelnden gegenüber dem weiterbehandelnden Arzt stillschweigend von der Diskretionspflicht entbindet, solange er keinen anderen Wunsch zu erkennen gibt.

Austrittsberichte sollten am Tag nach der Entlassung abgeschickt, *Überweisungsschreiben* dem Krankentransport mitgegeben werden, damit solche Informationen nicht beim Empfang bereits veraltet sind. In der Regel bedürfen beiderlei Dokumente, wenn es sich nicht um Notfallzeugnisse handelt, der Gegenzeichnung durch einen erfahrenen Klinikarzt (z.B. einen Oberarzt), einerseits zur Kontrolle auf Fehler und Lücken, andererseits zur Gewährleistung eines schriftlichen Minimalstandards der Klinik.

Über die Weiterbehandlung sollte dabei im Ton eines Vorschlags, nicht in demjenigen einer Weisung geschrieben werden. Der weiterbehandelnde Kollege soll sich nicht gebunden, sondern informiert und angeregt fühlen.

10.4.3 Zeugnisse an nichtärztliche Instanzen

Gegenüber *Kassen, Versicherungen* etc. ist der Diskretionspflicht Beachtung zu schenken. Im Zweifel lassen wir uns vom Patienten erneut entbinden. Auch wo wir einen Vorbehalt der Kasse als unsozial empfinden, beteiligen wir uns nicht an einem Versicherungsbetrug, indem wir die Daten über ein vorbestehendes Leiden manipulieren. Ob wir aber die Wahrheit oder gar nichts sagen sollen, hat der urteilsfähige Patient oder sein Rechtsvertreter zu entscheiden.

Gegenüber den *Rechtsanwälten* unserer Patienten lehnen wir häufig auch nach Entbindung von der Diskretionspflicht Auskünfte ab, insbesondere telefonische oder mündliche. Das Zitat unseres Votums wirkt nämlich bei dieser Konstellation vor Gericht als Parteigutachten. Ein solches kann zur Verzögerung des Verfahrens und damit gelegentlich sogar zur faktischen (nicht juristischen) Benachteiligung des Patienten führen. So wird man es sich z.B. zweimal überlegen, bevor man einen Kranken als „verhandlungsunfähig" erklärt und damit den Abschluß seines Prozesses oder sogar seine Entlassung aus der Klinik hinausschiebt.

„Psychische Gesundheit" kann der Psychiater niemandem global attestieren, weil jene nicht definiert werden kann. Lediglich das Fehlen bestimmter Störungen, nach denen jemand aus vernünftigem Anlaß fragt, kann festgestellt werden: etwa das Fehlen krankhafter Gedächtnisschwäche oder die Abwesenheit von Anhaltspunkten für wahnhaftes Erleben (hierzu bedarf es aber bereits der Auskünfte von Bezugspersonen).

10.4.4 Gutachten

Ihre Grenze gegenüber den weniger anspruchsvollen Zeugnissen ist nirgends allgemeinverbindlich definiert. Wir halten uns mit dieser unergiebigen Frage nicht auf. Im folgenden finden vorwiegend solche Punkte Erwähnung, die für zivilrechtliche (z.B. vormundschaftliche oder eherechtliche) und strafrechtliche Begutachtungen (z.B. betreffend Zurechnungsfähigkeit und Maßnahmen) gemeinsam gelten.

a) Der Gutachtenauftrag ist dem Auftraggeber sofort bei Eintreffen zu bestätigen. Gleichzeitig geben wir die ungefähre Zeitdauer bis zur Erledigung an. Vermögen wir die *Frist* nicht einzuhalten, teilen wir dies dem Auftraggeber vor Ablauf des Termins mit. Psychiatrische Begutachtungen, die zur Verzögerung eines Prozesses führen, sind nicht zu verantworten, unsorgfältige Gutachten aber auch nicht: danach richtet sich die Annahmepraxis und ggf. der Rechenschaftsbericht an die vorgesetzte Behörde.

b) Exploranden, deren derzeitiger psychischer Zustand keine stationäre psychiatrische Behandlung erforderlich macht, dürfen nicht zur Begutachung in die Klinik aufgenommen werden, sondern sie sind *ambulant* oder *in der Haft* zu begutachten. Etwas anderes ist weder dem Exploranden noch der überfüllten Klinik zuzumuten. Die sog. „Beobachtung" in der Klinik ist praktisch immer unnötig.

c) Sowohl der Explorand wie jede Auskunftsperson ist am Anfang der ersten Unterredung darüber aufzuklären, daß ihre Angaben *nicht vertraulich* behandelt werden, sondern ggf. im Gutachten erscheinen. In Kauf zu nehmen ist dabei, daß das Gutachten evtl. an Substanz verliert.

d) Das Gutachten ist so zu formulieren, daß der Patient, der es später wahrscheinlich zum Lesen bekommt, *nicht unnötig gekränkt* wird.

e) Fachausdrücke sind durch solche der *Umgangssprache* zu ersetzen oder zu erklären.

f) Es ist zwecklos, *therapeutische Maßnahmen* zu empfehlen, deren Realisierbarkeit man nicht selbst abgeklärt hat. Sozialtherapeutische Anstalten sind ausgebucht oder fehlen, therapeutische Wohngemeinschaften wollen keine Verwahrlosten beherbergen, Kliniken weigern sich, nichtgeisteskranke oder gefährliche Straftäter aufzunehmen. Nur wer selbst eine Psychotherapie übernehmen will oder jemanden nennen kann, der bereit ist, sie durchzuführen, soll sie gutachterlich empfehlen — sofern der Begutachtete dies überhaupt wünscht. Psychotherapien auf alleinigen Wunsch des Anwalts, nicht aber des Patienten, sind nicht indiziert. Freilich soll eine an sich zweckmäßige therapeutische Maßnahme nicht bloß deshalb verschwiegen werden, weil sie sich derzeit aus äußeren Gründen nicht verwirklichen

läßt. Vielmehr ist eben diese fehlende Realisierbarkeit zu erwähnen.
g) Wer einen Gefangenen begutachtet ohne seine *Haft- und Kontaktbedingungen* genau zu beschreiben, macht sich am mangelhaften Wissen der Richter und der Öffentlichkeit um diese Dinge mitschuldig. Deshalb ist z. B. festzuhalten, daß der Einzelinhaftierte seit sieben Monaten werktags 20 Minuten – sonntags gar nicht – im Hof spazieren kann. Die Lebensverhältnisse des Gefangenen wie Arbeit, Besuche und Briefkontakte beschreiben wir auch dann im Gutachten, wenn nicht danach gefragt wurde, weil sie zum Verständnis der jetzigen psychischen Situation des zu Begutachtenden beitragen. Wir verschweigen es andererseits auch nicht, wenn der Explorand in der therapeutisch oder human gedachten Gemeinschaftshaft von einzelnen Mithäftlingen zum Fixen verführt oder mißhandelt worden ist. Es ist nicht auszuschließen, daß dokumentierte Schilderungen dieser Art das ihrige zu den nötigen personellen Reformen des Gefängniswesens beitragen. Dies freilich nur dann, wenn die Darstellung nicht bloß auf den Angaben des Gefangenen, sondern auch auf den Auskünften des Gefängnispersonals beruht.

11 Liebe in der psychiatrischen Klinik

Nicht alles Wesentliche, was in der psychiatrischen Klinik geschieht, ist psychiatrisch. Liebe, Gewalttätigkeit, Alter, Hilflosigkeit und Tod kommen überall vor. Sie begegnen uns auch in der Klinik, geben Rätsel auf oder zwingen zum sofortigen Handeln. Diesen Themen gelten die letzten drei Kapitel dieses Buches. Zu Fehlern des Klinikpersonals kommt es u. a. dann, wenn für Psychopathologie gehalten wird, was eine Lebensvariante ist.

Das Wort „Liebe" schließt die Sexualität nicht mit Selbstverständlichkeit ein, und der Sprachgebrauch des Wortes „Sexualität" läßt vergessen, daß diese meist mit Liebe verbunden ist. Im folgenden werden die beiden Begriffe weitgehend gleichsinnig verwendet. Das geschieht nicht ganz ohne Tendenz. Leicht bezeichnet man beim Patienten als Sexualität, was man bei sich selber Liebe nennt.

11.1 Liebe beim Patienten

Das *ärztliche Gespräch* über sexuelle Störungen wurde in Kap. 2.4 unter den „übersehenen emotionellen Störungen" behandelt. Hier geht es dagegen um das sexuelle *Verhalten,* soweit dieses bei Klinikpatienten in Erscheinung tritt.

Zum Sexualverhalten *psychosekranker* Patienten geben Strauss u. Gross (1986 *L*) eine Literaturübersicht. Das Resultat lautet: Psychosekranke weichen in ihrem sexuellen Verhalten viel weniger deutlich von gesunden Vergleichspersonen ab, als es die meisten Psychiater noch vor wenigen Jahrzehnten für selbstverständlich hielten. Zwar ist die sexuelle Aktivität in der Depression durchschnittlich etwas vermindert und in der Manie etwas erhöht – aber nicht so ausgeprägt und nicht so regelmäßig, wie man erwarten würde. Die Manie scheint auch keine anderen als die gewohnten sexuellen Praktiken des Patienten zu „befreien".

Überhaupt kommen sexuelle Devianzen (namentlich auch solche gewalttätigen Charakters) bei Psychosekranken offenbar nicht deutlich gehäuft vor. Dies gilt auch für echte Homosexualität bei Schizophreniekranken (deren gelegentlich geäußertes wahnhaftes Gefühl der Geschlechtsumwandlung nur vorübergehend und ohne Änderung der Triebrichtung aufzutreten pflegt). Die „exzessive" Masturbation mancher Schizophrener gelangt eher infolge eines temporären Verlustes des Schamgefühls als infolge einer tatsächlichen Frequenzsteigerung der Onanie zur Beobachtung Dritter. In Wirklichkeit erscheint die Sexualität Schizophrener etwa um so viel reduziert, wie es ihre Depressivität und Angst erwarten lassen.

Alles in allem sprechen die Ergebnisse der gesammelten Literatur dagegen, daß die Psychosen gemäß psychoanalytischen Hypothesen aus tiefgreifenden Sexualstörungen hervorgehen − wenigstens wenn der Sexualitätsbegriff nicht extrem weit verstanden und dadurch unfaßbar wird. Im Gegenteil ergibt sich der Eindruck, daß inmitten schwer geisteskranken Erlebens die Sexualität eine erstaunlich resistente, *gesunde Insel* bilden kann.

Alles Gesagte gilt natürlich nur für *psychopharmakologisch unbehandelte* Kranke. Ein weiteres Sammelreferat von Strauss u. Gross (1984 L) zeigt, wie außerordentlich verbreitet und unspezifisch die sexualitätsdämpfenden Nebenwirkungen sind, die bei praktisch allen Neuroleptika und Antidepressiva vorkommen. Es handelt sich dabei durchweg um sexuelle „Minus-Symptome", nicht um qualitative Devianz des Sexuallebens.

Zusammengenommen bedeuten diese Befunde für die psychiatrische Klinik folgendes: Da die Mehrzahl der Kranken eines Klinikstichtages unter Psychopharmaka steht, haben wir im Alltag, gemessen an einer gesunden Population desselben Altersaufbaus, eine verringerte, aber nicht eine praktisch aufgehobene sexuelle Aktivität anzunehmen. Soweit diese Aktivität zu unserer Kenntnis gelangt, äußert sie sich, gemessen an der Psychopathologie des Krankenbestandes, *in auffallend normaler Weise*. Nichts spricht dafür, daß die Tendenz zu Vergewaltigungen innerhalb der Klinik größer sei als außerhalb, und alles spricht dafür, daß in beiden Bereichen die erotischen Konflikte für die Partner (sowohl infolge von Infektion oder Schwängerung als auch infolge von Asymmetrie der Liebe) und für Dritte (sowohl infolge von Eifersucht und Neid als auch infolge von Verantwortungsgefühl) dieselben sind.

11.1.1 Erotische Beziehungen zwischen Patienten

Sie ereignet sich weitgehend unabhängig davon, ob beide Geschlechter auf gemeinsamen Abteilungen wohnen oder ob sie sich nur in den therapeutischen Aktivitätsgruppen und in der Freizeit treffen. Die *Geschlechtermischung* hat bekannte *Vorteile:* sie wirkt der Kasernenatmosphäre entgegen und regt freundlichere Umgangsformen und höflichere Tischmanieren an. Paarbildungen bis zu eheähnlichen Gemeinschaften können das Leben chronisch Kranker in einem Maße bereichern, wie es Außenstehende zu Unrecht nur bei Gesunden für möglich halten.

Ähnlich wie die freiheitliche Klinikführung, die für die große Mehrzahl der suizidalen Kranken eine Wohltat bedeutet, aber einer kleinen Minderheit zum Verhängnis wird (Ernst 1980), bringt die Möglichkeit zur Liebesbegegnung für einzelne Kranke *Nachteile* mit sich. Solche ungünstigen Auswirkungen pflegen im Klinikalltag und auch in der Literatur, abgesehen von seltenen Ausnahmen (z. B. Akhtar 1977 *E*) weitgehend übergangen zu werden. Begreiflicherweise will niemand das unbestritten humane Prinzip der Geschlechtermischung als fragwürdig und sich selbst als prüde hinstellen.

In der Tat treten *ungewollte Schwangerschaften* bei psychiatrischen Klinikpatienten nicht so häufig auf, daß sie als eine soziale Gefahr imponieren. Auch *Sexualdelikte* sind selten. Wenn ein Alkoholkranker mit einer manischen Patientin schläft, so wird man ihm nicht ohne weiteres vorwerfen können, daß er die krankhafte Enthemmung der Patientin kaltblütig und rechtlich schuldhaft erkannt und ausgenutzt habe. Hingegen kann das Ereignis ein Unglück für die Patientin und für ihren Ehemann bedeuten, der von der Klinik den Schutz seiner Ehe vor den Krankheitsfolgen erwartet hat – einschließlich des Schutzes vor einer HIV-Ansteckung. Fälle wie der beschriebene sind nun bereits nicht mehr ausgefallene Raritäten. Vielmehr beobachtet jeder unvoreingenommene Klinikmitarbeiter, daß erotische Verhältnisse, auch solche mit erpresserischem Druck auf den schwächeren Partner, unter Kranken in der Klinik ebensogut auftreten wie unter Gesunden draußen.

Vereinzelt kommt es sogar da und dort zu einem Suizid im Zusammenhang mit erotischer Verzweiflung – wiederum ähnlich wie außerhalb der Klinik. Aber das Geschehnis erschüttert bei einem schizophrenen Kranken besonders; die Liebe bedeutete ihm dasselbe wie uns, aber auf einem bedrohlicheren, labileren Hintergrund. Auf der anderen Seite erlebt man, wie vielschichtig der Begriff des Hospitalismus ist, wenn Kranke die Klinik nicht früher verlassen wollen als ihr Partner, den sie hier gefunden haben (Raphael 1972 *E*). Im strengen Sinne tragisch verlaufen gelegentlich Liebesbeziehungen, wenn der schützende Rahmen der Klinik nach dem Austritt der Kranken wegfällt und ihr Versuch des freien Zusammenlebens scheitert. Dies gilt naturgemäß auch für homosexuelle Beziehungen.

Modestin (1981 *E*) untersuchte während eines Jahres laufend alle offensichtlich körperlich-sexuellen Beziehungen, die sich auf 4 geschlechtlich gemischten psychiatrischen Akutstationen ereigneten. Er fand unter 1060 Patienten 9 Episoden, die 16 (= 1,5% aller) Patienten betrafen. Bloße Exhibition wurde nicht berücksichtigt, Homosexualität trat nicht in Erscheinung. Nur 2 der 16 Kranken waren verheiratet, nur 2 weitere hatten vor dem Klinikeintritt einen konstanten Sexualpartner. Der Autor sieht nur selten das Bild völlig reifer, unbeeinträchtigter Sexualität. Meist findet er konkurrierende Motive wie Demonstration, Kompensation von Minderwertigkeitsgefühlen, infantiles Abhängigkeitsbedürfnis oder Beziehungslosigkeit.

Es handelt sich um eine der ganz wenigen individualisierenden, differenzierenden und therapeutisch interessierten Untersuchungen auf diesem Gebiet. Freilich fehlt eine Kontrollgruppe. Der Leser vermutet, daß ein Teil der paraerotischen Faktoren auf das „künstliche" Klinikmilieu zurückgeht und der Rest normal ist. (Von den 4 erwähnten konkurrierenden Motiven sind mindestens 2 bei Primaten verbreitet: Die Sexualität wird auch für außersexuelle Ziele eingesetzt.)

11.1.2 Probleme für das Personal

Während die Ärzte dazu neigen, sich der Liebesprobleme ihrer Patienten vorwiegend durch Sympathie bezeugendes Gespräch und antikonzeptionelle sowie antiinfektiöse (Aids!) Beratung anzunehmen, werden Schwestern und Pfleger mit den härteren Auswirkungen mancher erotischer Beziehungen konfrontiert. Erboste oder verschüchterte Mitpatienten beklagen sich bei ihnen, weil sie durch den Geschlechtsverkehr eines Liebespaares in der Nachtruhe oder beim Mittagsschlaf gestört werden. Das Paar seinerseits verspricht Abhilfe, sobald ihm wenigstens zu bestimmten Tageszeiten ein separates Zimmer zur Verfügung gestellt werde, wo es sich, seinerseits ungestört, treffen könne. Solche Vorschläge werden meist keineswegs als naive oder arrogante Forderungen vorgebracht, sondern als normale Bitten, durchaus im Rahmen dessen, was weite Kreise der Durchschnittsbevölkerung heute als vernünftig akzeptieren. Das vereinfacht die Situation für Schwestern und Pfleger aber nicht. Das Pflegepersonal vermißt Richtlinien, wie es sich verhalten soll, wenn es Patienten beim Geschlechtsverkehr „überrascht" oder „stört": Bereits die Wortwahl beim Melden bereitet Schwierigkeiten und kündigt verschiedenartige Verhaltensprogramme an.

Die empfohlene Richtlinie für unser Verhalten in den erwähnten Situationen liegt in der folgenden Erklärung, die wir den betroffenen wie den nicht betroffenen Patienten geben: Im Gegensatz zu einem Hotel kann die Klinik unverheirateten Paaren keine separaten Räumlichkeiten zur Verfügung stellen. Anders als irgendein gewöhnlicher Vermieter würde sich die Klinik nämlich dadurch verpflichten, jeweils zu prüfen, ob sie damit keiner gesetzlich unerlaubten Handlung Vorschub leistet. Es würde sich dabei z.B. um gutachterliche Beurteilungen des körperlichen (Aids!) und psychischen Zustands der beiden Partner handeln und die getroffenen Entscheide wären haftpflichtrechtlich anfechtbar – ganz abgesehen davon, daß sie ihrer Natur nach entweder lächerlich oder paternalistisch wirken würden. Es entspricht also dem Selbstschutz der Klinikleitung, wenn sie in ihrer Hausordnung den Patienten untersagt, die Schlafzimmer anderer Patienten zu betreten. Vom Pflegepersonal kann man zwar nicht verlangen, daß es Sexualverkehr zwischen Patienten rigoros verhindert; man wird nur verlangen, daß es ihn nicht aktiv fördert. Weniger läßt sich angesichts der Aids-Gefahr nicht verantworten. Die Abgabe von Kondomen sichert deren Gebrauch nicht.

Im Gespräch mit Patienten wird man freilich nicht bestreiten, daß die Erschwerung des Sexuallebens eine der vielen Schwierigkeiten darstellt, denen Klinikpatienten ausgesetzt bleiben, solange sie hospitalisiert sind. Das klare Bekenntnis, daß man auch *in seinem eigenen Interesse* Grenzen setzen muß, wirkt in der Regel überzeugender und entspannender als therapeutische und ethische Erwägungen.

Die Geschlechtermischung wurde nach ihrer Einführung in einem englischen psychiatrischen Krankenhaus von allen Ärzten und von fast allen Oberschwestern, aber nur von 45% des Abteilungspflegepersonals als positiv beurteilt. 11% der Patienten und 17% der Patientinnen lehnten das System eindeutig ab. Letzteres rührte kaum von grob sexuellen Zwischenfällen her, sondern hauptsächlich vor der Angst vieler Frauen vor agitierten männlichen Patienten (Anonymous 1980 *E*). – Auch nach eigenen unsystematischen Erfahrungen beruht die gelegentliche Ablehnung der Geschlechtermischung durch Patienten seltener auf massiver Sexualangst als auf einem Bedürfnis nach erotischer Ungestörtheit bzw. Unangefochtenheit im weitesten Sinn.

11.2 Liebe beim Personal

11.2.1 Erotische Beziehungen zwischen Patienten und Klinikangestellten

Nicht alle Klinikmitarbeiter akzeptieren es ohne weiteres, daß für sie Sexualverkehr mit Patienten ausnahmslos verboten ist und im Falle der Entdeckung ihre Entlassung nach sich zieht. In der Tat ist menschlich gesehen nicht jeder Patient als Sexualpartner ein ausgebeuteter „Abhängiger" oder ein „Pflegebefohlener" im Sinne des Gesetzes. Indessen hat der Patient ein ebenso menschliches Anrecht darauf, in jeder als solcher erkennbaren therapeutischen und pflegerischen Beziehung nicht nur erotischen Nachstellungen, sondern insbesondere auch dem *erotischen Konkurrenzdruck* enthoben zu sein, wenigstens was körperliche sexuelle Handlungen betrifft.

Eine Patientin soll z. B. nicht damit rechnen müssen, gemäß ihrer größeren oder geringeren Anmut beim einen oder anderen Klinikangestellten in ähnlicher Weise wie außerhalb der Institution größere oder geringere Chancen sexueller Erfüllung oder Abweisung zu erleben. Sexuelle *Gefühle* braucht sich niemand zu verbieten. Daß sich aber der Klinikangestellte sexuelle *Handlungen* gegenüber Patienten verbietet, führt gerade nicht zur Diskriminierung des letzteren. Durch diese Chancenlosigkeit auf einem umschriebenen sexuellen Lebensgebiet, welche ältere und unattraktivere mit jüngeren und anmutigeren Patienten teilen, entsteht in der Klinik für alle Patienten eine Art *Schonraum mit erhöhter Chancenähnlichkeit*.

Pflegepersonal und Ärzte sollten ihre Freizeit nur dann zusammen mit Patienten verbringen, wenn sie im Team und mit ihren Vorgesetzten hierfür einen bestimmten therapeutischen Zweck vereinbart haben. Ein privates Vorgehen ist auch dann fragwürdig, wenn keinerlei erotische Absicht mitschwingt: Nach außen wirkt das Verhältnis mindestens isolierend, wenn nicht zweideutig, und im Patienten pflegt es, wenn nicht erotische, so doch andere Hoffnungen zu wecken, die beide Partner nach kurzer Zeit überfordern.

11.2.2 Liebe in der Psychotherapie

Das regelmäßige Zusammensein unter vier Augen von Menschen, die an und für sich als erotische Partner in Frage kommen, führt entsprechend häufig zu einseitiger oder beiderseitiger Liebe. Ob diese Gefühle gelegentlich einmal beim einen oder anderen Partner ein Ausmaß erreichen, das den Fortgang der Behandlung behindert, kann nicht von Anfang an vorausgesagt werden. Niemand wird wegen dieser Gefahr grundsätzlich von regelmäßiger Psychotherapie abraten. Indessen ist es wichtig zu wissen, daß der Verlauf einer Liebe sich nicht mit den Mitteln der individuellen Psychotherapie im gewünschten Sinne steuern läßt.

In der klinischen Psychotherapie, z. B. bei Psychosen, können in solchen Situationen ungünstige Entwicklungen dadurch gemildert werden, daß zu den Sitzungen *Kotherapeuten* zugezogen werden (vgl. Abschn. 6.6.1). Damit läßt sich gelegentlich ein sonst schwer vermeidbarer abrupter Abbruch der Therapie, der vom Kranken verletzend empfunden würde, vermeiden. Eine solche Enttäuschung ist besonders dort gravierend, wo der Therapeut vom Patienten als ein sozial höher stehendes Wesen erlebt wird, mit allen z. T. märchenhaften Beiklängen, die der Liebe zu einem solchen eigen sind.

Ein häufiger Fehler der Supervisoren besteht darin, Äußerungen der Liebe bei Patient und Therapeut als *Symbole für etwas anderes* zu deuten – in der Hoffnung, die Liebesbindung durch Erkennung ihres wahren anderen Wesens von ihrem körperlich-sexuellen Anspruch befreien zu können. Dabei wird übersehen, daß gerade die Sexualität psychisch Schwerkranker (etwa Schizophrener) oft erstaunlich normal und vom wahnhaften Geschehen wie unangetastet geblieben ist. Indem man dieses *Gesundeste am Patienten* als etwas „Infantiles" oder „Regressives" abwertet, mißversteht und kränkt man ihn noch zusätzlich. Der Klinikpsychiater sollte sich überhaupt hüten, Probleme lösen zu wollen, die bisher noch niemand gelöst hat.

11.3 Antikonzeption

Selbstverständlich spielen kontrazeptive Maßnahmen innerhalb wie außerhalb der Klinik eine eminente Rolle. Aus allem bisher Gesagten dürfte aber klar geworden sein, daß sie nur einen beschränkten Teil der erotischen Probleme bei einem beschränkten Teil der psychisch Kranken zu lösen vermag. Dies besonders auch deshalb, weil viele Kranke zu einer konsequenten Antikonzeption trotz sorgfältiger ärztlicher Beratung nicht fähig oder *nicht bereit* sind. Im ersteren Fall können langwirkende Verhütungsmittel wie Spiralen und Depotkontrazeptiva indiziert sein. Selbstverständlich dürfen solche Maßnahmen nur mit Billigung der informierten Patientinnen (bzw. der Rechtsvertreter von offensichtlich Urteilsunfähigen) durchgeführt werden. Dies schränkt ihre Anwendbarkeit ein. Bei möglicherweise oder gar nicht urteilsfähigen psychotischen, dementen oder schwachsinnigen Kranken kann man zudem von kritischen Mitpatienten und Mitarbeitern den Einwand hören, man mache die Patientin damit zum „Freiwild". Ohne dieser Bemerkung in gewissen Fällen ihren wahren Kern abzusprechen, werden wir im Einverständnis mit der Patientin oder ihrem rechtlichen Interessenvertreter doch dasjenige vorkehren, was wir als die relativ beste Lösung für die Kranke betrachten.

In den psychiatrischen Kliniken des Bundesstaates Michigan haben die Geburtsraten der Patientinnen pro 1000 Frauen im gebärfähigen Alter 1939–1964 von 17 auf 62, also um das 3,6fache, zugenommen. Diese Zunahme entsprach keinem gleichsinnigen Trend in der Gesamtbevölkerung. Erfaßt wurden nur Geburten, die während der psychiatrischen Hospitalisierung erfolgten (Shearer 1968 *K*).

Die Erhöhung der Gesamtfruchtbarkeit der hospitalisierten Kranken dürfte in Wirklichkeit noch ausgeprägter sein, da die Tendenz der psychiatrischen Kliniken, Kranke vor der Geburt austreten oder in andere Krankenhäuser übertreten zu lassen, während der Beobachtungszeit eher zu- als abgenommen hat. Die Statistik vermag keine Auskunft darüber zu geben, wieviele von diesen Geburten von den Eltern gewünscht worden sind. Es dürfte sich dabei um eine kleine Minderzahl handeln. Den Neugeborenen standen nur selten ungestörte Familienverhältnisse bevor, und schon aus Gründen der Vererbung ist ihr Erkrankungsrisiko erhöht.

Die Fruchtbarkeit von Patientinnen, die bisher mindestens einmal wegen einer schizophrenen Erkrankung hospitalisiert worden waren, wurde in früheren Jahrzehnten gegenüber der Gesamtbevölkerung als stark erniedrigt befunden. Eine neuere epidemiologische Untersuchung aus dem Jahr 1976 an 762 poliklinisch behandelten schizophrenen Frauen zeigt, daß dieser Unterschied (im Vergleich mit Kontrollgruppen von Patientinnen anderer Diagnosen wie mit der altersmäßig und sozial entsprechenden Gesamtbevölkerung) mindestens in gewissen Staaten der USA sich bereits ausgeglichen hat (Burr 1979 *K, L*).

Aus verschiedenen statistischen Gründen ist die vorliegende Studie mit früheren nicht direkt vergleichbar. Dennoch lassen sowohl ihre Resultate wie die von ihr zitierten englischen Befunde kaum einen Zweifel daran, daß wir in Zukunft nicht mehr mit einer ebenso deutlich verminderten Fruchtbarkeit schizophrener Kranker rechnen können wie bisher. – Man darf nicht vergessen, was dies für die Kinder der psychisch kranken Eltern und für diese selber bedeutet – aber anderseits auch nicht, mit welcher Gleichgültigkeit weite Kreise der betroffenen Bevölkerung auf die sog. eugenischen Maßnahmen der nationalsozialistischen Regierung Deutschlands seinerzeit reagierten. Ähnliche Tendenzen werden uns vielleicht in Zukunft wieder bedrohen, wenn es uns nicht gelingt, die freiwillige Fortpflanzungsbeschränkung psychisch Kranker wirksamer zu fördern („Familienplanung" ist in diesem Zusammenhang leider ein schönfärberisches Wort).

12 Gewalt in der psychiatrischen Klinik

12.1 Gewalt durch Patienten

12.1.1 Gewalttaten außerhalb, vor und nach Hospitalisierungen

Die umfassendste Studie über dieses Gebiet ist immer noch die epidemiologische Erhebung von Böker und Häfner (1973 *K*) über alle polizeilich ermittelten tödlichen und potentiell tödlichen Gewalttaten in der Bundesrepublik Deutschland während der Dekade von 1955 bis 1964.

Die Arbeit ergibt, daß von den rund 18000 Fällen von *Tötungsdelikten (inkl. Versuchen)* 3% durch geistesgestörte (geisteskranke und schwachsinnige) Täter begangen worden waren — also nicht mehr als es dem Vorkommen dieser Krankheiten in der strafmündigen Bevölkerung entspricht. Von den 533 geistesgestörten Tätern waren 252 vor der Tat mindestens einmal psychiatrisch hospitalisiert gewesen. Bei ihnen erfolgte die Tat in über einem Drittel der Fälle innerhalb der ersten sechs Monate nach der Entlassung. Die erste Zeit nach dem Klinikaustritt ist demnach nicht nur für Suizid (Ernst 1980 *K*), sondern auch für Gewalttaten eine Periode erhöhten Risikos. — Der Gesamtbefund zeigt, daß die Gefährlichkeit Geistesgestörter insgesamt in der Öffentlichkeit zweifellos überschätzt wird. In Wirklichkeit ist diese Gefährlichkeit nicht größer als diejenige der Gesamtbevölkerung.

Geringfügigere Tätlichkeiten kommen entsprechend häufiger vor. Weil sie meist straf- und versicherungsrechtlich nicht erfaßt werden, besitzen wir kaum Vergleichsmöglichkeiten zwischen psychisch Kranken und Gesunden.

Bei zwei Stichproben von je 200 Aufgenommenen der Zürcher Klinik bestand der hauptsächliche Einweisungsgrund übereinstimmend zu 14% in Tätlichkeiten und entsprechenden Drohungen der Kranken (Egloff 1973 *E*, Altorfer 1979 *E*). In entsprechenden größeren amerikanischen Stichproben ergaben sich Ziffern zwischen 10% (Tardiff 1980 *K*) und etwa 20% (Lagos 1977 *K*, Planasky 1977 *K*) (ausschließlich Tätlichkeiten gegenüber Personen).

Solche Zahlen sind für uns dann nützlich, wenn man uns vorwirft, einen Kranken entlassen zu haben, der kurze Zeit nachher eine Gewalttat begangen hat – und dies, nachdem der Patient vor der Hospitalisierung damit gedroht hatte. Würden wir alle die 10–20% der Kranken, die uns in dieser Weise „vorgewarnt" haben, langfristig behalten wollen, so würde die Klinik schon innerhalb weniger Monate aufnahmeunfähig – abgesehen davon, daß die Restriktion fast allen diesen Kranken unnötigerweise zugemutet worden wäre, weil wesentliche Delikte ja sehr selten auftreten (vgl. hierzu auch die schlagenden Berechnungen von Wenk 1972 *G, L*).

Entlassene psychiatrische Klinikpatienten weisen in den USA höhere Kriminalitätsraten auf als die altersentsprechende Gesamtbevölkerung, und zwar in den letzten Jahren in steigendem Maße. Dies läßt sich nach Rabkin (1979 *L*) auf die prozentual zunehmende Untergruppe derjenigen Aufgenommenen zurückführen, die schon *vor* der Hospitalisierung Delikte begangen haben. Sosowsky (1980 *K*) findet dagegen auch unter seinen nicht vorbestraften Entlassenen eine erhöhte allgemeine und Gewaltkriminalität. Man kann diesen Befund aber heute noch nicht verallgemeinern. Es ist auch noch nicht bewiesen, daß ehemalige Patienten heute v. a. deswegen mehr Delikte begehen als früher, weil sie häufiger frühzeitig entlassen werden. Zu vermuten ist lediglich, daß in den USA wie anderswo in zunehmendem Maße nur noch besonders schwer verhaltensgestörte und damit auch mehr zu Delikten neigende Kranke psychiatrisch hospitalisiert werden.

12.1.2 Tätlichkeiten von Patienten während der Hospitalisierung

Es ist wahrscheinlich, daß dieses Problem durch die Einführung der Neuroleptika im Vergleich zu früheren Zeiten gemildert worden ist. Wenn es aber im wesentlichen als überwunden hingestellt wird, wie das immer wieder geschieht, so entspringt dies nicht der Alltagserfahrung, sondern dem Wunschdenken. Lion u. Reid (1983) haben hierzu einen instruktiven Sammelband herausgegeben. Auch die Einführung der Geschlechtermischung wirkt in Abteilungen für Schwerkranke nicht vermindernd auf die Häufigkeit der Tätlichkeiten (Abbott 1978 *K*, Carney 1978 *E*).

Gewalttätigkeiten brechen nur in der Minderzahl der Fälle plötzlich, unvorhersehbar und aus heiterem Himmel hervor. Deshalb läßt sich die Behauptung nachträglich fast nie widerlegen, daß sich der Zwischenfall durch geduldigeres und geschickteres Vorgehen des Personals hätte vermeiden lassen. Diese Behauptung wird fast regelmäßig von den jüngeren und intellektuellen unter den Mitarbeitern ausgesprochen oder gedacht. Ärzte stoßen aber mit dieser Auffassung bei den pflegerischen Teammitgliedern auf wenig Zustimmung, weil sie infolge ihrer geringeren Präsenzzeit auf der Station seltener in entsprechende Konfliktsituationen geraten und folglich wenig Gelegenheit haben zu beweisen, daß sie es besser machen können. Abgesehen von klar unkorrektem, z. B. verbal taktlosem oder gar vorzeitig handgreiflichem Verhalten von Pflegepersonen ist es in der Praxis sehr schwierig, solche *Schuldfragen* überzeugend zu beantworten. Man darf drohenden Tätlichkeiten von seiten störender Kranker nicht einfach in der Weise „Toleranz" entgegenbringen, daß man wegschaut und verbal belästigte oder angegriffene Mitpatienten im Stich läßt.

Die Hauptaufgabe der Oberschwester, des Abteilungsarztes oder des Chefarztes angesichts von Tätlichkeiten beschränkt sich nun allerdings nicht darauf, nach Ausschluß eines etwaigen Pflegefehlers zur Tagesordnung überzugehen. Vielmehr ist auch ärztlicherseits *jeder Fall von Tätlichkeit* mit dem Patienten und den beteiligten Mitpatienten und Mitarbeitern so weit wie möglich zu rekonstruieren, äußerlich wie in den Motiven. Dies auch und insbesondere dann, wenn es dabei bleibt, daß Aussage gegen Aussage steht. In jedem Fall ist das Ergebnis schriftlich festzuhalten, schon im Hinblick auf unvorhergesehene Folgen oder Beschwerden.

Ärztliches Schweigen gegenüber einem gewalttätigen Kranken und achtloses Behandeln eines geschlagenen Pflegers, auch wo dieser die Sache mit Humor zu nehmen scheint, schaden der Stationsatmosphäre: Patienten und Team müssen so zur Auffassung gelangen, Schlägereien „gehörten dazu". Die verletzten Gefühle eines angegriffenen Mitarbeiters werden bei anderen Gelegenheiten seine Arbeitsqualität beeinträchtigen, allerdings häufiger im defensiv-resignierten als im offensiv-rachsüchtigen Sinn. Es ist unerwünscht, wenn ein Pfleger es normal findet, daß er Ohrfeigen einstecken muß. Auch heute noch kommt es vor, daß die Angst vor einzelnen gewalttätigen Kranken Patienten und Personal ganzer Abteilungen tyrannisiert, besonders dann, wenn dem Signal der einzelnen Tätlichkeit von ärztlicher Seite keine volle Aufmerksamkeit geschenkt wird.

Diese Aufmerksamkeit darf sich allerdings für den Patienten nicht so auswirken, daß dieser nur noch dann ärztliche Zuwendung erhält, wenn er dreinschlägt – eine aus der Pädagogik bekannte kontraproduktive Situation.

Auch Gewalt gegen Sachen ist nicht zu bagatellisieren. Tut man dies nämlich, so zeigen Pflegepersonal und Verwaltung nicht die geringste Eile bei den Ausbesserungsarbeiten. Die Folge ist ein trostloses Aussehen der Station.

In der Zürcher Klinik (damals 500 Betten und 1400 Aufnahmen im Jahr) meldete das Pflegepersonal während eines Jahres schriftlich 148 Tätlichkeiten von 70 Patienten. 123 davon waren gegen Personen gerichtet (77 gegen Pflegepersonal, 38 gegen Mitpatienten, fünf gegen besuchende Angehörige und drei gegen Ärzte). In den ärztlichen Krankengeschichten wurden diese Zwischenfälle aber nur in einem Drittel der Fälle erwähnt. 92 Tätlichkeiten führten zu keinen Verletzungen (waren aber siebenmal wegen Würgens nicht harmlos), 24 zu leichteren (z. B. blaue Flecken, oberflächliche Wunden) und sieben zu schweren Verletzungen (z. B. Zahnverlust, Knochenbruch). Frauen verursachten *mehr*, Männer *schwerere* Zwischenfälle (wie es in der Literatur immer wieder festgestellt wird). Tätliche Patienten waren häufiger jung, manisch und schon vor der Einweisung gewalttätig gewesen als die übrigen Patienten. Selten waren die Tätlichkeiten unmittelbare Reaktionen auf die Einweisung und selten kamen sie bei langzeithospitalisierten Kranken vor. Eindeutige psychologische Behandlungsfehler (Taktlosigkeit, Mangel an zumutbarer Geduld) wurden fünfmal, unkorrekte primäre Gewaltanwendung des Personals nie gefunden; dreimal kam es bei störend erregten Kranken zu Tätlichkeiten, als ihnen ein Beruhigungsmittel aufgenötigt wurde (Freytag 1975 *K*).

Geht man nicht von den laufenden, spontan schriftlich gemeldeten, sondern von den auf gezielte Befragung aller 253 ärztlichen und pflegerischen Mitarbeiter retrospektiv erinnerten Zwischenfälle aus, so erhöht sich deren Zahl um das 5- bis 6fache – aber nur für die leichten, nicht für die schweren Zwischenfälle, weil für die letzteren das größere Meldebedürfnis besteht. Von den über 50jährigen Schwestern und Pflegern weisen 25% (!) einen leichten aber doch störenden bleibenden, objektivierbaren körperlichen Nachteil auf, den sie im Laufe ihres Berufslebens von der Tätlichkeit eines Kranken davongetragen haben (z. B. Gebißteilprothese, versteifter Finger) (Ernst 1975 *K*).

Diese Raten und Trends aus der eigenen Klinik halten sich immer noch ziemlich in der Mitte der Literatur, auch der neueren. Tätlichkeiten häufen sich generell bei jungen, noch nicht lange hospitalisierten maniform schizophrenen, oligophrenen, hirngeschädigten und dissozialen Patienten. Nur der früher ubiquitäre Geschlechtsunterschied scheint sich, mindestens in den USA, neuerdings zu verwischen (vgl. Tardiff 1981, 1982) – eine bemerkenswerte Tendenz, weil sie auch bei gewissen Formen von Dissozialität und Sucht in der Gesamtbevölkerung in Erscheinung tritt.

Daß nicht erst die Klinik allein die Kranken tätlich macht, zeigt deren erhöhte Gewalttätigkeit *vor* der Einweisung. Andererseits darf man Zahlen wie die erwähnten nicht überschätzen. Es gibt Anhaltspunkte dafür, daß die Gesamtverletzungsrate in einer großen amerikanischen psychiatrischen Klinik nicht größer war als diejenige in der Gesamtbevölkerung (Abbott 1978 *K*). Das tröstet aber nicht darüber hinweg, daß die magere Darstellung der Zwischenfälle in den Krankengeschichten gegen eine hinreichende ärztliche Beachtung und Behandlung solcher Ereignisse spricht.

12.1.3 Tätlichkeiten in der Psychotherapie

Enge persönliche Beziehungen können nicht nur erotische, sondern auch gewalttätige Impulse auslösen. In der intensiven individuellen Psychotherapie von Psychosen haben Therapeuten und Supervisoren die Tendenz, aggressive Episoden, auch wenn sie sich in manifesten Handlungen äußern, als potentiell fruchtbare Übertragungskrisen aufzufassen.

Die im Abschnitt über Familientherapie erwähnten Erfahrungen zur sog. „expressed emotion" lassen solche Krisen aber in einem anderen Licht erscheinen. Es darf nämlich als erwiesen gelten, daß intensive und gleichzeitig problematische menschliche Beziehungen schizophrene Kranke ganz allgemein überfordern und zum Rückfall bringen können. Dagegen fehlen kontrollierte Erfahrungen darüber, daß Tätlichkeiten innerhalb der intensiven Psychotherapie notwendig oder nützlich sein könnten. Bei gewalttätigen Durchbrüchen sollte der Psychotherapeut deshalb nicht vorschnell annehmen, daß das Geschehnis auf den Kranken eine befreiende, Affektstauungen lösende Wirkung ausübe. Vielmehr erhebt sich die Frage, ob der Kranke sich nicht ganz einfach verzweifelt *gegen eine unangemessene Form der Psychotherapie wehrt,* von der er spürt, daß sie sein Leiden verschlimmert.

Freilich erscheint ein plötzlicher Abbruch der therapeutischen Beziehung in diesen Fällen – ähnlich wie bei sexuellen Schwierigkeiten, vgl. 11.2.2 – nicht als die richtige Antwort auf das Ereignis. Adäquater kann die Situation manchmal dadurch entspannt werden, daß die Sitzungen vom Sprechzimmer auf die Abteilung in die Nähe des Pflegepersonals verlegt werden. Hier braucht der Arzt keine Angst vor dem Kranken mehr zu haben (diese Angst würde therapeutisch besonders destruktiv auf den Kranken zurückwirken), und der Patient erlebt den Arzt nicht mehr im selben Maße als alleinherrschend-bedrohliches, polares Gegenüber. Wichtig ist freilich, daß man dem Kranken das eigene Unbehagen als Motiv der Umgebungsänderung uneingeschränkt aber ohne Vorwurf zu erkennen gibt.

12.2 Anwendung von Gewalt und Zwang durch die Psychiatrische Klinik

Es stimmt nicht, daß Gewalt und Zwang gegen Geisteskranke Ausgeburten der psychiatrischen Anstaltsgründungen des 19. Jahrhunderts sind. Im Gegenteil: Die Anstalten wurden in der Hoffnung gegründet, die alarmierenden Schicksale zuhause eingesperrter, angebundener und von der Gemeinde ausgestoßener Geisteskranker zu mildern.

Eine in ihrer Repräsentativität vielleicht einmalige *epidemiologische Feldstudie des vergangenen Jahrhunderts* wurde 1875 im ländlichen Schweizer Kanton Fribourg (damals 110000 Einwohner) durchgeführt. Sie sollte quantitative Daten für die Planung einer psychiatrischen Anstalt liefern. Der Experte fand 164 Geisteskranke, die er alle persönlich untersuchte und individuell beschrieb. Die heute als endogen bezeichneten Krankheitsbilder, ihre Häufigkeiten und Verlaufsformen waren unter diesen vorindustriellen Verhältnissen nicht anders als heute. Unter den Kranken lebten 25 (15%) zeitweise oder dauernd eingesperrt und/oder angebunden, z.T. in Ställen und anderen Verließen unter entsetzlichen Bedingungen (Ernst K 1983).

Demnach hat die seitherige Psychiatrie die Gewalt gegen Geisteskranke nicht eingeführt. Sie hat sie aber auch nicht zu beseitigen vermocht. Inwiefern nicht, illustrieren die nächsten Abschnitte. – Eine Sammlung neuerer angloamerikanischer Literatur wurde von Tardiff (1984) herausgegeben.

Körperliche Gewaltanwendung durch Klinikmitarbeiter kommt auch außerhalb der Abwehrsituation gegenüber angreifenden Patienten vor. Eine solche Handlung läßt sich z.B. dann nur schwer vermeiden, wenn ein Patient für seine Umgebung unerträglich wird, z.B. weil er Mitpatienten dauernd in den Teller greift oder stundenlang ununterbrochen singt. Helfen in solchen Fällen Zuspruch, Beschäftigung und Beruhigungstabletten nichts, müssen Kranke auch *gegen ihren Willen* auf geschlossene Abteilungen versetzt, ins Isolierzimmer gebracht oder mit dämpfenden Injektionen sediert werden.

Ob es jeweils wirklich ein „Müssen" war, ob die Maßnahme tatsächlich das kleinste mögliche Übel darstellte oder ob längeres Zureden und freundlichere Erklärungen den Patienten doch noch zum Aufgeben seines untragbaren Verhaltens bewegt hätten, läßt sich im Einzelfall nie abschließend beantworten. Es soll aber immer nachträglich diskutiert werden, und zwar *mit* dem Kranken. Das geschieht in gut funktionierenden Teams beinahe von selbst. Denn bei Maßnahmen wie den erwähnten handelt es sich regelmäßig um schwere Eingriffe. Wenn diese kommentarlos geschehen, sind sie auch für die betreffenden Klinikmitarbeiter und für zuschauende Patienten entwürdigend.

Grundsätzlich sind solche Gewaltanwendungen überdies *rechtlich klagbar*. Die Buchführung und die Rapporte, die in den Kliniken dem Reglement entsprechend über diese Vorkommnisse zu erstellen und von Vorgesetzten einzusehen sind, haben deshalb nicht nur eine gewisse Bremsfunktion, sondern dienen auch dem Schutz des Personals gegenüber dem Vorwurf eigenmächtig-überschießender Repression.

12.2.1 Fixierung

Anbindevorrichtungen werden heute in den meisten Kliniken selten angewendet − aber auch nur selten sind sie radikal abgeschafft worden. Einzuräumen ist, daß sie in Extremsituationen bei gegebenen Personalverhältnissen zum geringsten Übel werden können. Das gilt z.B. für gewisse *psychogeriatrische* Situationen (die in Kapitel 13 dargestellt werden). Und es gilt auch für einzelne *erethischidiotische* Kranke, die weder durch extreme Sedativadosen noch durch hirnchirurgische Eingriffe von stereotypen Selbst- und Fremdverletzungen abzuhalten sind. Andere Zustandsbilder sollten in größeren Kliniken heute nicht mehr zu Fixierungen führen. Ausnahmen scheinen um so häufiger vorzukommen, *je kleiner und enger* die versorgende Institution ist, je weniger Isoliermöglichkeiten dort vorhanden sind – und je weniger Personal zur Verfügung steht.

Im psychiatrischen Notfallzimmer eines städtischen Allgemeinspitals wird *jeder 4.* aufgenommene Patient ans Bett gebunden. Der Autor sieht hierin auch Vorteile, weil der Arzt dem Patienten auf diese Weise zuhören könne, ohne Angst vor ihm haben zu müssen. Er betont auch, daß nicht wenige Patienten selbst angebunden zu werden *wünschen*, weil sie sich so vor sich selbst sicher fühlen (Telintelo et al. 1983 *K*). – Das letztere Phänomen war in der alten Anstaltspsychiatrie bei chronischen Schizophrenen wohlbekannt, aber ungern gesehen. Das Fixiertsein konnte bei den Kranken geradezu zum Stereotypieersatz werden.

In 2 psychiatrischen 35-Betten-Abteilungen von Allgemeinspitälern kam es während 9 Monaten bei 5,3% von 1457 Aufnahmen zu – meist einmaligen – Fixierungen. Unter diesen Patienten waren männliche, junge, schizophrene, akut und chronisch hirnkranke sowie vor der Einweisung gewalttätig gewesene Patienten übervertreten. Es spielten also dieselben Faktoren mit, die wir bereits von den innerhalb der Klinik tätlich werdenden Kranken her kennen. Bemerkenswerter ist der Befund, daß Fixierungen sich nicht nur nach ungenügend dosierten neuroleptischen Sedierungen häuften, sondern v. a. *in Zeiten mangelhafter Personaldotierung* (Bornstein 1985).

Der Klinikpsychiater wird sich hüten, aus der Not dieser kleinen und wenig tragfähigen Psychiatriestationen die Rechtfertigung für häufiges Fixieren in seiner Vollklinik herzuleiten. Diese verfügt nämlich in ihren großzügigeren räumlichen Verhältnissen über bessere Auslauf-, Trennungs- und notfalls Isoliermöglichkeiten. Deshalb kann sie kleinere Übel wählen und braucht psychotische, delirierende und andere akut exogen agitierte Kranke nicht anzubinden.

12.2.2 Isolierung

Einschließungen ins Isolierzimmer lassen sich in Regionskliniken mit umfassender Aufnahmepflicht nicht ebenso konsequent vermeiden wie Fixierungen – oder dann nur um den Preis unzumutbarer Störung und Bedrohung von Mitpatienten und Pflegepersonal einerseits oder aber gefährlicher Höchstdosen an Beruhigungsmitteln andererseits.

Isolierräume, die Fixierungen tatsächlich zu ersetzen vermögen, bieten freilich einen unfreundlichen Anblick. Abgesehen von einer bezogenen Bodenmatratze, Decken und Kissen enthalten sie kein bewegliches Mobiliar, mit dem der Patient sich verletzen oder die Türe rammen kann. Ein nur von außen bedienbares Schiebfenster ermöglicht von außen Einblick, solange das Personal wegen der Gewalttätigkeit des Patienten das Zimmer nicht betritt. Große Schiebfenster, deren Betätigung für den Eingeschlossenen sichtbar sind und die ihm das ganze Gesicht des Beobachters zeigen, wirken dabei weniger demütigend als kleine Gucklöcher („Spione"), vor deren Gebrauch der Patient auch in intimen Situationen keinen Moment sicher ist.

Unter keinen Umständen darf sich ein Eingeschlossener außer *Hörweite des Personals* befinden. Eine gewisse Störung durch Poltern ist zu tolerieren. Das Befinden des isolierten Patienten ist in gewissen Abständen, die durch Klinikreglement oder von Fall zu Fall bestimmt werden, zu kontrollieren und zwar durch persönlichen Besuch im Isolierzimmer, sobald dies dem Personal zuzumuten ist. Unter diesen Umständen ist die Isolierung das geringere Übel als die Fixierung, weil sie die Beweglichkeit des Kranken auf weniger enge und aufreibende Weise einschränkt.

Die Forderung, daß der Arzt und nicht das Pflegepersonal für Isolierungen die *Verantwortung* zu übernehmen hat (Sreenvasan 1983 *G*), ist grundsätzlich richtig. Da sich aber eine zurückhaltende Isolationspraxis fast ausschließlich auf Notfallsituationen beschränkt, hinkt die ärztliche Zustimmung dem „fait accompli" in der Regel hintendrein. Wenn der Arzt beim Zwischenfall nicht persönlich zugegen war, wird er kaum je mit Überzeugung dem Pflegepersonal die Aufhebung der Maßnahme befehlen können. In der Tat hatte eine entsprechende Gesetzesänderung in Illinois, die für Isolierungen die ärztliche Verordnung verlangte, in einer kontrollierten Studie nicht die geringste Abnahme der Isolierungen zur Folge (Phillips u. Nasr 1982 *K*).

Gleich wie bei den Fixierungen stimmen die einschlägigen Studien darin überein, daß junge, seit weniger als einer Woche hospitalisierte, vorher schon tätliche und maniform enthemmte Kranke häufiger isoliert werden als andere, und zwar meist ein bis wenige

Male. Von allen Aufgenommenen erleben 5−20% im Laufe ihres Klinikaufenthaltes eine Isolierung von durchschnittlich 2−4 h Dauer (z.B. Soloff u. Turner 1981 *K;* Schmied 1983 *K;* Oldham et al. 1983 *K*).
Neben den erwähnten Patientenfaktoren beeinflussen auch *Institutionsfaktoren* die Häufigkeit der Isolationen. Wo z.B. die genannten Zahlen für die mittlere Häufigkeit und Dauer der Einschließungen stark überschritten werden (Phillips u. Nasr 1982 *K*), handelt es sich (ähnlich wie bei Berichten über häufige Fixierungen) um räumlich kleine und damit wenig tragfähige Institutionen oder um spezielle Patientenselektionen. In größeren Kliniken ersetzen u.a. geschlossene Höfe oder Gärten in wohltuender Weise das enge Isolierzimmer. Daß es bei hoher Patientenbesetzung der geschlossenen Abteilung häufiger zu Isolierungen kommt als bei niedriger (Schwab u. Lahmeyer 1979 *E*), erstaunt nicht, gibt aber angesichts der habituell gewordenen Überfüllung vieler Kliniken zu denken. Auch während der Mahlzeiten scheinen sich übrigens die Isolierungen zu häufen (Thompson 1986), weil diese Situation des Zusammensitzens maniform angetriebene Kranke besonders reizt und weil die speisenden Patienten sowie das beschäftigte Personal in dieser Situation besonders auf Ruhe und Ordnung angewiesen sind.

In einer amerikanischen Universitätsklinik wurden die betroffenen Patienten und Teammitglieder über die *Dauer* der erfolgten Isolierungen befragt. Die Kranken schätzten diese Zeiten i.a. richtig ein (durchschnittlich 4 h), das Pflegepersonal um 50% zu kurz (durchschnittlich 2 h). Beide (!) Personengruppen betrachteten übereinstimmend 1 h als vertretbaren Durchschnitt. Die Ärzte fanden die Isolierungen seltener angemessen als das Pflegepersonal. Dagegen akzeptierten 80% der isoliert gewesenen Patienten Isolierungen bei störendem Verhalten mindestens grundsätzlich. Patienten, die die Isolierungen anderer miterlebt hatten, empfanden die Maßnahmen oft als erlösend (Plutchnik et al. 1978 *K*).

Die Resultate belegen ein gewisses einfühlbares Wunschdenken bzw. Wunscherinnern des Pflegepersonals: Man wünscht − und glaubt −, die Kranken weniger lange eingesperrt zu haben, als man es tatsächlich getan hat. Die Befunde zeigen aber auch, daß der Arzt eher auf die repressive Maßnahme verzichten zu können glaubt als das Pflegepersonal − offensichtlich deshalb, weil er an den Folgen unterlassener Isolierungen weniger zu tragen hat als Schwestern, Pfleger und Mitpatienten.

In der eigenen Klinik wurden über 3 Monate hinweg laufend alle Fälle von Isolierungen und Zwangssedierungen untersucht. Die betroffenen Kranken wurden am Tag nach der Maßnahme und später nochmals nach Abklingen des anlaßgebenden Ausnahmezustandes nach ihrer Meinung befragt, im ersteren Zeitpunkt auch das beteiligte Pflegepersonal. *Jeder 10.* eintretende Kranke erfuhr mindestens eine Isolierung, meist innerhalb der ersten Hospitalisierungswoche. Diese Frequenz der Maßnahme entspricht den Zahlen mehrerer anderer Autoren (Wells 1972 *K;* Mattson u. Sacks 1978 *K;* Soloff u. Turner 1981), während gelegentlich auch höhere Frequenzen registriert werden (26% bei Plutchnik et al. 1978 *K;* 36% bei Schwab u. Lahmeyer 1979 *K;* 44% bei Binder 1979 *K*).

Unerwarteterweise *verurteilte nur die Minderzahl* der isolierten Patienten die Maßnahme eindeutig, wenn auch nur eine Minderheit sie uneingeschränkt akzeptierte (Schmied 1983 *K*). Die im Vergleich hiermit stärkere Ablehnung der sedierenden Zwangsinjektion wird unter 12.2.3 referiert.

12.2.3 Zwangsinjektion

Die Verabreichung eines Medikaments gegen den Willen des Patienten bedeutet rechtlich eine strafbare Verletzung der körperlichen Integrität. Wo eine solche – meist sedierende – Maßnahme nötig wird, bedarf sie einer hinreichenden Begründung, die schriftlich festzuhalten ist. Bei Beschränkung auf Notsituationen kann sie zur möglichst schonenden Behandlung gehören, auf die der Patient ein Anrecht hat. So kann sie z. B. einem wahnhaft erregten Kranken eine langdauernde Isolierung ersparen. Sie wird denn auch häufig zu Beginn der Isolierung gegeben und leitet gleichzeitig die kurmäßige Fortsetzung der psychopharmakologischen Behandlung ein.

Die Patienten- und Institutionsvariablen, die die Häufigkeit der Zwangsmedikation erhöhen, sind wiederum dieselben wie bei den Fixierungen und den Isolationen. Gelegentlich läßt sich ein *konkurrierendes Verhältnis zwischen Isolation und Medikation* feststellen: Die beiden Maßnahmen können sich gegenseitig bis zu einem gewissen Grad ersetzen.

Der Neuroleptikaverbrauch von 55 Kranken einer deutschen Klinik *ohne* Isolierungsmöglichkeiten war 2½mal höher als derjenige von 52 vergleichbaren Kranken in einer Klinik *mit* Isolierungsmöglichkeiten. Die erste Klinik war zudem durch einen hektischeren therapeutischen Betrieb gekennzeichnet (Patzold et al. 1976 *K*).

In der eigenen Klinik wurden die Patienten der (in 12.2.2 bereits erwähnten) 3-Monats-Stichprobe auch in bezug auf ihre Beurteilung der erhaltenen Zwanginjektionen befragt. *Jeder 8.* aufgenommene Patient erlebte früher oder später mindestens eine solche Injektion, meist innerhalb der ersten 10 Tage seines Aufenthaltes (später nur noch selten; eine auffallend ähnliche Frequenz findet Rapp 1987 *K* in Ontario). Entgegen unserer Erwartung und derjenigen des Pflegepersonals wurde diese Maßnahme im Vergleich mit den Isolierungen ohne zusätzliche Sedierung von den Patienten häufiger als unverhältnismäßig abgelehnt, nämlich am Tag nach der Maßnahme in rund ⅔ der Fälle (Schmied u. Ernst 1983 *K*). Erst im späteren Befragungszeitpunkt reduzierte sich diese Ablehnung noch etwas. Mehrfach hörten wir damals – und seit wir darauf achten, auch in der Folge – von den Patienten, daß ihnen das Eingesperrtwerden von elterlichen, polizeilichen oder auch nur imaginierten Eingriffen her irgendwie vertrauter vorkommen als die „perfide" Einverleibung einer Substanz, die sie länger als subjektiv nötig „kampfunfähig" mache. Daß ihm die medikamentöse Sedierung längere und wiederholtere Isolierungen erspart, kann der Patient begreiflicherweise nicht realisieren (Ernst 1982 *K*).

Der ominöse Ruf des „Zusammengespritztwerdens" bei den Kranken hat allerdings noch mindestens eine weitere Wurzel. Diese wird von den Patienten weniger deutlich beschrieben, weil sie mit einem besonders demütigenden Aspekt des Verfahrens zusammenhängt: Agitierten Kranken, die sich massiv gegen die Medikation wehren, müssen ja buchstäblich die Kleider vom Leib gerissen werden, damit das Gesäß für die Injektion frei gemacht werden kann. Diese seit Urzeiten für Männer wie Frauen entwürdigende Gewaltanwendung wird schlechter verziehen als die „bloße Rauferei", wie sie sich manchmal bei der Isolierung Widerstrebender nicht vermeiden läßt. Was in unseren Augen eine mildernde, wenn nicht sogar therapeutische Maßnahme ist, die zur Abkürzung des Klinikaufenthaltes führt, nähert sich in den Augen des Kranken unverkennbar der Vergewaltigung.

Größere rechtliche Probleme als in Notfallsituationen bietet die neuroleptische *Zwangsmedikation bei ruhigen Wahnkranken*. Nicht selten werden uns Patienten zugewiesen, die zuhause infolge ihrer

Psychose immer wieder unerträglich werden, so daß sie vor dem Verlust der letzten Bezugspersonen, vor Vereinsamung, Stellenverlust und Obdachlosigkeit stehen. Diese Kranken, z.B. besonnene paranoide Patienten, können sich aber in der Klinik so geordnet verhalten, daß sie keinen Anlaß für irgendwelche Notfallmaßnahmen bieten. In der Regel lehnen solche Kranke jede Medikation strikt ab. Die gesetzlichen Grundlagen für eine Zwangsbehandlung bei Urteilsunfähigkeit und unter behördlicher Kontrolle sind zwar in den meisten Ländern vorhanden. Die Hemmungen, einem korrekt auftretenden, wenn auch geisteskranken Gesprächspartner gegenüber körperliche Gewalt anzuwenden, sind aber, grundsätzlich glücklicherweise, enorm. Die grundsätzlich humane Haltung braucht sich indessen nicht in jedem Einzelfall für den Kranken glücklich auszuwirken. Tragisch verlaufende Einzelfälle werden gelegentlich beschrieben (z.B. Ernst 1985b *E*). Sie beweisen allerdings nicht, daß die klinisch eingeleitete Zwangsmedikation via Besserung der wahnhaften Abwehr zur erfolgreichen ambulanten Rückfallprophylaxe geführt hätte. Es bleibt deshalb einstweilen dem verantwortlichen Arzt überlassen, wie weit er von seinen rechtlichen Eingriffsmöglichkeiten Gebrauch machen will –, und den Schwestern und Pflegern, wie weit sie dabei aus Überzeugung mitwirken wollen.

12.2.4 Zwangsernährung

Sie ist sogar bei schwer *Magersüchtigen* selten notwendig, weil es meist gelingt, das Einverständnis des Kranken mit der vorübergehenden Sondenernährung zu gewinnen. Nahrungsverweigernde, *katatone* Kranke geraten selten in eine bedrohliche Unterernährung. Eine Nasensonde kann sie geradezu an diese Ernährungsform gewöhnen, so daß sie diese nicht mehr missen wollen. Trocknen sie in gefährlicher Weise aus, befreit eine Elektroschockbehandlung (vgl. 8.3.2) sie mit höherer Wahrscheinlichkeit und auf schonendere Weise von ihrem qualvollen Zustand als die Zwangsernährung.

Gelegentlich treten Gefangene oder politische Aktivisten in einen *Hungerstreik*. Die für sie verantwortlichen Ärzte können in Versuchung geraten, solche Personen in eine psychiatrische Klinik einzuweisen, weil sie an ihrer psychischen Gesundheit und Urteilsfähigkeit zweifeln. Sind solche Patienten tatsächlich psychotisch, beginnen sie unter gewöhnlicher Klinikbehandlung praktisch immer zu essen. Sind sie nicht psychotisch, sollte es in der psychiatrischen Klinik unter keinen Umständen zur Zwangsernährung kommen. Patienten, die mit einem Hungerstreik nicht-psychotische Ziele verfolgen, sind als urteilsfähig zu betrachten, unabhängig davon, ob sie einen vernünftigen ärztlichen Rat befolgen oder nicht. Wird ein solcher Patient wegen der körperlichen Folgen der Nahrungsverweigerung benommen, verwirrt oder komatös und damit urteilsunfähig, so wird die engmaschige Überwachung seiner Blutwerte und damit die Verlegung auf eine medizinische Intensivstation viel dringender als die (evtl. unangemessen zusammengesetzte!) Ernährung durch die Magensonde.

So erstreckt sich die Indikation zur Sondenernährung ohne oder gegen den Willen des Kranken innerhalb der psychiatrischen Klinik fast ausschließlich auf einen Teil der *schluckunfähigen hirnorganisch dementen Patienten;* warum nicht auf alle, wird im entsprechenden Abschnitt des psychogeriatrischen Kapitels dargelegt.

12.2.5 Die häufigsten Fehler

In Situationen unvermeidlicher Gewaltanwendung besteht *bei den Ärzten* der häufigste Fehler darin, sich aus einem falsch verstandenen ärztlichen Verhaltenskodex heraus („der Arzt verabscheut Gewalt") vom Ort des Geschehens *fernzuhalten.* Das hat zur Folge, daß der behandelnde Arzt nicht einmal weiß, wie die von ihm verordnete und jedenfalls gegenüber dem Patienten zu vertretende Maßnahme sich überhaupt abspielt. Dieses Manko beeinträchtigt seine Fähigkeit, die möglichen Maßnahmen verhältnismäßig und schonend einzusetzen, schwer und setzt überdies seine Kompetenz in den Augen des Pflegepersonals mit Recht herab.

Bei Schwestern und Pflegern besteht in solch zugespitzten Situationen der häufigste Fehler darin, aus einem falschen Ideal der Fairness heraus die Lage *als Einzelperson* meistern zu wollen. Es handelt sich hier aber niemals um eine sportliche Auseinandersetzung „von Mann zu Mann". Wenn es nicht die augenblickliche Not erfordert, sollte ein Klinikmitarbeiter nie allein einen Kranken anfassen, sondern er sollte mehrere Kollegen um Hilfe bitten. Dadurch bewahrt er sich vor einer Kurzschlußhandlung und gewährt dem Kranken eine weitere Möglichkeit einzulenken.

Mehrere Teammitglieder zusammen wirken nicht in erster Linie als unfaire Übermacht, sondern ihr gemeinsames Auftreten zeigt, daß mindestens keine individuelle Willkür zum Zuge kommt. Eine solche Situation führt weniger zu neuen Zornausbrüchen und Beschimpfungen durch den Kranken als zu verhandlungsähnlichen Gesprächen. Der Affekt des Patienten verteilt sich auf mehrere Personen und derjenige des Klinikmitarbeiters entschärft sich, weil seine Angst wegfällt. Daß eine solche ruhigere Entwicklung *auch* das Resultat einer Machtdemonstration ist, läßt sich nicht bestreiten. Unter der Voraussetzung, daß die letztere unumgänglich war, bringt sie für den Kranken aber weniger Gefährdung und weniger Kränkung als eine Rauferei.

Zwei entgegengesetzte, nicht besonders häufige, aber wichtige Fehler betreffen die *Handhabung der Isolierung*. Der eine Fehler besteht darin, daß aus therapeutischem Ehrgeiz oder aus Uneinigkeit im Team zu wenig, statt zu viel isoliert wird. In einer solchen Konstellation eskalierte die Spannung schließlich so weit, daß ein Pfleger den manischen Kranken, der sich stundenlang zwischen ihn und jeden anderen Gesprächspartner drängte, ohrfeigte, statt sich und den Mitpatienten durch die Isolation des angetriebenen Kranken eine Ruhepause zu verschaffen.

Der umgekehrte Fehler besteht darin, daß isolierte Kranke weniger häufig besucht werden, als es dem Personal zuzumuten ist. Dies kann gefährlich werden.

In den 104 Betten der psychiatrischen Abteilung eines New Yorker Allgemeinkrankenhauses wurden während eines Jahres 63 (7,2%) aller aufgenommenen Kranken insgesamt 85mal isoliert. Während der Isolierung trat 5mal eine körperliche Komplikation ein (z. B. nicht erkannte Selbstvergiftung vor der Einweisung!), 7mal eine psychische Verschlechterung (Mattson u. Sacks 1978 *K*).

Die Anwendung einer *Zwangsmedikation* sucht mangelhaft instruiertes Pflegepersonal manchmal dadurch zu vermeiden, daß es dem widerstrebenden Kranken das aufgelöste Medikament durch den Mund mehr oder weniger gewaltsam einflößt: Zahnschäden und Schluckpneumonien können die Folge sein. – „Spritzenkuren", d. h. regelmäßig wiederholte Injektionen nach anfänglicher Notfallsedierung, bewirken oft eine raschere und schonendere Auflösung der psychotischen Krise, als der mehrmals tägliche Streit um die Einnahme der Tabletten, die z. T. wieder ausgespuckt werden.

Der kardinale und ubiquitäre Fehler bei unvermeidlichen Gewaltanwendungen jeglicher Art durch Ärzte und Pflegepersonal besteht nun aber nicht in den technischen Einzelheiten, sondern darin, daß über das Geschehene *am folgenden Tag* nicht mit dem Patienten gesprochen wird. Diese Unterlassung führt zu versteckter und chronifizierter Bitterkeit und Behandlungsablehnung. Dabei sollte ein solches Gespräch keineswegs eine Rechtfertigungsrede des Klinikers sein. Viel wichtiger ist die Frage, wie der Patient das Ganze beurteilt — ein Urteil, das man mit einem absoluten Minimum an Einspruch entgegennehmen soll. Weil der Klinikangestellte dieses Urteil aber insgeheim fürchtet, vergißt er leicht, sich ihm auszusetzen — und eben deshalb gehört das Gespräch unmittelbar nach dem Zwischenfall in den *ärztlichen Terminkalender* für den folgenden Tag.

13 Alter, Hilflosigkeit und Tod

13.1 Die psychogeriatrische Pflegeabteilung als Notlösung

Pflegeabteilungen sind nichts an sich Zweckmäßiges, sondern sie sind ein Kompromiß im Interesse einer rationellen Pflege. Es wäre viel angemessener, gebrechlich werdende Kranke weiterhin auf ihren bisherigen Abteilungen wohnen zu lassen und sie bis zum Tode dort zu pflegen, wo sie sich zu Hause fühlen. Man würde damit gleichzeitig vermeiden, körperlich und psychisch verfallende Menschen räumlich anzuhäufen. Dieser Anblick ist ja nicht nur bedrückender als der Anblick des einzelnen hilflosen Greises, er ist auch gefährlich: Die Idee des „lebensunwerten Lebens" nährt sich aus ihm.

Es ist aber auch klar, warum das Ideal der dezentralisierten Alters- und Chronischkrankenpflege nirgends konsequent verwirklicht wird: Diese Lösung würde eine *Flexibilität des pflegerischen Einsatzes* erfordern, wie wir sie heute nicht verwirklichen können. Ein einziger verwirrt und inkontinent werdender Alterskranker würde die pflegerische Dotierung einer offenen Chronischkrankenabteilung sofort überfordern, während eine einzige zusätzliche Schwester durch ihn dann doch nicht ausgelastet wäre. Nur durch Zusammenlegen vieler vergleichbar Pflegebedürftiger läßt sich trotz dem Auf und Ab des Arbeitsaufwands für den einzelnen Kranken im Betriebsganzen ein tragbarer Ausgleich schaffen.

13.2 Der gesprächsfähige Alterspatient

Mit den Begriffen „gesprächsfähig" und „sprachlos" soll hier lediglich unterschieden werden, ob bei den gemeinten Kranken die Sprache noch als gegenseitiges Verständigungsmittel dient oder ob dies nicht mehr der Fall ist.

13.2.1 Umgang mit Gebrechlichen

Der Gesunde hat erhebliche Schwierigkeiten, sich in die Welt und die Bedürfnisse des Behinderten einzufühlen. Es ist z. B. immer wieder bedauerlich, wie oft es unterlassen wird, mit *Schwerhörigen*, die nicht ganz taub sind, zu sprechen. Dies gelingt meist, wenn man ihnen nahe genug ins Ohr spricht. An dieser Banalität hängt es, ob der Behinderte eine minimale Beziehung zur Umgebung aufrecht erhalten kann oder nicht.

Mühe bereitet auch die Einstellung auf die *Verlangsamung* des körperlich und psychoorganisch Kranken. Peinlich wirkt das Bild, das sich gelegentlich darbietet, wenn ein gebrechlicher Kranker an einen entfernten Ort des Hauses begleitet wird: voraus die Lernschwester, die sich ab und zu ungeduldig umsieht, hinterdrein trippelnd die Großmutter, die ihr wie ein Haustierchen nachstrebt, und dies soweit der ganze lange Gang reicht. Das richtige Verhalten bestünde darin, die Kranke einen halben Schritt vorangehen zu lassen und gelegentlich ein freundliches Wort an sie zu richten. Überhaupt sollten dem Patienten alle an ihm durchzuführenden Verrichtungen erklärt oder mindestens angekündigt werden – nicht nur das Katheterisieren, sondern auch das Umbinden der Serviette.

Das einseitige *Duzen* Hilfloser wurde bereits in Abschn. 4.5.3 abgelehnt. Es gibt aber noch andere sprachliche Finessen, die der Beachtung wert sind, allen voran der *kustodiale Plural*. „Wir wollen jetzt die Zähne putzen" oder „jetzt setzen wir uns mal auf den Nachtstuhl": Das sind Wendungen, die ebenfalls an die Kinderzeit anklingen. Man wird sie nicht pauschal verurteilen, weil sie ein Gefühl der Vertrautheit vermitteln können. Sie klingen wenigstens freundlicher als der sprachverarmte Gebrauch der Grundform: „aufstehen" oder (mit jenem unheimlichen Beiklang für den, der von zwei Fremden abgeholt wird): „mitkommen". Aber man soll sich doch an jedem Einzelfall überlegen, ob der Gebrauch dieses Plurals den Kranken nicht vielleicht schmerzlich daran erinnert, daß er kein selbständiger Mensch mehr ist, sondern jemand, der nur noch als Teil eines größeren Organismus, eben jener „Wir", am Leben bleiben kann.

13.2.2 Altersdepressionen und akut-exogene Durchgangssyndrome als „Altersabbau" verkannt

Ein Greis, der kaum mehr spricht, der sich nur noch zögernd ankleidet und der seine Körperpflege zu vernachlässigen beginnt, hat vielleicht ein anatomisch unverändertes Gehirn, fühlt sich aber als sinnloses Überbleibsel einer untergegangenen Welt. Gespräche über die Vergangenheit, Sanierung sowohl des kardialen Zustandes wie der Gebißprothese, wenn möglich Veranlassung von Ausgängen und eine antidepressive Medikation können in solchen Fällen manchmal erhebliche Besserungen hervorbringen. Der populäre, bequeme und fatalistische Begriff „Abbau" verhindert die notwendige diagnostische und therapeutische Aktivität.

Der Verdacht, daß eine *Depression* und keine organische Hirnleistungsschwäche vorliegt, erhebt sich v. a. in den folgenden Fällen: wenn die depressive Verstimmung der Gedächtnisschwäche zeitlich voranging; wenn die Klagen über das schlechte Gedächtnis verhältnismäßig rasch einsetzen; wenn der Patient seine Gedächtnisstörungen mehr beklagt als übergeht; wenn er oft mit „weiß nicht" antwortet und nie konfabuliert. Psychodiagnostische Tests unterscheiden oft schlecht zwischen depressiver und hirnorganischer Leistungsschwäche. Mäßiger Hirnrindenschwund und Ventrikelerweiterungen zeigt das Computertomogramm oft auch bei alten Menschen ohne jedes psychoorganische Syndrom.

Aber auch wenn ein eindeutig hirnorganisches Zustandsbild vorliegt, braucht es sich keineswegs um einen „Abbau" zu handeln, weil die Störung *vorübergehender Natur* sein kann. Im zeitlichen Querschnitt können diese akut-exogenen Durchgangssyndrome wegen ihrer Verlangsamung, Umständlichkeit, Gedächtnisschwäche und Affektlabilität von chronischen psychoorganischen Syndromen manchmal nicht zu unterscheiden sein. Fehldiagnosen und -prognosen kommen deshalb auch hier häufig vor.

Von 83 Patienten, die nach ambulanter neurologischer oder psychiatrischer Voruntersuchung mit der Diagnose einer präsenilen oder senilen Demenz hospitalisiert worden waren, litten aufgrund der klinischen Abklärung 22 überhaupt nicht an einer organischen Demenz, sondern an einer Depression. Unter den hirnorganisch Kranken wurden acht Fälle von Hirntumor und elf Fälle anderer als seniler Demenzen entdeckt (Marsden 1972, 1978 *K*).

13.2.3 Psychogene oder somatogene Altersdepression?

Hat man einmal erkannt, daß in einem bestimmten Fall kein „Abbau", sondern eine Depression vorliegt, so bleibt abzuklären, ob die Depression psychisch (z. B. durch Vereinsamung oder Familienkonflikt) oder körperlich (z. B. durch eine Anämie) bedingt ist. Nie ist dabei zu vergessen, daß statt eines „oder" ein „sowohl als auch" vorliegen kann. Dieser allgemeine Grundsatz ist bei Alterskranken ganz besonders zu betonen. Daß z. B. die Erschöpfungsdepression eines Rentners offensichtlich mit dem unaufhörlichen Nörgeln seiner Frau zusammenhängt, schließt noch nicht aus, daß der Zusammenbruch durch die herabgesetzte Widerstandskraft des Patienten infolge einer Folsäuremangelanämie mitbedingt war – und umgekehrt.

Unter 131 aufeinanderfolgenden Zuweisungen beiderlei Geschlechts in eine geriatrische Abteilung fanden sich 27 mit ausgeprägt depressiver Grundstimmung (Schuldgefühle, melancholische Wahnideen, Verlangsamung) oder mit auffallender Selbstvernachlässigung ohne hirnorganische Gedächtnisstörungen. Die Abklärung ergab, daß neun von ihnen an Anämien verschiedener Art litten, fünf an Kaliummangel, zwei an Schilddrüsenüberfunktion, zwei an beginnender Urämie und drei an Zuckerkrankheit. Die Behandlung dieser körperlichen Störungen führte in den meisten Fällen zur deutlichen Besserung (Ghosch 1978 *K*).

13.2.4 Behandlung seniler Erregungs- und Verwirrungszustände

Als *auslösende Ursachen* auszuschließen sind Fieber, Herz-Kreislauf-Störungen, Zuckerkrankheit, Präurämie, Alkohol, Antiparkinsonmittel, paradoxe Schlafmittelwirkung – aber auch bloßer (vom Patienten oft verneinter!) Schmerz oder Durst sowie volle Blase oder Stuhldrang. Jede rasche Blutdrucksenkung und insbesondere die forcierte Ausschwemmung von Ödemen ist zu vermeiden, weil sie leicht zu psychoorganischen Zusammenbrüchen führen kann. Die individuellen Toleranzunterschiede gegenüber Medikamenten sind im Alter allgemein besonders ausgeprägt.

Immer sind auch psychische Faktoren in Betracht zu ziehen wie z. B. die Angst vor dem Alleinsein oder ein Wechsel in der personellen oder räumlichen Umgebung. Manchmal beseitigt ein schwach glimmendes Nachtlicht im Einzelzimmer die Angst des Verwirrten.

In bezug auf *Schlaf- und Beruhigungsmittel* pflegt jede Klinik ihre eigenen Präferenzen und Kontraindikationen. Was man auch immer verwendet, steigert die körperliche Hinfälligkeit der Kranken (Schenkelhalsfraktur!). Deshalb beginnt man mit kleinen Dosen und instruiert Pflegepersonen und Angehörige über die erhöhte Sturzgefahr (rutschfeste, faltenlose Bettvorlagen!). Besser als abendliche Sedierung wirken oft niedrig dosierte *Stimulantien* vom Amphetamintyp tagsüber.

13.3 Der sprachlose Patient

13.3.1 Die sparsamste mechanische Mobilitätsbeschränkung dementer Kranker

Unsere sprachlichen und geistigen Fähigkeiten erlöschen oft *vor* den motorischen und *früher* als die Fähigkeit zu leiden. Das verpflichtet zur jeweils rücksichtsvollsten pflegerischen Maßnahme.

Verwirrte demente Kranke fallen oft sofort hin, wenn sie sich vom Sessel oder von der Toilette erheben. Dies kann praktisch nur durch Anbindevorrichtungen verhindert werden. Ähnliches gilt für hinfällige Kranke, die nachts aus dem Bett klettern. Eine medikamentöse Sedierung, die dies verunmöglicht, kann dagegen zum Dekubitus führen. Seitliche Bettgitter können beide Gefahren verhindern. Wenn die Patienten aber noch geschickt genug sind, diese zu überklettern, werden sie in der Regel in den Bettgurt gelegt. Suchen sie sich anhaltend aus demselben zu befreien, und sind sie dementsprechend geplagt, sollte der Arzt seiner Dekubitusfurcht nicht zu viel Raum geben und sich an eine hinreichende Sedativadosis herantasten.

Das Pflegepersonal bekundet oft Bedenken, für Frakturen der Patienten verantwortlich gemacht zu werden. Setzt der Arzt sich für den Abbau der Motilitätsrestriktion ein, kann er diesen Bedenken nur begegnen, indem er die liberalisierende Maßnahme schriftlich verordnet (und nicht bloß mündlich empfiehlt).

Endgültig *schluckunfähig* gewordene demente Kranke ziehen nicht selten ihre Magensonde oder die Infusion wiederholt heraus.

Im folgenden Abschnitt wird besprochen, in welchen Fällen dies den Abbruch der künstlichen Ernährung indizieren kann. Wo die Kalorien- und Flüssigkeitszufuhr aber aufrechterhalten bleiben soll, werden den Patienten in solchen Fällen die Hände angebunden. Das kann für sie eine schwere Plage bedeuten.

Relativ milder sind Fausthandschuhe ohne Daumen, weil diese Maßnahme die Bewegungsfreiheit der Arme zuläßt und dem Kranken wenigstens erlaubt, sich zu kratzen. Sie versagt aber bei motorisch geschickten Kranken, die zweihändig oder durch Zuhilfenahme der Knie vorgehen. Das Anlegen einer Magenfistel hat sich in solchen Fällen wegen der lokalen Komplikationen bisher nicht durchgesetzt. Eine generell befriedigende Lösung des Problems ist z. Z. nicht bekannt.

13.3.2 Sterbehilfe: Hilfe beim oder zum Sterben?

Einem Sterbenden zu helfen, z. B. durch schmerzstillende Opiate, bedeutet kein ethisches Problem. Das Wort „Sterbehilfe" wird aber auch für einen benachbarten Sachverhalt benutzt, nämlich für den *Verzicht auf Hilfe zum Weiterleben*. Maßnahmen dieser Art haben ihrer Natur nach keine von vornherein gesicherte Grenze gegen gewaltlose Tötungen durch bloße Unterlassungen: Man denke etwa an die historische Aussetzung von Säuglingen. Die begriffliche Unschärfe der „Sterbehilfe" hat ihren Grund in unserer Angst vor inhumanen Entwicklungen, deren bisherige Kulmination das nationalsozialistische „Euthanasieprogramm" gewesen ist. Nun ist das Problem aber viel älter. Schmerzzustände unabsehbarer Dauer, die anders nicht zu beeinflussen waren, wurden seit jeher mit potentiell lebensverkürzenden Mitteln, z. B. Opiaten, gelindert; so etwa Karzinomschmerzen oder, bevor man sie chirurgisch behandeln konnte, die prostatische Harnverhaltung.

Das aktuelle Problem der Fixierung sich wehrender Dementer zugunsten der lebenserhaltenden Zwangsernährung zeigt allerdings insofern einen neuen Aspekt, als wir das Leiden an der Fixierung (dessen Dauer durch die gewährleistete Ernährung nun unabsehbar wird) selbst schaffen. Wenn wir andererseits die Fixierung lösen, zieht der Patient Sonde und Infusion heraus, was für ihn die rasche Austrocknung und den baldigen Tod bedeutet. Uns verpflichtet nun diese Wendung der Dinge, die zu erwartenden Leiden wie Durst oder Dekubitusschmerz mit einer Opiatbehandlung zu beheben. Deren hinreichende Wirkung kontrollieren wir an der Entspannung im Gesichtsausdruck des Kranken. Überlegungen, die der Entscheidungsfindung dienen, sind von Lo u. Dornbrand (1984 *G*) zusammengefaßt worden.

Wo dieses Vorgehen sich auf Patienten beschränkt die tatsächlich in der beschriebenen Weise geplagt sind, ist es zulässig. Nicht zu verschweigen ist, daß an einer solchen Zurückhaltung im Gebrauch der Fixierungen auch der eine oder andere Patient sterben wird, dessen Schluckfähigkeit sich entgegen aller Wahrscheinlichkeit wieder erholt hätte. Schließlich bringt das Vorgehen, wie jeder Verzicht auf Überlebensmaximierung, die Gefahr der Eskalation mit sich. Diese könnte zunächst darin bestehen, daß bei schluckunfähig werdenden dementen Kranken grundsätzlich keine Sondenernährung mehr versucht wird, auch in denjenigen Fällen nicht, in denen der Kranke diese Maßnahme vielleicht gut toleriert hätte. Damit würde sich die Indikation zum Ernährungsverzicht nicht mehr am Leiden des Kranken orientieren, sondern allenfalls an der Überlastung des Personals überfüllter, pflegerisch unterdotierter geriatrischer Stationen. Begründungen, die die wahren Motive verschleiern, lauten dann etwa, daß die Sonde nur ein „unwürdiges" oder „sinnloses Dahinvegetieren" ermögliche oder daß der Kranke im Grunde „selbst habe sterben wollen" – ein Wille, der in der Demenz kaum vorstellbar ist.

Der Arzt muß sich also seine Grundsätze selbst zurecht legen. Im konkreten Fall hängen die Entscheidungen allerdings nicht mehr allein von ihm ab. In manchen Ländern und Kliniken wurden verbindliche *Richtlinien* für die sog. Sterbehilfe ausgearbeitet. Sie vermindern das Unsicherheitsgefühl in der Öffentlichkeit und bei den Klinikangestellten. Gerade ihre ausgewogensten Formulierungen können aber in der Praxis sehr verschieden interpretiert werden. Außerdem beginnt das Pflegepersonal manchenorts, die Sondenernährung als seine eigene Domäne zu betrachten. Wo der Pflegeleiter dem Chefarzt gleichgestellt ist, haben entsprechende Kompetenzverschiebungen einen neuen rechtlichen Hintergrund erhalten. Auch abgesehen hiervon kann man einem Pflegeteam, auf dessen humane Handlungsweise man angewiesen ist, humane Verrichtungen nicht diskussionslos befehlen.

Unbestritten ist auch, daß *Angehörigen* in diesen Dingen die Mitsprache zusteht. Familien und Rechtsvertreter können allerdings gegen den Willen der Institution keine Unterlassung lebenserhaltender Maßnahmen verlangen. Ist dies dennoch ihr Wunsch – und dieser Wunsch kann respektabel sein – so müssen sie den Patienten nach Hause nehmen und ihn unter hausärztlicher Betreuung sterben lassen. Ihre wirklichen Probleme sehen allerdings oft ganz anders aus.

Volicer et al. (1986 *K*) machten bei 40 dementen Kranken alle ärztlich-pflegerisch empfohlenen Schritte zur Reduktion lebenserhaltender Maßnahmen (wie Verzicht auf allenfalls nötige Reanimation, antibiotische Behandlung und schließlich Nährsonde) abhängig von der schriftlichen Zustimmung der Angehörigen. In allen 19 Fällen, in denen die Angehörigen ursprünglich dem Verzicht auf Nährsonde bei Schluckunfähigkeit schriftlich zugestimmt hatten, widerriefen sie indessen ihren Entscheid, sobald die Sondenernährung nun auch tatsächlich beendet werden sollte. Dementsprechend war die Überlebensdauer der so behandelten Stichprobe von Kranken nicht kürzer als diejenige einer vergleichbaren Stichprobe, die ohne systematischen Einbezug der Angehörigen behandelt worden war.

Die Autoren empfehlen, Nährsonden nur dort anzulegen, wo Hoffnung auf Erholung der Schluckfähigkeit besteht, weil die Sonde sonst (gemeint ist: aus Scheu vor einer Art „Todesurteil") praktisch nicht mehr entfernt werden kann. Sie erwähnen allerdings nicht, daß diese Hoffnung am Anfang meistens besteht, weil die Schluckfähigkeit bei progredienten Demenzen wellenförmig verlaufen kann, wenn sie auch letzten Endes mit Sicherheit definitiv werden wird. Dementsprechend wird auch die einmal benutzte Sonde früher oder später zum Definitivum.

Wir empfehlen bei schluckunfähigen progredient dementen hirnorganisch Kranken (und nur bei solchen), den Entscheid für oder gegen die Anwendung der nasogastrischen Nährsonde nicht so sehr von der Prognose der Schluckfähigkeit abhängig zu machen als davon, ob der demente Kranke sich gegen die liegende Sonde wehrt oder nicht. Man soll darauf verzichten, schwer demente Kranke langdauernd zu fixieren, um sie künstlich ernähren zu können. – Diese Empfehlung entspricht der persönlichen Auffassung des Autors. Sie beansprucht keine Allgemeingültigkeit.

13.4 Erwartete und unerwartete Todesfälle

Das Folgende bezieht sich auf alle, nicht nur auf geriatrische Todesfälle.

Die ärztliche *Leichenschau* zum Zwecke der Feststellung des Todes ist überall gesetzlich vorgeschrieben. Es ist unzulässig, daß der diensttuende Arzt diese Verrichtung bis zum Morgen aufschiebt, wenn ihm nachts ein Todesfall gemeldet wird – auch wenn es sich um ein erwartetes Ableben handelt. Auch dem Pflegepersonal gegenüber bedeutet jedes Hinausschieben in dieser Situation eine Zumutung.

Angehörige sind sofort, wenn möglich telefonisch, zu benachrichtigen, es sei denn, sie hätten etwas anderes gewünscht, z.B. für die Nachtzeit. Die Mitteilung erfolgt am besten durch dasjenige unter den anwesenden Teammitgliedern, zu dem die Angehörigen allenfalls die persönlichste Beziehung hatten. Dies, sofern das betreffende Teammitglied hierzu auch bereit ist; wenn nicht (und dafür gibt es achtenswerte Gründe), bleibt die Aufgabe diejenige des diensttuenden Arztes. Sind die Angehörigen telefonisch z.Z. nicht erreichbar, werden sie telegrafisch um Rückruf gebeten. Dies schützt die Klinik gleichzeitig gegen den Vorwurf der Versäumnis.

Zu unterscheiden sind die von den Angehörigen *erwarteten* und die von ihnen *nicht erwarteten* Todesfälle (z.B. bei Suizid, Unfall oder Herzinfarkt). Im letzteren Fall ist zu erwägen, ob die Todesnachricht bereits am Telefon erfolgen soll oder ob die Angehörigen dringend in die Klinik gerufen werden sollen. Es handelt sich um eine Ermessensfrage, für die keine generellen Richtlinien gelten. Beim Abschluß des Gesprächs mit der Todesnachricht soll in jedem Fall klar ausgesprochen werden, daß man den Angehörigen auch zu einem späteren Zeitpunkt für Fragen oder Anliegen wieder zur Verfügung stehen wird.

Bei *Vorwürfen* wird man sich mündlich auf die eindeutigsten und sicher vertretbaren Entgegnungen beschränken und das Gespräch in der Krankengeschichte zusammenfassen. Wenn unsere Erklärungen die Angehörigen oder andere Berechtigte nicht offensichtlich befriedigt haben, verweisen wir sie an unsere vorgesetzte Behörde und halten auch diese Auskunft schriftlich fest. Erscheinen berechtigte oder unberechtigte Haftpflichtansprüche als möglich, benachrichtigen wir diese Behörde von uns aus (vorerst mit verschlüsseltem Namen des Patienten).

Suizidfälle wecken bei allen Nahestehenden, und so auch im Team, Schuldgefühle, auch wo juristisch keinerlei Schuld faßbar ist. Außer an die Angehörigen haben wir deshalb nach solchen Geschehnissen auch an die Mitarbeiter zu denken, v.a. an das Gespräch mit den nächstbeteiligten Schwestern und Pflegern. Man erlebt manchmal, daß ein Suizid sie tiefer bewegt als die Angehörigen, die — wiederum zu unserer Erschütterung — mit Erleichterung von einem Menschen Abschied nehmen, der ihnen zeitlebens schwerste Konflikte bereitet hat (vgl. Manz 1986 *E,* S. 21).

Zu vereinbaren ist jeweils die Frage, wer das *Kondolenzschreiben* übernimmt, sowohl in seinem eigenen Namen wie in demjenigen der beteiligten Mitarbeiter und der Klinik. Ein Brief des Chefarztes ist nie fehl am Platz, aber einige Zeilen von einem Teammitglied das die Angehörigen persönlich kennen, kann den letzteren besonders viel bedeuten. Bei Suizidfällen unterbleibt der indizierte Kondolenzbrief oft, weil es schwer fällt, das eigene Mitgefühl auszudrücken, ohne die eigene Mitschuld nahezulegen.

14 Nachwort

Ein alter revolutionärer Grundsatz lautet: Das Schlechte, das ich beseitigen will, darf ich nicht verbessern, sonst verewige ich es. Diese antireformistische Überlegung paßt schlecht für mangelhafte psychiatrische Institutionen. Schon deswegen, weil die für nötig gehaltenen politischen Umwälzungen in der Regel gar nicht eintreffen; aber v. a. deshalb, weil psychisch Kranke und ihre Angehörigen nicht auf geschichtliche Ereignisse warten können.

Denkt man an diese Betroffenen, gilt vielmehr ein anderer Grundsatz: *Das Schlechte, das ich verbessern sollte, verschiebe ich bloß, wenn ich es zu beseitigen glaube.* Hebt man z. B. schlechte Kliniken auf, ohne sie durch neue, mit Aufwand und Sorgfalt betriebene Institutionen zu ersetzen, verlagert sich die inhumane Behandlung lediglich auf die Straße, in die Familie, in Privatheime und in Gefängnisse, wohin immer die Patienten nun plaziert werden. Aus der vermeintlichen Abschaffung des Übels resultiert also seine banale räumliche und personelle Verschiebung.

Diese Überlegungen aus dem Nachwort zur ersten Auflage 1981 gelten noch immer. Seither ist das psychiatrische Klima indessen merklich rauher geworden. Die Enttäuschung darüber, daß die gemeindenahen dezentralisierten psychiatrischen Dienste die Basis der Schwerkranken nur teilweise erreichen und der Masse der Chronischkranken nicht gewachsen sind, ist weiter angewachsen. Der steigende Anteil der älteren Menschen in der Gesamtbevölkerung verlängert die durchschnittlichen Hospitalisierungszeiten, der noch steiler ansteigende Anteil der Hochbetagten die Zahl der dementen Hirnkranken. Beides trägt manchenorts zur Überfüllung der psychiatrischen Institutionen bei. Auch in denjenigen Regionen der Erde, in denen ein allgemeines Wachstum des Wohlstandes immer noch anhält, erfaßt es die psychisch Schwerkranken nicht mehr. Die finanziellen Mittel, die für eine zureichende gemeindenahe psychiatrische Versorgung der Bevölkerung nötig wären, sind nicht mobilisiert worden. Immer häufiger kämpfen die psychiatrischen Kliniken nicht mehr um die Verbesserung ihres Standards, sondern um dessen Erhaltung. Die Löhne, die hinreichend qualifiziertes Personal anzuziehen vermöchten, will ihnen niemand bezahlen.

Die vorläufig größte Gefahr dieser Situation besteht darin, daß jedermann sich an sie gewöhnt — vom Patienten über den Chefarzt bis zum Sensationsjournalisten. Der psychiatrisch Berufstätige hat indessen die Möglichkeit und die Aufgabe, sich *nicht* zu gewöhnen und die Wirklichkeit öffentlich zu beschreiben, so wie sie ist.

15 Literatur

Abbott A (1978) Accident and its correlation in a psychiatric hospital. Acta Psychiatr Scand 57:36–48

Ahmed PJ, Plog SC (eds) (1976) State mental hospitals. What happens when they close. Plenum, New York London

Akhtar S, Crocker E, Dickey, N, Helfrich J, Rheuban WJ (1977) Overt sexual behaviour among psychiatric inpatients. Dis Nerv Syst 38:359–361

Altorfer F (1979) Soziale und psychopathologische Unterschiede zwischen den aufgenommenen Kranken einer staatlichen und zweier privaten psychiatrischen Kliniken. Medizinische Dissertation, Zürich

Angermeyer MC, Finzen A (Hrsg) (1984) Die Angehörigengruppe. Familien mit psychisch Kranken auf dem Weg zur Selbsthilfe. Enke, Stuttgart

Angermeyer MC, Link BG, Majcher-Angermeyer A (1987) Stigma perceived by patients attending modern treatment settings. Some unanticipated effects of community psychiatry reforms. J Nerv Ment Dis 175:4–11

Angst J (1973) Die larvierte Depression in transkultureller Sicht. In: Kielholz P (Hrsg) Die larvierte Depression. Huber, Bern, S 276–281

Angst J, Woggon B (1980) Psychopharmakotherapie. In: Kisker KP, Meyer JE, Müller C, Strömgren E (Hrsg) Grundlagen und Methoden. Springer, Berlin Heidelberg New York (Psychiatrie der Gegenwart, 2. Aufl. Bd 1/II, S 293–314)

Anonymous consultant psychiatrist (1980) Attitudes of staff and patients to psychiatric admission wards. Bull R Coll Psychiatrists 22–25

Appelbaum PS, Gutheil TG (1980a) Drug refusal: a study of psychiatric inpatients. Am JPsychiatry 137:340–346

Appelbaum PS, Gutheil TG (1980b) The Boston state hospital case: "involuntary mind control", the constitution and the "right to rot". Am J Psychiatry 137:720–723

Assimacopoulos T, Baumann P (1979) Electrochoc: la pomme de discorde de la psychiatrie moderne. Schweiz Rundschau Med (Praxis) 68:8–16

Ausfeld B (1976) Die Entscheide der psychiatrischen Rekurskommission des Kantons Zürich 1963–1974. Medizinische Dissertation, Zürich

Ayd FJ (1980) The current status of tardive dyskinesia. Int Ther Newslett 15/6
Balint E, Norell JS (eds) (1973) Six minutes for the patient; interactions in general practice consultations. Tavistock, London
Barz H (Hrsg) (1983) Praktische Psychiatrie für Schwestern und Pfleger. Ein Lehrbuch für psychiatrisches Pflegepersonal, 3. Aufl. Huber, Bern
Bauer M, Drees A (1980) Praktische Sozialtherapie in der Psychiatrie. Psychiatr Prax 7:1–8
Begemann-Deppe M, Jacobi I (1982) Visiten auf einer psychiatrischen Station. Eine empirische Untersuchung über Erfahrungsprozesse im Rahmen struktureller Veränderungen. In: Köhle K, Raspe HH (Hrsg) Das Gespräch während der ärztlichen Visite. Urban & Schwarzenberg, München Wien Baltimore, S 287–297
Belknap J (1956) Human problems of a state mental hospital. McGraw-Hill, New York Toronto London
Bergener M, Blöink M, Christiansen U (1985) Forschung an psychiatrischen Kliniken und Abteilungen. Psychiatr Prax 12:213–222
Bergin AE (1971) The evaluation of therapeutic outcomes. In: Bergin AE, Garfield SL (eds) Handbook of psychotherapy and behavior change. An empirial analysis. Wiley, New York, pp 217–270
Bertram W (1986) Angehörigenarbeit. Familientherapie für die psychiatrische Alltagspraxis; Erfahrungen aus Deutschland und Italien, 2. Aufl. Psychologie-Verlags-Union, München Weinheim
Biener K, Roschewski L (1980) Selbstmordwertung durch berufstätige Frauen. Nervenarzt 51:344–348
Binder RJ (1979) The use of seclusion on an inpatient crisis intervention unit. Hosp Community Psychiat 30:266–269
Bjerre P (1912) Zur Radikalbehandlung der chronischen Paranoia. Jahresber Psychoanal Psychopathol Forsch 3:797–847
Bleuler E (1983) Lehrbuch der Psychiatrie. 15. Aufl. Springer, Berlin Heidelberg New York
Bleuler M (1970) Bleiben wir am Kranken. Schweiz Ärzteztg 51:203–211
Bleuler M (1972) Die schizophrenen Geistesstörungen im Lichte langjähriger Kranken- und Familiengeschichten. Thieme, Stuttgart
Bleuler Marianne (1978) Geheilte „unheilbare" Krankheit. Ein Beitrag zur Paranoiafrage. Medizinische Dissertation, Zürich
Böker W, Häfner H (1973) Gewalttaten Geistesgestörter. Eine epidemiologische Untersuchung auf Bundesebene. Springer, Berlin Heidelberg New York
Böker W, Jakubaschk J, Pauchard JP (1986) Klinik und Ambulanz. Reorganisation der Psychiatrischen Universitätsklinik Bern 1979–1983. Aufgaben, Maßnamen, Auswirkungen. In: Laux G, Reimer F (Hrsg) Klinische Psychiatrie, Bd II. Hippokrates, Stuttgart, S 375–408

Boeters U (1980) Zum Verlauf jugendlicher Manien (vorläufige Mitteilung). In: Schimmelpenning GW (Hrsg) Psychiatrische Verlaufsforschung. Methoden und Ergebnisse. Huber, Bern, S 195–220
Bornstein PhE (1985) The use of restraints on a general psychiatric unit. J Clin Psychiat 46:175–178
Brown P (1985) The transfer of care. Psychiatric deinstitutionalization and its aftermath. Routledge & Paul, London Boston Melbourne
Buddeberg C (1987) Sprachliche Schwierigkeiten in der Sexualberatung. Der Praktische Arzt 556 A:65–70
Burr WA, Falek A, Strauss LT, Brown SB (1979) Fertility in Psychiatric outpatients. Hosp Community Psychiatry 30:527–531
Carney MWP, Nolan PA (1978) Area security unit in a psychiatric hospital. Br Med J 1:27–28
Castelnuovo-Tedesco P (1965) The twenty-minute hour. A guide to brief psychotherapy for the physician. Churchill, London
Castelnuovo-Tedesco P (1970) The "20-minute hour" revisited: a follow-up. Compr Psychiatry 11:108–122
Cording-Tömmel C (1986) Thesen zur psychiatrischen Öffentlichkeitsarbeit aus historischer Perspektive. Forum 2:73–80
Davis AE, Dinitz S, Pasamanick E (1972) The prevention of hospitalization in schizophrenia: five years after an experimental program. Am J Orthopsych 42:375–388
Department of Health and Social Security (1972) Psychiatric hospitals in England and Wales. HMSO, London
Dressler DM, Prusoff B, Mark H, Shapiro D (1975) Clinician attitudes toward the suicide attempter. J Nerv Ment Dis 160:146–155
Egloff A (1973) Freiwilligkeit und Zwang bei 200 psychiatrischen Klinikaufnahmen. Eine Untersuchung der Einstellung von Patienten und Beziehungspersonen zur Hospitalisierung. Medizinische Dissertation, Zürich
Eilers K, Blackwell B (1974) Psychiatric patients' impressions of teaching conferences. J Psychiat Nurs 12:5–9
„Enquête" (1975) Bericht über die Lage der Psychiatrie in der Bundesrepublik Deutschland – zur psychiatrischen und psychotherapeutisch/psychosomatischen Versorgung der Bevölkerung, Bonn
Ernst C (1982) Die Elektrokrampfbehandlung in der Psychiatrie. Exposé zuhanden der medizinisch-ethischen Kommission der Schweizerischen Akademie der Medizinischen Wissenschaften. Schweiz Ärztz 63:1396–1405
Ernst C, Ernst K (1975) Das Schicksal abgewiesener Alterskranker. Halbjahreskatamnesen der 1973 wegen Platzmangels von einer psychiatrischen Klinik nicht Aufgenommenen. Schweiz Med Wochenschr 105:793–799

Ernst K (1957) Praktische Probleme der individuellen Psychotherapie in der Anstalt am Beispiel einer Schizophreniebehandlung. Acta Psychotherapeut Psychosomat Orthopaedagog 5:297–305

Ernst K (1959) Die Prognose der Neurosen. Verlaufsformen und Ausgänge neurotischer Störungen und ihre Beziehungen zur Prognostik der endogenen Psychosen (120 jahrzehntelange Katamnesen poliklinischer Fälle). Springer, Berlin Heidelberg New York

Ernst K (1964) Die psychiatrische Behandlung im Rückblick von Patient und Nachuntersucher. 20jährige Katamnesen von 70 hospitalisierten und 120 ambulanten Neurosekranken. Nervenarzt 35:248–256

Ernst K (1975) Tätlichkeiten psychiatrischer Klinikpatienten in der Erinnerung des Pflegepersonals. Eine retrospektive Erhebung. Psychiatr Clin 8:189–200

Ernst K (1978) Die Belastung der Kinder hospitalisierungsbedürftiger Psychischkranker. Eine vorwissenschaftliche Schätzung. Nervenarzt 49:427–431

Ernst K (1979) Eindämmung der Suchtkrankheiten: Nützen primär-präventive Gesetze? In: Kulenkampff C, Picard W (Hrsg) Die Psychiatrie-Enquête in internationaler Sicht. Rheinland, Köln, S 72–87

Ernst K (1980) Verlaufstendenzen der „Neurosen". In: Schimmelpenning GW (Hrsg) Psychiatrische Verlaufsforschung. Methoden und Ergebnisse. Huber, Bern, S 230–242

Ernst K (1982) Zwangsmaßnahmen in der psychiatrischen Klinik, statistisch registriert und vom Kranken beurteilt. Schweiz Ärztez 63:298–302

Ernst K (1983) Geisteskrankheit ohne Institution. Eine Feldstudie im Kanton Fribourg aus dem Jahr 1875. Schweiz Arch Neurol Neurochir Psychiat 133:239–262

Ernst K (1985a) Wen befreit die Freiheit zum Suizid? In: Braun HJ (Hrsg) Selbstaggression, Selbstzerstörung, Suizid. Artemis, Zürich München, S 195–218

Ernst K (1985b) Wie erlebt der Patient unsere Zwangsmaßnahmen – und wie erleben wir sie? Schweiz Ärztez 66:1254–1255

Ernst K (1986) Psychiatrische Versorgung. Das humane Minimum und seine Kosten. In: Heimann H, Gaertner HJ (Hrsg) Das Verhältnis der Psychiatrie zu ihren Nachbardisziplinen. Springer, Berlin Heidelberg, S 339–354

Ernst K (1987) Warum stößt das wissenschaftliche Prinzip der Erfahrungskontrolle auf Ablehnung? Schweiz Ärztez 68:607–609

Ernst K, Ausfeld B (1977) Genügt der heutige Rechtsschutz für Psychischkranke? Die 179 Entscheide der psychiatrischen Rekurskommission des Kantons Zürich 1963–1974. Schweiz Arch Neurol Neurochir Psychiatr 120:63–74

Ernst K, Egloff A (1974) Freiwilligkeit und Zwang bei 200 psychiatrischen Klinikaufnahmen. Nervenarzt 45:178–182
Ernst K, Ernst C (1986) Italienische Psychiatrie: Augenschein in der Lombardei. Nervenarzt 57:494–501
Ernst K, Kern R (1979) Suizidstatistik und freiheitliche Klinikbehandlung 1900–1972. Arch Psychiatr Nervenkr 219:255–263
Ernst K, Moser U, Ernst C (1980) Zunehmende Suizide psychiatrischer Klinikpatienten: Realität oder Artefakt? Arch Psychiatr Nervenkr 228:351–363
Eveloff HH, McCreary CP (1972) The attitudes of patients and their trainee therapists toward participation in psychiatric board examinations. Am J Psychiat 129:616–620
Fadden G, Bebbington P, Kuipers L (1987) The burden of care: The impact of functional psychiatric illness on the patient's family. Br J Psychiat 150:285–292
Falloon JRH, McGill CW, Boyd JL et al. (1985) Family management of schizophrenia. John Hopkins University Press, Baltimore London
Finke J, Schulte W (1970) Schlafstörungen und ihre Behandlung. Thieme, Stuttgart
Freeman CPL, Kendell RE (1980) ECT: I. Patients' experiences and attitudes. Br J Psychiat 137:8–16
Freeman CPL, Weeks D, Kendell RE (1980a) ECT: II. Patients who complain. Br J Psychiat 137:17–25
Freytag P (1975) Registrierte Tätlichkeiten in einer psychiatrischen Klinik. Medizinische Dissertation, Zürich
Gehrig L (1974) Problemsituationen des psychiatrischen Pflegepersonals im Umgang mit Patienten. Ein Beitrag zur psychologisch-therapeutischen Ausbildung des psychiatrischen Pflegepersonals. Lizenziatsarbeit der philosophischen Fakultät I der Universität Zürich
Gehrig L (1975) Problemsituationen des psychiatrischen Pflegepersonals im Umgang mit den Patienten. Prakt Psychiatr 11:314–324
Geller JL (1982) State hospital patients and their medication. Do they know what they take? Am J Psychiat 139:611–615
Geller JL (1986) Rights, wrongs, and the dilemma of coerced community treatment. Am J Psychiat 143:1259–1264
Ghosh AK (1978) Pitfalls in the diagnosis of depression in the elderly. Br J Clin Practice 2:72–74
Glick ID, Braff DL, Johnson G, Showstack JA (1981) Outcome of irregularly discharged psychiatric patients. Am J Psychiat 138:1472–1476
Gould MS, Shaffer D (1986) The impact of suicide in television movies. N Engl J Med 315:690–694
Graupe SR (1975) Ergebnisse und Probleme der quantitativen Erforschung traditioneller Psychotherapieverfahren. In: Strotzka H (Hrsg)

Psychotherapie-Grundlagen, Verfahren, Indikationen. Urban & Schwarzenberg, München Berlin Wien, S 32–84

Grohmann R, Strauss A, Gehr Ch, Rüther E, Hippius H (1980) Zur Praxis der klinischen Therapie mit Psychopharmaka. Retrospektive Untersuchung der Verordnungsgewohnheiten in einer psychiatrischen Universitätsklinik. Pharmakopsychiatr Neuropsychopharmakol 13:1–19

Gronau H, Ostermann R, Schulz von Thun F, Tausch AM (1978) Mitmenschlicher Umgang von Krankenpflegekräften mit psychiatrischen Patienten. Z Klin Psychol Psychother 7:155–161

Gutheil TG (1980) Restraint versus treatment: seclusion as discussed in the Boston State Hospital case. Am J Psychiatry 137:718–719

Häfner H, Böker W (1973) Geistesgestörte Gewalttäter. Eine epidemiologische Studie auf Bundesebene. Dtsch Med Wochenschr 98:2005–2011

Haveman MJ (1986) Dehospitalization of psychiatric care in The Netherlands. Acta Psychiatr Scand 73:456–463

Heim E (1977) Therapeutische Gemeinschaft. Ihre Prinzipien, Instrumente und Rollenverteilungen. In: Barz H (Hrsg) Praktische Psychiatrie. Ein Lehrbuch für psychiatrisches Pflegepersonal. Huber, Bern, S 221–260

Herz M, Endicott J, Spitzer R, Mesnikoff A (1971) Day versus inpatient hospitalization. A controlled study. Am J Psychiatry 127:1371–1380

Herz M, Endicott J, Gibbon M (1979) Brief hospitalization: 2-year follow-up. Arch Gen Psychiatr 36:701–705

Hirschberg W (1985) Social isolation among schizophrenic out-patients. Soc Psychiatry 20:171–178

Holsboer-Trachsler E, Ernst K (1986) Sustained anti-depressive effect of repeated partial sleep deprivation. Psychopathology 19 (suppl 2):172–176

Hughes J, Barraclough BM, Reeve W (1981) Are patients shocked by ECT? J R Soc Med 74:283–285

Hülsmeier H (1979) Die Unterbringung von Geisteskranken und Suchtkranken. Eine Untersuchung am Beispiel von Rheinland-Pfalz. Medizinische Dissertation, Mainz

Hülsmeier H (1980) Justiz und Anstaltsunterbringung. Zwangseinweisung von Geisteskranken und Suchtkranken in Rheinland-Pfalz. Medizin, Mensch, Gesellschaft 5:100–110

Janicak PG, Davis JM, Gibbons RD et al. (1985) Efficacy of ECT: A meta-analysis. Am J Psychiat 142:297

Joner M (1968) Social psychiatry in practice. The idea of the therapeutic community. Penguin, Harmondsworth

Kalayam B, Steinhart MJ (1981) Survey of attitudes on use of electroconvulsive therapy. Hosp Comm Psychiatry 32:185–187

Kalman TP, Talon NS, Frances A, Kocsis JH (1982) A controlled study of satisfaction among psychobiology research patients. Am J Psychiat 139:344–347

Kastrup M (1980) A nation-wide census of psychiatric outpatients in Denmark. Acta Psychiatr Scand 61:245–255

Kastrup M, Nakane Y, Dupont A, Bille M (1976) Psychiatric treatment in a delimitated population – with particular reference to out-patients. Acta Psychiatr Scand 53:35–50

Kerr RA, McGrath JJ, O'Kearney RT, Price J (1982) ECT: Misconceptions and attitudes. Aust NZ J Psychiatry 16:43–49

Kiesewetter M (1976) Die Einstellung psychiatrischer Klinikpatienten zur industriellen Arbeitstherapie und zur Ergotherapie. Psychiatr Prax 3:36–44

Kind H (1984) Psychiatrische Untersuchung. Ein Leitfaden für Studierende und Ärzte in Praxis und Klinik, 3. Aufl. Springer, Berlin Heidelberg New York

Kläui Ch (1982) Die psychiatrische Klinikbehandlung in den Augen austretender Patienten. Med Diss, Zürich

Koranyi EK (1979) Morbidity and rate of undiagnosed physical illness in a psychiatric clinic population. Arch Gen Psychiatry 36:414–419

Kubie LS (1971) The retreat from patients. An unanticipated penalty of the full-time system. Arch Gen Psychiatry 24:98–106

Kuhs H, Tölle R (1986) Schlafentzug (Wachtherapie) als Antidepressivum. Fortschr Neurol Psychiat 54:341–355

Kuipers L, Bebbington P (1985) Relatives as a resource in the management of functional illness. Br J Psychiat 147:465–470

Kunze H (1977) Psychiatrie-Reform zu Lasten der chronischen Patienten? – Entwicklungstendenzen der stationären Versorgung chronisch psychisch Kranker in England, den USA und der Bundesrepublik Deutschland. Nervenarzt 48:83–88

Kunze H (1981) Psychiatrische Übergangseinrichtungen und Heime. Psychisch Kranke und Behinderte im Abseits der Psychiatrie-Reform. Enke, Stuttgart

Ladewig D (1987) Entwicklungsverläufe Opiatabhängiger über 6 Jahre (1979–1985). Soz Präventivmed 32:127–132

Lagos JM, Perlmutter K, Saexinger H (1977) Fear of the mentally ill: Empirical support for the common man's response. Am J Psychiatry 134:1134–1137

Langsley D, Machotka P, Flomenhaft K (1971) Avoiding mental hospital admission: a follow-up study. Am J Psychiatry 127:1391–1394

LaRoche Ch, Ernst K (1975) Die psychiatrische Klinikbehandlung im Urteil von 200 Kranken und ihren 15 Ärzten. Arch Psychiatr Nervenkr 220:107–116

Laux G, Reimer F (Hrsg) (1982) Klinische Psychiatrie. Tendenzen, Ergebnisse, Probleme und Aufgaben heute. Hippokrates, Stuttgart

Laux G, Reimer F (Hrsg) (1982a) Klinische Psychiatrie, Bd II: Klinische Psychopharmakotherapie, Psychopathometrie, Sucht, Suizidologie, Psychotherapie, Kinder- und Jugendpsychiatrie, Klinik und Ambulanz. Hippokrates, Stuttgart

Leder A, Bär E (1980) Empfehlungen zum Umgang mit Depressiven. Partnerberatung (Tübingen) 1:40–46

Lehmann E, Klieser E, Kinzler E (1979) Experimentelle Untersuchungen zum Einfluß der Entlohnung in der Arbeitstherapie auf Arbeits- und Sozialverhalten bei langjährig hospitalisierten psychiatrischen Patienten. Soc Psychiatr 14:167–173

Levy R, Mair JM (1970) Reactions of psychiatric outpatients to teaching interviews. Br Med J 4:613–615

Link B, Milcarek B (1980) Selection factors in the dispensation of therapy: the Matthew effect in the allocation of mental health resources. J Health Soc Behav 21:279–290

Linn MW, Caffey EM, Klett J, Hogarty G (1977) Hospital vs community (foster) care for psychiatric patients. Arch Gen Psychiatry 34:78–83

Linn MW, Gurel L, Williford WO et al. (1985) Nursing home care as an alternative to psychiatric hospitalization. Arch Gen Psychiatry 42:544

Lion JR, Reid WH (eds) (1983) Assaults within psychiatric facilities. Grune & Stratton, New York

Lo B, Dornbrand L (1984) Guiding the hand that feeds. New Engl J Med 311:402–404

Malan DH, Heath ES, Bacal HA, Balfour HG (1975) Psychodynamic change in untreated neurotic patients. II. Apparently genuine improvements. Arch Gen Psychiatry 32:110–126

Manz A (1986) Die Behandlung von psychisch Kranken in der psychiatrischen Klinik Liestal aus der Sicht der Angehörigen. Med Diss, Basel

Marsden CD, Harrison MJG (1972) Outcome of investigation of patients with presenile dementia. Br Med J 2:249–252

Marsden CD (1978) The diagnosis of dementia. In: Isaacs AD, Port F (eds) Studies in geriatric psychiatry. Wilson, Chichester, pp 95–118

Marx AJ, Test MA, Stein LJ (1973) Extra hospital management of severe mental illness. Arch Gen Psychiatry 29:505–511

Massachusetts General Hospital (1980) Withdrawal from tricyclic antidepressants. Biol Ther Psychiatry Newslett 3/3

Mattson MR, Sacks MH (1978) Seclusion: uses and complications. Am J Psychiatry 135:1210–1213

Maurer Y (1979) Physikalische Therapie in der Psychiatrie. Physio- und Bewegungstherapie: ein Weg zur psychischen Gesundheit. Huber, Bern

Mendel W, Rapport S (1969) Determinants of the decision for psychiatric hospitalization. Arch Gen Psychiatry 20:321–328
Meerwein F (1974) Das ärztliche Gespräch. Grundlagen und Anwendungen. Huber, Bern
Michel K, Kolakowska T (1981) A survey of prescribing psychotropic drugs in two psychiatric hospitals. Br J Psychiat 138:217–221
Modestin J (1981) Patterns of overt sexual interaction among acute psychiatric inpatients. Acta Psychiatr Scand 64:446–459
Modestin J, Greub E, Brenner HD (1986) Problem patients in a psychiatric inpatient setting. An explorative study. Eur Arch Psychiatr Neurol Sci 235:309–314
Modestin J, Lerch M (1987) Offene Tür auf einer psychiatrischen Aufnahmestation. Psychiat Prax 14:40–45
Moore GA (1981) Mental health deinstitutionalization and the regional economy: A model and case study. Soc Sci Med, Part C: Med Econ 15:175–189
Mosher LR, Menn AZ (1978) Enhancing psychosocial competence in schizophrenia: preliminary results of the Soteria Project. Phenomenology and treatment of schizophrenia. Spectrum, New York, pp 371–386
Müller Ch (1981) Psychiatrische Institutionen. Ihre Möglichkeiten und Grenzen. Springer, Berlin Heidelberg New York
Neill JR (1979) The difficult patient: identification and response. J Clin Psychiatry 40:209–212
Oldham JM, Rossakoff LM, Prusnofsky L (1983) Seclusion. Patterns and milieu. J Nerv Ment Dis 171:645–650
Pam A, Rachlin S, Bryskin L, Rosenblatt A (1973) Community adjustment of self-discharged patients. Psychiatry Q 47:175–183
Patzold U, Krüger H, Angermeier M (1976) Einfluß nicht-pharmakologischer Faktoren auf den Neuroleptikaverbrauch bei stationärer psychiatrischer Akutbehandlung. Psychiatr Prax 3:222–229
Phillips DP, Carstensen LL (1986) Clustering of teenage suicides after television news stories about suicide. N Engl J Med 315:685
Phillips P, Nasr SJ (1982) Seclusion and restraint and prediction of violence. Am J Psychiat 140:229–232
Planansky K, Johnston R (1977) Homicidal aggression in schizophrenic men. Acta Psychiatr Scand 55:65–73
Plutchnik R, Karasu TB, Conte HR, Siegel B, Jerrett J (1978) Toward a rationale for the seclusion process. J Nerv Ment Dis 166:571–579
Rabkin JG (1979) Criminal behavior of discharged mental patients: a critical appraisal of the research. Psychol Bull 86:1–27
Rachlin S (1973) On the need of a closed ward in an open hospital: the psychiatric intensive-care unit. Hosp Community Psychiatry 24:829–833

Raphael W, Peers V (1972) Psychiatric hospitals viewed by their patients. King Edward's Hospital London

Rapp MS (1987) Chemical restraint. Can J Psychiat 32:20–21

Rave-Schwank M, Winter von Lersner C (1976) Psychiatrische Krankenpflege. Eine praktische Einführung für Schwestern und Pfleger. Fischer, Stuttgart New York

Reimer F (Hrsg) (1977) Krankenhauspsychiatrie. Ein Leitfaden für die praktische Arbeit. Fischer, Stuttgart New York

Rosen H, Cohen LB, Schwartz L, Digiacomo JN (1979) Response of patients to participation in psychiatry board examination. Am J Psychiat 136:330–332

Rothschild B (1982) Diagnose: Psychiater-Graubuch zur Theorie und Praxis delegierter (Ohn-)Macht. Fachverlag AG, Zürich

Rötzer FT (1984) Kognitive Verhaltenstherapie bei Depressionen. In: Heimann H, Foerster K (Hrsg) Psychogene Reaktionen und Entwicklungen. Fischer, Stuttgart New York, S 71–96

Sanson-Fisher RW, Desmond Poole A, Thompson V (1979) Behaviour patterns within a general hospital psychiatric unit: An observational study. Behav Res Ther 17:317–332

Sauer H, Lauter H (1987) Elektrokrampftherapie I. Wirksamkeit und Nebenwirkungen der Elektrokrampftherapie. Nervenarzt 58:201–209

Sauer H, Lauter H (1987) Elektrokrampftherapie. II. Indikationen. Kontraindikationen und therapeutische Technik der Elektrokrampftherapie. Nervenarzt 58:210–218

Scharfetter C (1985) Allgemeine Psychopathologie. Eine Einführung, 2. Aufl. Thieme, Stuttgart

Scharfetter C, Benedetti G (1978) Leiborientierte Therapie schizophrener Ich-Störungen. Schweiz Arch Neurol Neurochir Psychiat 123:239–255

Scharfetter C, Reinhard H (1987) Leibtherapie bei akuter Schizophrenie. Lehrfilm Psychiatr. Universitätsklinik, Zürich

Scheer N, Barton G (1974) A comparison of patients discharged against medical advice with a matched control group. Am J Psychiatry 131:1217–1220

Schmidtke A, Häfner H (1986) Die Vermittlung von Selbstmordmotivation und Selbstmordhandlung durch fiktive Modelle. Nervenarzt 57:502–510

Schmied K, Ernst K (1983) Isolierung und Zwangsinjektion im Urteil des betroffenen Patienten und des Pflegepersonals. Eine begleitete Quartalsstichprobe. Arch Psychiatr Nervenkr 233:211–222

Schulte W (1962) Klinik der „Anstalts"-Psychiatrie. Thieme, Stuttgart

Schwab PJ, Lahmeyer CB (1979) Uses of seclusion on general hospital psychiatric unit. J Clin Psychiatry 40:228–231

Schwartz CC, Spitzer RL, Muller C, Fleiss J (1980) Factors influencing the success of a policy of community care for the chronically ill. J Nat Ass Private Psychiat Hospitals 11:27–30

Shearer ML, Cain AC, Finch SM, Davidson RT (1968) Unexpected effects of an "open door" policy on birth rates of women in state hospitals. Am J Orthopsychiatry 38:413–417

Soloff PM, Turner SM (1981) Patterns of reclusion. A prospective study. J Nerv Ment Dis 169:37–44

Sosowsky L (1980) Explaining the increased arrest rate among mental patients: a cautionary note. Am J Psychiatry 137:1603–1605

Sreenvasan U (1983) Limitation of freedom of movement in adult psychiatric units. The position of the Canadian Psychiatric Association. Can J Psychiat 28:64–67

Stein EJ, Furedy RL, Simonton M, Neuffer J, Cynthia H (1979) Patient access to medical record on a psychiatric inpatient unit. Am J of Psychiatry 136:327–329

Steiner J (1976) Die Einstellung Chronischkranker zur psychiatrischen Klinikbehandlung. Medizinische Dissertation, Zürich

Steinmann G, Nordmeyer J, Deneke FW, Kerekjarto M von (1978) Nonverbale Kommunikation zwischen Arzt und Patient während der Visite. Med Psychol 4:68–80

Strauss B, Gross J (1984) Auswirkungen psychopharmakologischer Behandlung auf die sexuellen Funktionen. Fortschr Neurol Psychiat 52:293–301

Strauss B, Gross J (1986) Empirische Untersuchungen zum Sexualverhalten psychotischer Patienten, ein Überblick. Fortschr Neurol Psychiat 54:248–258

Tardiff K (1981) Emergency control measures for psychiatric inpatients. J Nerv Ment Dis 169:614–618

Tardiff K (ed) (1984) The psychiatric uses of seclusion and restraint. American Psychiatric Press, Washington DC

Tardiff K, Seillam A (1980) Assault, suicide, and mental illness. Arch Gen Psychiatry 37:164–169

Tardiff K, Seillam A (1982) Assaultive behaviour among chronic inpatients. Am J Psychiat 139:212–215

Telintelo S, Kuhlmann T, Winget C (1983) A study of the use of restraint in a psychiatry emergency room. Hosp Community Psychiatry 34:164–165

Thompson P (1986) The use of seclusion in psychiatric hospitals in the Newcastle area. Br J Psychiat 149:471–474

Townes BD, Wagner NN (1968) Patient presentation at psychiatric teaching conference. J Med Educ 43:42–47

Uchtenhagen A (1980) Prognose und Verlauf der Toxikomanie. Springer, Berlin Heidelberg New York

Uchtenhagen A, Zimmer-Höfler D (1985) Heroinabhängige und ihre normalen Altersgenossen. Haupt, Bern

Vaillant GE (1973) A 20-year follow-up of New York narcotic addicts. Arch Gen Psychiatry 29:237–241

Vaillant GE (1983) The natural history of alcoholism. Harvard University Press, Cambridge Mass

Volicer L, Rheaume Y, Brown J, Fabiszewski K, Brady R (1986) Hospice approach to the treatment of patients with advanced dementia of the Alzheimer type. JAMA 256:2210–2213

Wälti J, Kolb HJ, Willi J (1980) Welche Patienten brechen eine psychiatrische Behandlung ab? Nervenarzt 51:712–717

Wechsler D (1964) Die Messung der Intelligenz Erwachsener. Huber, Bern

Weeks O, Freeman CDL, Kendell RE (1980) ECT III: enduring cognitive defects? Br J Psychiatry 137:26–37

Weinstein RM (1981) Mental patients' attitudes toward hospital staff. Arch Gen Psychiatr 38:483–489

Weinstein RM (1983) Labelling theory and the attitudes of mental patients. A review. J Ment Health Soc Behav 24:70–84

Wells DA (1972) Use of seclusion on a university hospital floor. Arch Gen Psychiatr 26:410–413

Weltärztebund (1976) Empfehlungen für die Durchführung wissenschaftlicher Forschungsuntersuchungen am Menschen. Schweiz Ärzteztg 57:409

Wenk EA, Robinson JO, Smith GW (1972) Can violence be predicted? Crime Delinquency 18:393–402

Widmer A (1979) Selbstmordgedanken, Persönlichkeitsstruktur und soziale Probleme bei 19jährigen Zürchern. Soz Praeventivmed 24:47–49

Wing JK, Brown GW (1970) Institutionalism and Schizophrenia. A comparative study of three mental hospitals 1960–1968. Cambridge University Press, Cambridge

Yosselson-Superstine S, Sternik D, Liebenzon D (1979) Prescribing patterns in psychiatric hospitals in Israel. Acta Psychiatr Scand 60:477–482

Zirkle GA (1961/62) Five-minute psychotherapy. Am J Psychiatry 128:544–546

Zöllner H-M, Doepp S (1979) Die Einstellung depressiver und schizophrener Kranker zu ihrer Diagnose. Nervenarzt 50:28–32

16 Kurzlexikon der Fach- und Fremdwörter*

Absetzversuch	der Versuch, eine ↑ Medikation zu beenden
ad hoc (lat.)	„für dieses", gemeint: für den gegenwärtigen Bedarf
Affektpsychosen	↑ Melancholien, ↑ Manien und Kombinationen von beiden
agitiert	unruhig, rastlos, erregt, laut
Agonie	Todeskampf
Agranulozytose	lebensgefährliche Abnahme weißer Blutkörperchen
akut	plötzlich beginnend
akute exogene Reaktionstypen (Bonhoeffer) und Durchgangssyndrome	psychische Störungen infolge akuter körperlicher Einwirkungen auf das Gehirn, meist verbunden mit Beeinträchtigungen des Bewußtseins
Aldehyd	giftiges Alkoholabbauprodukt, das sich unter der Wirkung von Vergällungsmitteln im Körper anreichert
ambivalent	zwiespältig (bezügl. Urteil oder Gefühl)
amnestisch	mit Gedächtnisstörungen verbunden
Amphetamine	suchtgefährliche Anregungsmittel
Anämie	Blutarmut
Anamnese	Vorgeschichte
Antiandrogene	Medikamente, die den männlichen Geschlechtstrieb dämpfen
Antidepressiva	gegen Depressionen wirksame ↑ Psychopharmaka
Antiepileptika	gegen Epilepsie wirksame Medikamente
Antikonzeption	Empfängnisverhütung
Antiparkinsonmittel	gegen ↑ Parkinsonismus wirkende Mittel
antipsychotisch	gegen ↑ Psychosen wirkend

---

* Es sind nur Begriffe aufgeführt, deren Bedeutung im Text nicht erklärt ist.

Kurzlexikon der Fach- und Fremdwörter

Ataxie	ungeschickte, schwankende Bewegungen infolge eines gestörten Zusammenspiels der beteiligten Muskelgruppen
atemdepressorisch	die Atmung dämpfend
Autismus	Rückzug in eine wirklichkeitsfremde Innenwelt, Realitätsabwendung, Beziehungslosigkeit
Blutspiegel	Gehalt des Blutes an einer bestimmten Substanz
Compliance (engl.)	Akzeptierung der Behandlung durch den Patienten
Dämmerzustände	vorübergehende Zustände veränderten (manchmal „wachtraumartig" verschobenen) Bewußtseins, u. a. bei manchen Epilepsien
Delirium	↑ akute exogene Reaktion mit Verwirrtheit, Desorientiertheit und ↑ Halluzinationen
Demenz	„Verblödung", durch Hirnkrankheit bzw. -schädigung erworbener Abbau der intellektuellen Fähigkeiten
Depotmedikamente	lang wirkende Medikamente
Differentialdiagnostik	Unterscheidung ähnlicher Krankheitsbilder
Diplopie	Doppeltsehen, z. B. infolge von Augenmuskellähmungen
Dissens	Meinungsverschiedenheit
Dysarthrie	Störung der Aussprache infolge ↑ Ataxie der Mundbewegungen
EEG	Elektroenzephalogramm, Aufzeichnung der elektrischen Hirnaktivität
Empathie	Einfühlung
endogen	„von innen her verursacht"; so werden die in bezug auf ihre Ursachen nur teilweise bekannten ↑ Schizophrenien und ↑ Affektpsychosen genannt
Epidemiologie	Lehre von Häufigkeit und Verbreitung von Krankheiten und Risiken
Erstmanifestation	erstes Auftreten (einer Krankheit)
Exhibitionismus	Trieb zum Vorzeigen der Geschlechtsteile
extrapyramidale Störungen	↑ Parkinsonismus und ↑ neurodysleptische Nebenwirkungen von ↑ Neuroleptika

Kurzlexikon der Fach- und Fremdwörter

Fixierung	Anbinden eines Patienten am Bett
Fokalbehandlung	Psychotherapie, die sich auf einen bestimmten „Brennpunkt" (Fokus) der Konflikte konzentriert
Folsäure	Mittel gegen gewisse Formen von Blutarmut
Gegenübertragung	in der Psychoanalyse: der Einfluß unbewußter Einstellungen des Psychotherapeuten auf sein therapeutisches Handeln
geriatrisch	Alterskrankheiten betreffend
Gerontopsychiatrie	Alterspsychiatrie
Gynäkomastie	abnorme Schwellung der Brustdrüse bei Männern
Halluzination	Sinnestäuschung, die nicht als solche erkannt wird (z. B. vermeintliches Sehen oder Hören nicht existierender Personen oder Gegenstände)
hirnorganisch	durch eine faßbare körperliche Hirnschädigung verursacht
Hospitalismus	hier: ungünstige Gewohnheitsbildung und psychische Schädigungen durch unangemessen lange Krankenhausaufenthalte (s. auch Zauberberghospitalismus)
Huntington-Chorea	erblicher Veitstanz, eine mit invalidisierenden Bewegungsstörungen einhergehende Hirnkrankheit
Hypochondrie	dauernde unbegründete Befürchtung, körperlich krank zu sein
Indikation	„Anzeige" bzw. Grund für die Anwendung einer bestimmten Behandlung
indizieren	eine ↑ Indikation feststellen
irreversibel	hier: unheilbar
Karenztage	medikamentfreie Tage vor Beginn der Behandlung
Karzinom	Krebskrankheit
Katamnese	Krankheitsverlauf nach der Behandlung
Katatonie	Schizophrenie, die sich v. a. in verändertem körperlichem Bewegungsverhalten des Kranken ausdrückt
Konditionierung, operante	Lernen am Erfolg

Konsens	Übereinstimmung
Kontraindikation	„Gegenanzeige" bzw. Grund gegen eine bestimmte ↑ Indikation
Kotherapeut	mitwirkender zweiter Therapeut
kustodial	behütend, bewachend
Libido	Geschlechtstrieb
Logopädie	spezielle Sprachheilbehandlung
Manie	krankhaft angetriebene, gehobene, kritiklose, störend betriebsame Gemütsverfassung
maniform	in der Art einer ↑ Manie
Medikation	medikamentöse Behandlung
Melancholie	schwere Depression
mnestisch	auf das Gedächtnis bezogen
Morbidität	Erkrankungshäufigkeit
multiple Sklerose	eine mit Lähmung einhergehende Erkrankung des Zentralnervensystems unbekannter Ursache
Neuroleptika	gegen ↑ Psychosen hauptsächlich ↑ wahnhaft-halluzinatorischer Art wirkende ↑ Psychopharmaka
neuroleptische Störungen	krampfartige Bewegungsstörungen als Nebenwirkungen von ↑ Neuroleptika
Neurologie	die Wissenschaft von den Nervenkrankheiten
Neuropsychologie	die Wissenschaft vom Zusammenhang der psychischen Funktionen mit den Hirnfunktionen und -strukturen
Neurose	psychische Störung mit Krankheitswert, die aber weder ↑ hirnorganisch verursacht ist noch ein ↑ psychotisches Ausmaß erreicht
Nystagmus	Augenzittern
Ödem	Wasseransammlungen in bestimmten Körperregionen
organisches Psychosyndrom	↑ psychoorganisches Syndrom
Organneurose	↑ neurotisch verursachte körperliche Beschwerden ohne faßbare körperliche Krankheit, z. B. Gefühl der Herzbeklemmung bei gesundem Herzen

Pankreas	Bauchspeicheldrüse
Paranoia	(nach E. Kraepelin): allmähliche Entwicklung eines in sich geordneten unerschütterlichen Wahnsystems
paranoid	↑ wahnhaft
Parese	unvollständige Lähmung
Parkinsonismus	Bewegungsarmut, Muskelsteifheit, Zittern u. a. m als Nebenwirkungen von ↑ Neuroleptika
per os	durch den Mund einzunehmen
Perseveration	vom ↑ psychoorganisch Kranken im Gespräch unbemerktes mehrfaches Wiederholen derselben Gedanken bzw. Worte
Pharmaka	Arzneimittel
Pharmakologie	die Wissenschaft von den Arzneimitteln
Pharmazeut	Fachmann für ↑ Pharmaka
Phasenprophylaxe	vorbeugende Behandlung gegen einen Rückfall in eine künftige Krankheitsphase
Physiotherapie	Therapie mit „physikalischen" Mitteln wie Wasser, Wärme, Bewegungsübungen
Plazebo	äußerlich nicht vom wirksamen Medikament unterscheidbares „Leer-Medikament"
Polypragmasie	Behandlung mit unnötig vielen Arzneimitteln
Porphyrie	Gefährliche Stoffwechselkrankheit
postapoplektisch	nach Hirnschlag
präsenile Demenz	frühzeitig einsetzende ↑ senile ↑ Demenz
progressive Paralyse	eine zur ↑ Demenz führende, heute seltene Hirnkrankheit als Folge einer Syphilis
prophylaktisch	vorbeugend
Psychochirurgie	selten angewendete hirnchirurgische Milderung chronisch quälender psychischer Störungen, die anders nicht zu beeinflussen sind
Psychodynamik	die Erklärung psychischer Störungen aus ihren psychischen Bedingungen
psychogen	aus seelischer Ursache
Psychogeriatrie	s. Gerontopsychiatrie
psychoorganisches Syndrom	(nach E. Bleuler): durch Hirnschädigung verursachte Störung von Gedächtnis, Denkfähigkeit und Gefühlsleben
Psychopathologie	die Wissenschaft von den psychischen Störungen
Psychopharmaka	gegen psychische Störungen wirkende Medikamente

Psychose	psychische Störung vom Ausmaß einer Geisteskrankheit
Psychosomatik	die Wissenschaft vom Zusammenspiel zwischen psychischen und ↑ somatischen Krankheitserscheinungen
Randomisierung	Zufallszuteilung zu Vergleichsgruppen
Raptus	plötzlicher Ausbruch von Erregung und Gewalttätigkeit
Rehabilitation	Wiedereingliederung ins Berufs- und Privatleben
repräsentative Stichprobe	so genannt, wenn die Stichprobe in bezug auf die interessierenden Merkmale prozentual gleich aufgebaut ist wie die repräsentierte Gesamtheit
Residualsymptom	Restsymptom
Restraint	einschränkende Zwangsmittel
reversibel	vorübergehend; heilbar
Rezidiv	Rückfall
Rigor	Muskelspannung
Rorschach-Formdeutversuch	psychodiagnostischer Test, bei dem die Versuchsperson Zufallsformen (Tintenkleckse) zu deuten hat
schizoaffektiv	zwischen ↑ schizophren und ↑ affektpsychotisch oder beides kombinierend
Schizophrenie	(nach E. Bleuler): nicht ↑ hirnorganisch verursachte psychische Krankheit ↑ psychotischen Ausmaßes, bei der wahnhaftes Erleben eine besonders wichtige Rolle spielt
Sedativa	Beruhigungsmittel
Sedierung	medikamentöse Beruhigung
senile Demenz	zur ↑ Demenz führende Hirnkrankheit des höheren Alters
somatisch	körperlich
Somatisierung	körperliches Erleben psychischen Leidens
somatogen	aus körperlicher Ursache
Spätdyskinesien	Bewegungsstörungen, die nach langjähriger Einnahme von ↑ Neuroleptika auftreten können
spezifisch	„artgemäß", auf eine *bestimmte* Krankheitsursache oder Behandlungsweise bezogen
Stupor	Reaktionslosigkeit aus psychischen Gründen bei erhaltenem Bewußtsein

subakut	weniger plötzlich einsetzend im Vergleich zum ↑ akuten Beginn
Subdepressivität	leichte bzw. hintergründige Depressivität
Supervision	Besprechung psychotherapeutischer, pflegerischer u. a. Problemfälle mit einem (häufig betriebsexternen) Fachmann des betreffenden Arbeitsgebietes zum Zweck besserer Problembewältigung
Syndrom	Gruppe zusammengehörender Symptome
Systemtherapie	Psychotherapie, die auch die Bezugspersonen des Patienten einbezieht
Tachykardie	Herzjagen
Thematischer Apperzeptionstest	psychodiagnostischer Test, bei dem die Versuchsperson emotionell ansprechende Bilder zu kommentieren hat
Toxikomanie	Drogensucht bzw. -abhängigkeit
Tranquilizer	beruhigende und entspannende ↑ Psychopharmaka ohne deutlich ↑ antipsychotische Wirkung
Triage	Auswahl unter dem Druck einer Notsituation
Übertragung	in der Psychoanalyse nach S. Freud: Übertragung von Einstellungen zu früheren Beziehungspersonen auf die Beziehung zum Psychotherapeuten
Urämie	Vergiftung mit Abbauprodukten des Stoffwechsels, die infolge einer Nierenerkrankung nicht mehr ausgeschieden werden
Verhaltenstherapie	aufgrund der Lerntheorie entwickeltes symptomorientiertes „Wegtrainieren" psychischer Störungen
Wahn	unkorrigierbare unrichtige Vorstellung, die sich von gewöhnlichen unrichtigen Vorstellungen dadurch unterscheidet, daß sie von der Umgebung als absurd empfunden wird und deshalb den davon Betroffenen sozial isoliert
Wesensänderung	Veränderung der Persönlichkeit infolge von Hirn- oder Suchtkrankheiten (z. B. in Richtung auf Gleichgültigkeit oder Reizbarkeit)

Widerstand	in der Psychoanalyse nach S. Freud: der Patient sucht das Bewußtwerden des Verdrängten zu vermeiden, weil dieser Vorgang unlustbetont ist
Zauberberghospitalismus	[bezieht sich auf den Roman von Thomas Mann *Der Zauberberg* (1924)]: der Patient vermag sich (wie der Held des Romans) aus der Geborgenheit in einer Institution (z. B. Sanatorium) nicht mehr zu befreien (s. auch Hospitalismus)
zerebral	auf das Hirn bezogen

Sachverzeichnis*

Abbruch der ambulanten Behandlung *166*
Absagestatistik (betr. abgelehnte Anmeldungen) 31
Abschluß des psychiatrischen Gesprächs *117*
Absetzversuche bei Neuroleptika *146*, 162
Abteilung (Station) 50
–, geschlossene 40, *61, 64*
–, offene *61*
Abteilungsversammlung 51, *53*, 97
Abweisung von Angemeldeten, Absagestatistik 31
Ad-hoc-Gespräch, Bedarfsgespräch *95, 100*
Aggression (vgl. auch Gewalttätigkeit, Tätlichkeiten) 112
Aids 16
Aktivitätsgruppe 52, *72*
Alkoholfürsorgestelle 42
Alkoholvergällung *171*
Allgemeinpraktiker 161
„Altersabbau" *219*
Altersdepression *219, 220*
Alterspsychiatrie 217
ambulante Behandlung *159*
amnestische Störung 17
Angehörigenvereine *80*
angelogene Kranke 28

Anhörung (Rekurrierender) 34
Anlaufzeit (von Psychopharmaka) 137
Anmeldung, telefonische *31*
anonyme Alkoholiker 81
Antabusausweis 172
Antabusbehandlung 171
Antiandrogene *172*
Antidepressiva *162*
Antiepileptika 151
Antikonzeption 199
Antiparkinsonmittel 146
Arbeitstherapie 52, *73*
Arztbericht 47, 49, *188*
Asylfunktion der Klinik *61*
Aufklärungsbestätigung *43*, 48
Aufnahme 30
Aufnahmearzt 33
Aufnahmegespräch 37
Aufnahmepolitik 31
Aufnahmestatistik (und Absagestatistik) *31*
Ausgang 65, 126
Auskünfte (durch das Pflegepersonal) *178*
Außenkontakte 65
Austrittsangst 45
Auswärtsarbeit 157
Auswahlpflicht des Aufnahmearztes 33

---

* *Kursive Seitenzahlen:* Stichwort erscheint in einem Titel oder Untertitel

Baden (Reinigungsbad) 39
- (Schwimmen unter Psychopharmaka) 164
Bedarfsgespräch, Ad-hoc-Gespräch 95, 100
Beendigung der ambulanten Behandlung *167*
Begleitgespräch 95
Begutachtung 189
Beschäftigungstherapie s. Ergotherapie
Beschwerde *182, 183*
Besuche 66
Besuchsregelung 40
Bewegungstherapie 154
Bewußtseinstrübung 15
Bezugspersonen, auswärtige *41*, 42
Briefe, Briefzensur 66, 67

Chorea Huntington 17, 179, 180
Compliance 92

Demenz, präsenile und senile 17, 221
Depotneuroleptika *145*, 158
Depression, „larvierte" 22
Depressive, Umgang mit *124*
Diagnose, Gespräch über 70, *121*
Dienstweg 4
Diskretion *175*
Disziplinarbeschwerde *183*
Durchgangssyndrom, akutexogenes *219*
Durchsuchung von Kleidern, Leibesvisitation 40, 66
Duzen *69*, 218

Ehetherapie *96, 113*
Eifersuchtsreaktionen bei Mitarbeitern 79

Einsichtsrecht des Patienten in die eigene Krankengeschichte *176*
Eintritt, freiwilliger 34
Einwegspiegel *89*
Einweisungszeugnis 35
Einzelgespräch, pflegerisches 67
Elektroschock *152*, 213
Entlassung 30
-, disziplinarische *47*, 140
Entlassungsvorbereitungen 42
Entweichungen 44
Entzugsanfälle, epileptische 16
Entzugserscheinungen (bei Antidepressiva) 163
Epilepsie 16, 151
Erfahrungswissenschaft, kontrollierbare und kontrollierte 7
Ergotherapie (Beschäftigungstherapie, Werktherapie) 76
Erotik s. Liebe
Erstinterview 35
Etikettierung, diagnostische 123
Exilfunktion der Klinik *61*

Fahrtauglichkeit unter Psychopharmaka *164*
Fallpfleger, Fallschwester 56, 57
Familienpflege 82
Familienplanung 178
familientherapeutische Intervention 44
Familientherapie *113*
„Filzen" 40, 66
Fixen 66
Fixierung *207*
Forschung, klinische *91*
Freiwilligkeitserklärung 34
Freizeitgestaltung 52
Frischgedächtnis 19
Frisur 70
Furor paedagogicus 132

Gedächtnisprüfung 17, *18*
Gegenübertragung 109
Geheimnisrecht *175*
Geheimnisse, anvertraute *68*
Gerontopsychiatrie *32*, 217
Geschlechtermischung 194
geschlossene Abteilung 40, *61*
Gespräch, pflegerisches *50*
–, psychiatrisches *93*, *116*
Gesprächsdauer, Gesprächszeit 94, *102*
Gewalt (s. auch Tätlichkeiten) *201*
Gewaltanwendung durch Klinikpersonal 36, *201*
Gewalttätigkeit Kranker 47, 51
Gruppenpsychotherapie *79*, 85
Gruppenvisite *96*
Gutachten *189*
Gymnastik 154

Haftpflicht 45
hausärztliche Behandlung 160
Hausbesuch 165
heimliche Verabreichung von Psychopharmaka *138*
Helfer, freiwillige 82
Hilfskasse 28
Hirntumor 15, 17, 219
HIV (s. auch Aids) 123, 194
Homosexualität 193, 195
Hospitalisierung, Häufigkeit *30*
Hospitalismus *46*, 65, 150, 157
Hungerstreik 213
„hysterisch" 16

Immediatgedächtnis 19
industrielle Arbeit *75*
Intelligenzprüfung *19, 20*
Isolierung 27, 127, 133, *208*

Karenztage (für Psychopharmaka) *142*

Kastration, chemische *172*
Kinder, Belastung der *26*, 66
kognitive Verhaltenstherapie 126
Körpergeruch 69
Konditionierung, operante 132
Kondolenzschreiben 226
Konferenzzeiten, Begrenzung *13*
„Konsens über den Dissens" *118*, 129
Kontakttherapie, minimale 103
Konzentrationsfähigkeit 19
Kotherapeut 112
Krankengeschichte *187*
Krisenintervention *48,* 166
Kurzberatung 159
Kurzgespräch, regelmäßiges *96, 104*
Kurzpsychotherapie 96

Laboruntersuchungen, dringliche 38
Lärm *50*
Laienhelfer 184
Langeweile *52,* 65
Langzeitpatienten *32*
„larvierte" Depression *22*
„lebensunwertes Leben" 217
Leibesvisitation, Durchsuchung von Kleidern 40, 66
Leichenschau 225
Liebe 112, *192*
– zwischen Patienten *192*
– – – und Klinikangestellten *197*
– in der Psychotherapie *198*
Lithiumpräparate *150*

malignes neuroleptisches Syndrom 16, 135
Maltherapie 79
Manische, Umgang mit 126
Massenmedien *185*

Meinungsumfragen bei Kranken 91
Melancholie 14
Meldung an vorgesetzte Behörden *181*
Merkfähigkeit 19
Mißstände *50*
Mitbestimmung des Patienten bei der psychopharmakologischen Behandlung *139*
Multiple Sklerose 15
Musiktherapie 79

Nachbehandlung 39
Nachtarzt *60*
Nachtklinikrégime *157*
Nachtpfleger, Nachtschwester *60*
Namentäfelchen 35
Nasensonde 213
Nebenwirkungen von Psychopharmaka, Information des Patienten 136, 162
Neuroleptika *143, 162*
Nichtaufnahme 48
Nichtstun 52
Notfalleinrichtungen 11
Notfallsedierung *147*

Öffentlichkeitsarbeit 92, *184*
offene Abteilung *61*
Orientierung (räumlich, zeitlich, persönlich) 19

Paartherapie *96, 113*
Paralyse, progressive 17
Patientenarbeit 73
perniziöse Katatonie 16
Perseveration 17
Personensuchanlage *116*
Pflegeabteilung *217*
Phasenprophylaxe (mit Lithiumpräparaten) *150*

Physiotherapie *154*
Polizei 34, 44
Polypragmasie *145*
Porphyrie 14
Psychochirurgie 134
psychologischer Dienst *84*
Psychopharmaka *134*
Psychosyndrom, amnestisches, organisches *17*
Psychotherapie 93, 159
–, „aufdeckende" 124
– durch Ausbildungskandidaten 88
–, intensive *96, 110*
– durch Pflegepersonal 57, 67, 88
– durch Psychologen *85*
– durch Sozialarbeiter *83*

Querelen 182

Rauchen 50
Rechte des Kranken *176*
Rechtsmittelbelehrung 36, 62
Refugialhospitalismus 46
Region, Regionsklinik (Versorgungsregion) X, 61, 65, 79
Rekurs (gegen Einweisung), Rekursinstanz 34, 36, 44
Reliabilität (Zuverlässigkeit) 8
Residualsymptome Depressiver 162
„Resümeeregel" *117*

Schamgefühl, verletztes 39
Scheinfreiwilligkeit 34
Schlafentzugsbehandlung (bei Depressionen) *169*
Schwachsinn 20
–, erethischer 132
Schwachsinnige, Umgang mit *132*

Schwangerschaften, ungewollte, in der Klinik 194
schweigender Patient *119*
Schweigepflicht, Entbindung von der 181
Schwerhörigkeit 218
Seelsorge 86
Selbsthilfegruppen *80*
seniler Verwirrungszustand *220*
Sexualdelikte 172, 194
Sexualität s. Liebe
sexuelle Störungen 25
Sozialdienst *82*
Spätdyskinesie 135, 146
Spezialgruppen *79*
Sprechstunde (auf der Station) 95, *101*
Station (Abteilung) *50*
Stationssprechstunde *95, 101*
Sterbehilfe 222
Suchtgefährdung (durch Psychopharmaka) *148*
Suchtkranke, Umgang mit *129*
Suizid *23, 24,* 125, 161, 181, 225
Suizidansteckung 23
Suizidrisiko *23*
Supervision 57, 80, 83, 89, *110,* 112, 165, 205
Syndrom, psychoorganisches 20
Systemtherapie *96, 113*

Tabakqualm *50*
Tätlichkeiten (s. auch Gewalt) 40, 45, 201, *202*
Tagesklinik, Tagesklinikrégime 5, *158*
Tagesverteilung der Psychopharmaka *147*
Tanztherapie *79*
Team *50, 54,* 55
teilzeitliche Behandlung *156*
Tests, psychodiagnostische *84*

Tonband *89*
Todesfall, erwarteter und unerwarteter 225
Tötungsdelikte 201
Toleranz (gegen Gewalt) 203
Trinkversuch (für Alkoholvergällungs-Behandlung) 171

Übergangseinrichtungen 156
Übermedikation (von Neuroleptika) *143*
Übertragung 109
Überweisung (in ambulante Behandlung) *160*
Überweisungszeugnis, ärztliches 188
Umgangsregeln, syndrombezogene *123*
Unrecht 27
Unterricht 87

Validität (Gültigkeit) 8
Vererbung *178*
Verhaltenstherapie 86, 126, 132
Verhandlungsunfähigkeit 189
verstummender Patient *120*
Verwahrlosung, körperliche *69*
Verwirrungszustand, seniler *220*
Verzichtschein 43
Video-Technik *89*
Viertelstundenkonsultation 161
Visite, ärztliche *96,* 98
„Vorhalt ohne Vorwurf" *118*
Vormundschaftsbehörde 42
„Vortrittsregel" *116*

Wahnkranke, Umgang mit *128*
Wegbleiben 44
Weiterbehandlung, ambulante 111, *159*
Werkstätte, geschützte *73,* 158
Werktherapie s. Ergotherapie

Werther-Effekt 24
Wertsachen 39
Wesensveränderung, hirnorganische 17
–, süchtige 130
Widerstand 106
Wiedereingliederungsdepression 161
Wiedereinweisung *166*
Wohngemeinschaft, therapeutische 5
Wohngruppe *157*
Wortfindungsstörung 17

Zauberberghospitalismus 46
zentrale Dienste *72*
Zeugnis, ärztliches *189*
Zuhören *116*
Zusage (bei Anmeldung) *31*
Zwangsanwendung durch Personal (s. auch Gewalt) *206*
Zwangsbehandlung, ambulante *168*
Zwangseinweisung 27, *34*
Zwangsernährung *213*
Zwangsmaßnahmen 27
Zwangsmedikation 27, *211*

MIX
Papier aus verantwortungsvollen Quellen
Paper from responsible sources
FSC® C105338

If you have any concerns about our products,
you can contact us on
ProductSafety@springernature.com

In case Publisher is established outside the EU,
the EU authorized representative is:
**Springer Nature Customer Service Center GmbH
Europaplatz 3, 69115 Heidelberg, Germany**

Printed by Libri Plureos GmbH
in Hamburg, Germany